WHAT DOESN'T KILL US

How Freezing Water, Extreme Altitude, and Environmental Conditioning Will Renew Our Lost Evolutionary Strength

Scott Carney

サバイバルボディー

人類の失われた身体能力を取り戻す

スコット・カーニー

小林由香利 訳

白水社

サバイバルボディー

人類の失われた身体能力を取り戻す

ローラ・クランツに

WHAT DOESN'T KILL US
by Scott Carney

Japanese translation published by arrangement with
Foxtopus, Inc. c/o Kuhn Projects
through The English Agency (Japan) Ltd.

警告

WARNING

本書の目的は人間の体の限界と可能性についてジャーナリスティックに調査することである。ここで紹介するメソッドを試す場合は、しかるべき経験、トレーニング、健康状態、医師の承認、監視が必要だ。その場合でも、読者はこれらの行為が本来危険なものであり、深刻な害や死につながる危険性があることを自覚していなければならない。

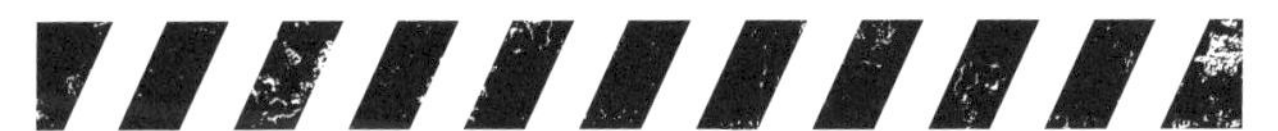

サバイバルボディー
CONTENTS
目次

凡例

- 訳者による注は、本文中の〔 〕内に割注で記した。
- 本文中の書名については、邦訳のあるものは邦題のみを、ないものは逐語訳に原題を併記した。
- ことわりのない限り、温度の単位は摂氏(℃)とした。
- 索引は白水社のウェブサイト(www.hakusuisha.co.jp)に掲載した。

彼は靴やサンダルで足を軟弱にするのではなく、裸足で鍛えるように定めた。この慣行を実践すれば、高地に登るのはより容易になり、断崖を下るのはより危険でなくなると、彼は信じていた。実際、若きスパルタ人は、裸足で足を鍛えたほうが、普通に靴を履いた場合より、速く跳び、跳ね、走るようになる。さまざまな衣服で女々しくするのではなく、一年を通して一着の衣服を身にまとうよう彼は定めた。そのほうがさまざまな暑さ、寒さに耐える備えができると考えたのである。

――スパルタのクセノフォン（紀元前四三一～紀元前三五四年）

日常的な冷水浴は人間を「神々に近づける」としばしば考えられているが、必ずしもそうとは限らない。冷水浴の習慣がある人はえてして達成感に酔いしれて、そうでない人を見下し、「自分が特別な人間でよかった」と思いがちだ。しかし実際には、日常的な冷水浴や冷たいシャワーは、やせぎみ、もしくはやせすぎの人にとってはとくに、害になる場合が非常に多い。

――米国医師会雑誌（ＪＡＭＡ）、一九一四年

序文

自然は私たちに自分自身を癒す力を与えた。意識的な呼吸と環境によるコンディショニングは、自身の免疫システムをコントロールし、気分をよくし、エネルギーを増大させるために、誰もが使えるツールだ。誰でもこれらの無意識のプロセスに入り込み、最終的には自律神経系をコントロールできると、私は信じている。大仰な主張なので、私の信念と熱意に不信感を抱く人びともいるだろう。懐疑的になるのはいいことで、真実を浮かび上がらせる。だがスコット・カーニーにはいささか面食らった。彼ほど懐疑的な人間はいなかった。スコットは私がインチキだと世に知らしめるためにポーランドにやってきたのだ。

私はチェコとポーランドの国境にある寒冷なクルコノシェ山脈で小さなトレーニングセンターを運営し、雪と氷を利用して自分の体の生理機能の奥深くに入り込む方法を教えている。ほとんどの受講者は学ぶためにやってくる。しかしスコットは違った。彼は人類学者でもある調査報道ジャーナリストで、真実を突き止めるまで問い詰めるのが習慣になっている。空港ターミナルでスコットと対面した瞬間、厄介な一週間になりそうだと思った。

スコットが物事を分析的に考えるタイプの人間だとわかったのは、二人でチェスをしたときだ。夜遅くまでチェス盤を挟んで互いの守りを探っては攻めることを繰り返しながら、寒さを好きになるとはどういうことかを語り合った。スコットがチェスに勝った。だが彼はフェアな態度でトレーニングに臨むことも約束した。

翌日からスコットはテクニックを学んだ。彼はロサンジェルスのサーフィンの本場から来たばかりだった。あちらは一年中温暖だ。その彼が、ほかの受講者に交じって雪の中で裸同然で呼吸し横たわることができるようになる。本人が実際に望んだとは思えない。それでも出会った二日後、スコットは雪の中に裸足で立ち、間違いなく体の内側からわき起こる根源的なパワーを感じていた。

欧米式のライフスタイルでは自然を軽視しがちだ。基本的な生理機能はすべての哺乳類に共通しているのに、どういうわけか人間は大きな頭脳で大きなことばかり考え、その結果、自分たちだけ周囲のあらゆるものと違うと思い込んでいる。たしかに私たちは超高層ビルを建設し、航空機を飛ばし、温度自動調節器（サーモスタット）の設定温度を上げるだけで寒さに対抗できるが、自分たちの最大の強みだと考えているそうしたテクノロジーにすがりつかずにはいられなくなってもいる。つまり、快適な状態を保つために作り出したものが私たちを弱くしているのだ。

しかし快適な状態への依存をなくす取り組みは、ほんの数日あれば始められる。意識して呼吸し精神を集中することで体をアルカリ化する化学変化が活性化し、同時に冷水浴によって自分の心身の闘争・逃走反応状態を映し出す鏡が作られるのだ。そうした変化を感じることが力になる。

それから数年、スコットと私はメールで連絡をとり合い、その間に私は自分のメソッドを誰でも利用できるようにする方法を見つけた。スコットの記事は『プレイボーイ』誌の二〇一四年七月号に六ページにわたって掲載された！　そこには私の姿もあった。『プレイボーイ』の誌面で、裸同然の男が呼吸エクササイズによって脳幹を活性化できるというメッセージを広めていた。脳幹には硬直（フリーズ）、闘争（ファイト）、逃争（フライト）、性欲（ファック）など体のもっとも基本的な本能が宿っている。それからまもなく、さまざまな科学誌に、メソッドの効果を裏づける証拠を含む新たな研究報告が発表され始めた。本を書くなら今だとスコットは気づいた。シンプルかつ有効な調査報告にするつもりだった。憶測はいっさいなし。身をもって経験したことをそのまま本にした。

オランダではスコットは三週間、私のもとで過ごした。私が自説にしがみついているわけではなく、とにかく誰もがより人間らしくなれるようにしようと心に決めているだけだと気づいたはずだ。

今年、スコットは私とともにキリマンジャロに登ることにした。ネタバレにならないといいのだが、結果から言えば、私たちは記録的なタイムで成功した――たった二八時間で登頂を果たしたのだ。作り話も嘘もいっさいなし、全身全霊で取り組めば、人間はどれだけのことを達成できるかという掛け値なしの証拠である。

今こそ人間が母なる自然から授かった力を思い出そう。私たちはすべての人が強さと幸福を手にすることをめざして戦う戦士だ。力を合わせて私たちが失ったものを取り戻す。とにかく言うべきことはただ一つ、「息しろよ、くそったれ（マザーファッカー）」。

二〇一六年四月二十八日　オランダ・ストルーにて

愛を込めて　**ヴィム・ホフ**

サバイバルボディー

人類の失われた身体能力を取り戻す

はじめに――燃え上がる

私たちのヘッドランプの列がアフリカの夜の漆黒の闇を切り裂き、緩やかな砂利道を照らす。縦一列でさらに北へ、年間少なくとも八人の登山家の命を奪う火山をめざして移動する私たちの足元で、アルミ製のポールと登山靴がきしむような音を立てる。みんなの呼吸は荒くリズミカルで、まるで空気が抜かれていく部屋に閉じ込められているかのようだ。肺いっぱいに吸い込んだらそれが最後とでも言わんばかりの息遣いが聞こえる。闇の中で全員が集中し足並みをそろえてのろのろ前進していると、やがてオレンジ色の曙光が地平線をつかみ、夜の闇を引き剝がす。山頂の輪郭がくっきり浮かび上がってくる。最初は、針で刺したみたいに点々と星をちりばめた空に星のない暗い紫の空間があるだけだが、天が夜の抱擁を振りほどくにつれて、太陽が山頂の氷河を狼煙（のろし）のように燃え立たせる。

キリマンジャロ。

アフリカの最高峰は太陽をたっぷり浴びたサバンナから、雲の上高くそびえている。そこでは時速一六〇キロを超える風が、アフリカ大陸でおそらく唯一残る太古の氷に吹きつける。こんなに近くで見るのは初めてで、興奮しているのか怖じ気（おじけ）づいているのか自分でもわからない。山はこれまで二〇時間、雲と山麓の丘陵地帯の陰になっていたが、巨大な火成岩の断崖絶壁はもはや脳裏に浮かぶイメージではなく、きわめて危険な現実の障害物だ。国立公園の入り口からしばらくは緩やかな上り坂が続くが、二五キロ地点で突然数キロの平坦地に変わり、盆地に円錐形の火山がそびえ、不毛な吹きさらしの荒れ地へと続いている。生命の気配はなく、月面を思わせるベースキャンプがあるだけだ。そのキャンプから私の人生最大の挑戦が始まる――自分を人間の忍耐の限界まで押しやるのだ。毎年何千人もの旅行者がこの山の頂をめざすが、多くの場合、楽なルートで最先端の装備を身に着けている。一方、私たちは高度順化せず、食事は抜きと言ってもいいくらいで、睡眠もほとんどとらず、何より防寒用の装備を持たずにスピード登頂の記録を更新することをめざしている。私が身に着けているものといったら登山靴、水着、ウールの帽子、それに緊急用の装備を少しと水を入れたバックパックだけだ。胸はむき出しで冷たい空気にさらされている。

防寒具で完全装備した山岳ガイドの一人が心配そうに私を見つめていたが、しまいに我慢できなくなって口を開く。「お願いですから何か着てください」と、私の肌が露出しているのを気にしている。

もっともな話だ。太陽が昇っても、気温はすでに氷点をだいぶ下回っていて、上に行くほど寒くなる一方だ。

このガイドは知らないだろうが、私は寒さなんかへいっちゃらだ。むしろ寒さがポイントだと言っていい。私には自分の皮膚が寒さを通さない鎧（よろい）のように感じられる。それは必死で登っているので体が対応しきれないほど熱を発しているせいでもあるが、別のレベル――私がいまだに集中しようとしているレベル――では、寒さをとにかく閉め出そうとしているからだ。いずれにしろ、私は寒さに震えるのではなく逆に汗をかいている。だが寒さ以外にもう一つ難題があり、そちらの突きつける問題のほうがはるかに致命的で、私たちのチーム全員が挫折するはめになりかねない。

理性的な人たちはキリマンジャロ山頂までのルートを五日から一〇日かけて、ゆっくりと慎重に段階を踏み、体が新しい赤血球を十分に作り出して、標高が高くなるにつれて酸素が薄くなる分をカバーできるようにする。しかし私たちは理性的なくちじゃない。二日間で登頂するという相当大胆な計画を立てている。そのペースでは順化している暇はない。標高三九〇〇メートルをやや上回る地点——山頂までまだ三分の二——で、早くも空気は薄くなり、順化できない人たちは次々と頭痛や痙攣に見舞われ、悪くすると命を落とす。こうした症状ですでに二人脱落している。一人は身長二メートル近いオランダ人で、けさの朝食の際に一〇分間吐き続けた後、一歩ごとによろけてどうしようもなかった。もう一人は、オランダの有名な、マリファナを提供する「コーヒーショップ」チェーンの経営者で、昨夜、血液中の酸素濃度の激減によって手足が動かなくなった。

高山病にはどんなに屈強なアスリートといえども油断できない。アメリカ軍はこの問題に悩まされてきたので、特殊部隊を高地の戦闘区域——アフガニスタンでは非常によくあるタイプ——に派遣する際は、酸素不足で戦闘能力を喪失する兵士の割合をできる限り予測して詳細に報告する決まりになっている。これまでのところ、任務のたびに戦闘員を増派する以外に解決策はない。数字だけで分析すれば、私たちのチームの見通しは厳しい。出発前日、環境リスクを専門とする陸軍の研究所のベテラン科学者が試算した結果、メンバーの四分の三が、脱落した二人と同じ症状に陥るだろうという結論になった。私たちが確実に失敗すると考えているのは陸軍だけではない。妻は私が出発する直前、コロラド州の四〇〇〇メートル級の山にしょっちゅう登っているジャーナリストから、私が登頂を果たすのは絶対に無理だろうと言われたそうだ。

世間のほかの人びとにはなかなかわかってもらえないが、私たちがこの山でやろうとしていることは、派手なパフォーマンスでもなければ自殺行為でもない。服を着ていないことも、標高の高さも、ペースの速さも、実を言えば、現代社会のとりわけ差し迫った問題を理解するための実験の一環なのだ。その問題とは、技術への依存が人類を弱くしているのか、というものだ。コロラド州の懐疑的なジャーナリストからアメリカ陸軍の科学者、そして私のかたわらにいる山岳ガイドまで、私の知っている人間はみんな、テクノロジーが生み出す繭（まゆ）にくるまっている。その繭は安全で暖かく、地球という惑星の自然の変化に耐えるのに役立つ。過去六〇〇万年に及ぶ人類の進化において、私たちの祖先は凍りついた山や灼熱の砂漠を、ごくわずかなテクノロジーの助けだけで長い間旅した。彼らがめざしたのはこのキリマンジャロの山頂ではなかったかもしれないが、アルプス山脈とヒマラヤ山脈を越えて海を渡り、新世界にたどり着いたのは確かだ。彼らは私たちが失ってしまったどんな力を持っていたのか。それ以上に、その力を取り戻すことはできるのか。この旅の根底にある仮説は、人間は快適さと周囲に対する忍耐力を「アウトソーシング」すれば図らずも自分の体を弱くすることになる一方、よくある環境ストレスをふたたび日課に取り入れるだけで、その進化上の活力をいくらか取り戻せる、というものだ。このぐらつくヘッドランプの列にいる誰もがいわば命懸けでその仮説の真偽を確かめようとしているのかもしれない。時間をかけて自分をトレーニングする方法に加えて、シンプルな方法で体を温める能力を意識的に活性化できるらしいことも、私たちは知っている。

　私は冷たい空気を吸い込み、目の前の燃えるようなオレンジ色の岩を見据える。腹の底から吐き出すような音を立てて息を吐く――千年の眠りから覚めようとしているドラゴンのようだ。エネルギーが満ちてくるのがわかる。呼吸のリズムが速くなる。登山靴の中で両足のつま先がじんじんする。眼前に広がる世界は明るくなり、夜明けが二ついっぺんに訪れているかのようだ——一つは昇る太陽に、もう一つは私自身の心の奥深くに関係がある。耳の後ろで、誰かが導火線に点火したみたいに熱が渦を巻く。熱は弧を描いて両肩を通り、背骨のカーブに沿って下りていく。気温を確認してもしょうがない。気温が氷点をゆうに下回っているなかで、私は燃え上がっているのだ。

序章――クラゲに寄せて

私は、苦しいのは苦手だ。寒いのや、濡れるのや、ひもじい思いをするのもあまり好きじゃない。この私に守護動物なんてものがいるとしたら、さしずめ、いつものんきに大海原に浮かんでいるクラゲじゃないだろうか。ときおり、漂ってくる植物プランクトンか何か、クラゲが食べるものを口にして、潮の流れに乗っかってちょうどいい深さを漂い続ける。運よく「不老不死のクラゲ」といわれるベニクラゲに生まれれば、死ぬ心配すらない。最期の日々が近づいたら縮んでぬめぬめした塊になり、その数時間後にはすっかり生まれ変わっている。そう、クラゲであるというのはすばらしい。

残念ながら、結局のところ、私はどろどろしてまとまりのない塊ではない。人間である私は、何もかもが原始のスープに浮かぶただのごみだったころから数億年に及ぶ進化が生み出したものの最新版にすぎない。私以前の世代のほとんどは厳しい環境で生き抜いた。捕食者を出し抜き、飢饉に耐え、種の絶滅につながる激動から逃れ、まったくの逆境を生き延びようと絶えず悪戦苦闘しなければならなかった。しかも実のところ、人類の祖先になったかもしれない彼らのほとんどが、遺伝子を後世に伝えることなく命を落とした。

進化とは絶え間ない戦いであり、わずかな変異を何世代も繰り返して、とくに適しているか幸運な生き物だけが、不運な遺伝学的行き詰まりを出し抜く。私たち現代人の体も進化をやめたわけではないが、今のような体になるまでの何億年もの変化をすべて剝ぎ取れば、その奥深くにはいまだにクラゲ的な部分がわずかながら残っているはずだ。

それというのも、ヒトの神経系はホメオスタシスを実現するよう、ほぼ完璧に調整されているからだ。ホメオスタシスとは外部の環境が変わっても体内を一定に保とうとする仕組みをいう。私たちを取り巻く世界における試練に、私たちの神経系は自動的に反応する——筋肉を収縮させ、ホルモンを分泌し、体温を調節し、その他、無数の働きをして、そのときの状況に適応しやすくする。

しかし生き残るための緊急のニーズを除けば、人間の体は何もせず休息していればそれで十分なようにできている。何かをするには、何をするにしても、一定量のエネルギーが必要で、私たちの体はむしろその分のエネルギーを万一に備えて取っておきたがる。こうした体の機能はかなりの部分が意識的な思考のすぐ下にあるが、何かの拍子で神経系が自己表現できるとしたら、おそらく、体が絶好調なのはストレスがなく常に快適な状態が続いているときだと主張するだろう。

そうはいっても、快適さとは何だろう。それは気分というより、むしろ快適でないものが存在しない状態だ。ヒトという種が灼熱の砂漠を横断したり、極寒の山頂を越えたりする、必要だけれども大変な旅をやり抜くことができたのは、旅の終わりに何か物理的な報酬が約束されていたからこそだろう。私たちがのどの渇きを癒し、冬の寒い時期に重ね着をし、体を清潔にするのは、とことん快適さを追求するように脳に組み込まれているせいだ。フロイト流に言うなら「快楽原則」というやつである。

私たちを安楽な生活に溺れさせるプログラミングは、どこからともなく降ってわいたわけではない。私のクラゲみたいな守護動物は別として、ほとんどの生物は生息環境と闘っている。生きるのが次第に楽になるような生物学的適応はどれも、非常にゆっくり進む自然淘汰によって実現したもので、二匹の動物が好ましい性質を子孫に伝えることができた結果にほかならない。とはいえ、進化に必要なものは、やがて情熱的なクライマックスに至る、生殖という生物学的義務だけではない。たび重なる幸運、動機、個々の生物が生物学的能力を最大限に発揮するスキルも求められる。アメーバだろうと大型の類人猿だろうと、どんな生物でも周囲の世界のさまざまな試練を克服するには、その気にさせる何かを必要とする。快適さと快楽の二つはもっとも強力で手っ取り早い見返りなのだ。

解剖学的には、現生人類は誕生してから二〇万年近い。つまり、体の基本的な構造は、一日中蛍光灯の下でキャスター付きの椅子に座りっぱなしのあなたの同僚も、火打ち石から槍先を作ってアンテロープを狩っていた先史時代の原始人と非常によく似ているわけだ。先史時代から現在に至るまでに、人類は無数の試練に直面した。捕食者から逃れ、雪嵐に凍え、雨宿りできる場所を探し、狩猟採集で食料にありつき、むせ返る暑さの中でも呼吸し続けなければならなかった。快適で当たり前という時代になったのはごく最近で、それまでは常に費やした努力と休める時間とが釣り合っていた。その間ほとんど、そうした偉業を成し遂げるのに、今のような現代的なテクノロジーはいっさい使わなかった。むしろ、強くなければ生き残れなかった。青白い肌をしたあなたの同僚が時間をさかのぼって先史時代の祖先に会えるとしたら、相手の原始人に徒競走やレスリングで挑戦しようなんてばかな考えは持たないほうがいいだろう。

人類は何十万年も費やして、生きることをもっと楽にするもの——火、調理、毛皮、サンダル——

を生み出してきたが、それでもいまだに大部分は自然に翻弄されている。約五〇〇〇年前、有史時代が幕を開けるころ、状況はさらに少し楽になった。人類はさまざまな種の動物を飼い慣らして代わりに働かせ、雨風をしのぐよりよい住まいを造り、より洗練された装備を持ち運ぶようになった。人類の文化が高度になるにつれ、少なくともすべてが徐々に楽になっていった。それでも、人間である以上、気苦労がまったくないわけではなかった。人間は時代が進むごとに基本的な生態ではなく創意工夫に頼るようになり、ついには技術の進歩が進化そのものを追い越した。それから一九〇〇年代前半、人類の優れた技術的能力は非常に強力になり、周囲の世界との基本的な生物学的つながりを壊すまでになった。屋内トイレ、暖房装置、食料雑貨店、車、電灯のおかげで、私たちは今では自分たちを取り巻く環境を完璧にコントロールし微調整できるため、多くの人は常にホメオスタシスの状態で暮らすことができる。焼けつくような暑さ、猛吹雪、激しい雷雨、夏の晴れた日……外の天気がどうだろうとお構いなし。日が昇ってだいぶ過ぎてから起き出して、朝食には地球の裏側から空輸された果物をたっぷり食べ、エアコンの効いた車で出勤し、一日オフィスで過ごして帰宅するまで、外気に触れる時間は数分あるかないかだ。現代人は、生存の障害となる自然環境を完全に無視できる、クラゲ以来初めての種なのである。

だが、快適さの黄金期には隠れた闇がある。私たちは困難な環境がどんな感じのものか、想像はつくかもしれないが、祖先たちが受けていたさまざまなストレスを毎日のように体験する人はほとんどいない。克服すべき試練や、切り開くべきフロンティアや、逃れるべき脅威がない状態で、二〇〇〇年紀の人類は食べ過ぎで温め過ぎで刺激不足になっている。職を探し、定年後の資金繰りをし、子供をいい学校に入れ、ソーシャルメディア上で時流に合った話題をアップするといった、先進国に暮らす恵まれた人間の苦闘なんて、人類の祖先が命や基本的ニーズすら脅かされる状態に日々直面していたのに比べれば、かすんでしまう。一見、人類が自然界に対して勝利を収めたように思えるが、私たちの体が強くなったわけではない。実際は正反対だ。努力しないで快適に過ごせる結果、私たちは太り、怠惰になり、どんどん不健康になっている。

先進国はもとより途上国の大半も、もはや貧困病に苦しんではいない。代わりにぜいたく病に悩まされている。今世紀に入って肥満、糖尿病、慢性疼痛、高血圧が爆発的に増加し、おまけに痛風までふたたび増加傾向にある。無数の人びとが自己免疫疾患に苦しんでいる。関節炎、アレルギー、狼瘡（ろうそう）〔潰瘍性の皮膚病〕からクローン病やパーキンソン病まで、体が文字どおり自分で自分を攻撃する病気である。まるで、体の外部には脅威がほとんどないので、持てる力がすべて体の内部に向かって暴走しているかのようだ。

多くの科学者とアスリートの間では、人類は努力しなくても永遠にホメオスタシスの状態を保てるようにはできていない、というのが一致した見解になってきている。人間が快適さを求めるように進化したのは、快適な状態が当たり前だったためしはなかったからだ。人間はストレスを必要とする。といっても筋肉にダメージを与えたり、クマに食われたり、体格が悪くなったりするようなストレスではない。私たちの神経系を活性化するような環境や自然界の変動だ。私たちは何千年もの間に、常に変化する環境に適応するよう磨かれてきた。そうした変動は無数のかたちで私たちの生理メカニズムに染み込んでいるが、その大部分は意識とはつながっていない。

筋肉も臓器も神経も脂肪組織もホルモンも、すべて外からの刺激に反応して変化する。きわめて重要なのは、外部からの刺激がきっかけとなって、脳の意識領域を経由せずに次々と生理反応が起きるケースだ。そうした反応は私たちの体が秘めている闘争・逃走反応と総称される反応の源をコントロールする領域に直結する。たとえば、氷のように冷たい水に飛び込めば、それが引き金となって、体を温める数々のプロセスが始まるだけでなく、インシュリンが生成され、循環器系が収縮し、精神的自覚が増す。そうしたシステムをスタートさせたければ、実際に快適でない状態になって水の冷たさを身をもって感じなければならない。しかし、いったい誰がそんなことをしたがるだろう。私たちの多くは環境ストレスを、たとえば運動をする場合と同列には考えない。恵まれた環境から抜け出すはっきりした理由があるとは思えないのだ。

ただし、必ずしもそういう人ばかりとは限らないのかもしれない。近年では、行き過ぎたテクノロジー崇拝に逆らって動物的な部分をいくらか取り戻そうとしている人たちがいる。彼らはおしゃれな靴を脱ぎ捨ててペタンコ靴（場合によっては裸足）に変えている。全天候型のスポーツジムに背を向けて、全身の筋肉を使わざるを得ない過酷な障害物レースやブートキャンプに夢中になっている。食生活も改造している。根や茎や肉類を食べ、旧石器時代の祖先たちを思い起こさせる穀物はあまり食べなくなっている。八〇〇万人以上が購入している「スクワティポティー」と呼ばれる商品は、トイレのない時代に祖先たちがやっていたように、しゃがんだ姿勢で排泄しやすくする踏み台みたいなものだ。さらに数百万人が、電流の走る鉄格子、凍りつくような冷水のプール、必死でよじ登って越えなければならない木の壁などが待ち受ける障害物レースに出場する。疲労困憊して筋肉が震えるまで競い合う。目に涙を浮かべてぬかるみに嘔吐する。彼らが求めているのは高揚感ではない。苦痛だ。苦痛を味わうことがいちばんの目的なので、障害物レースやブートキャンプ産業は「我慢大会（サファーフェスト）」と呼ばれることもある。それについてちょっと考えてみよう。文字どおり苦痛を売り物にして儲けている企業がある。どうして高いカネを払ってわざわざ苦しい思いをしたがる人たちが出てきたのだろう。進化上隠れた役割を果たすタイプの苦痛が存在するのだろうか。

こうした傾向をブームと呼ぶのは間違いだろう。いつの時代も、ある程度、生物学とテクノロジーの境界をまたいでいる人たちはいる。古代ギリシャのスパルタでは、心身を鍛えるため天候に関係なく赤いマント一枚きりで裸足で過ごした。外気に肌をさらすことで勇猛に戦うことができ、外界の脅威に影響されないと信じていたのだ。中国とチベットでは千年近くにわたって、密教の信者や僧侶がヒマラヤ山脈の頂上で、衣一枚と日々の瞑想だけで身を守って、何カ月も、ときには何年も耐え抜いた。ヨーロッパ人がやってくる前の北米では、現在のボストンに当たる地域の先住民族が、冬の凍てつく寒さの中、腰布一枚で過ごしていた。一九二〇年代のロシアでは、強い信仰から生まれた運動に触発されて、何十万ものシベリア住民が感染や病気を予防する目的で毎日冷水を浴びた。

高度なテクノロジーは私たちのすることすべてに浸透しているが、その快適さの一部を捨ててむき出しの自然を選ぼうという人びとは、快適さに対する社会的欲望によって消し去られたも同然の、人間本来の生き方を象徴している。自然界に対する体の反応を受け入れれば、動物的な力の隠れた源泉を開くことが可能だと学んでいる。

何万もの人びとが、周囲の環境に神経系を乗っ取るツールが隠れているのに気づき始めている。しかし、何を成し遂げることができるにしても、彼らは超人ではない。彼らが見いだした強さは体そのものの中から生じている。肉体的な快適さに必要なものを手放し、自身の生理メカニズムにもっと深く入り込めば、より人間らしくなっていく。少なくとも半世紀、体を健康に保つ二本の柱は食事と運動だというのが世間一般の常識となってきた。どちらも不可欠には違いないが、同じように重要なのに完全に見落とされている第三の柱がある。何より、環境的なトレーニングを日課に組み込めば、ほんのわずかな時間で大きな成果を挙げられるのだ。

人間の体は信じられないほど多種多様な環境にほんの数週間で順化する。高地にたどり着くと、体はおのずと赤血球を作り出して、血中酸素濃度が低下した分を補う。蒸し暑いところに行けば、やがて体から汗となって出て行く塩分は減少し、尿の量も減る。暑さは心臓血管系を刺激して効率を向上させ、蒸発と冷却を増やしもする。それでも極端な環境が引き起こす人体の生理的変化は、寒さによるものにはかなわない。

生粋のボストンっ子の冬を想像してみるといい。氷雨を伴う暴風、みぞれ、大吹雪、いつもどんよりした空にとりつかれていても、ボストンはアメリカでいちばん寒い街というわけじゃない。それでもボストンの冬は十分こたえるので、市民のほとんどは寒い時期は家の中に入って暖房の設定温度を上げる。ボストンでは、一月の屋内と屋外の気温の平均差は二二度近く、身震いする。典型的なボストンっ子の女性は褐色砂岩を使った風格のある邸宅の玄関から出た途端、凍りつくような冷たい風に神経を刺激されて顔をしかめ、痛みに身をすくめるだろう。彼女の皮膚の下では神経と筋肉が相次いで反応して血管を収縮させるので、筋肉が寒さに慣れていないと痛みを感じる場合もある。もしも彼女がいきなり突拍子もない行動に出て、靴を脱いで裸足で雪の中に踏み出せば、四〇度近く温度が下がるため、燃えさかる石炭の上を歩いているように感じるだろう。

人体のこうした思いがけない反応は心地よいものではないが、このプロセスの生理メカニズムは調べてみる価値がある。ヒトの循環器系は血液を全身の組織に運ぶ弾力性のある動脈と静脈で構成されている。動脈は心臓と肺から送り出される赤くて酸素の豊富な血液を運び、青みがかった静脈がその血液をふたたび心臓と肺まで運ぶ。この広大で複雑な血管のネットワークはまっすぐにつなぎ合わせれば全長約一〇万キロに達する。ヒトの体内の五・六リットルの血液が循環器系を移動する距離は一日で一万九〇〇〇キロ近く、アメリカ合衆国を横断する距離のほぼ四倍に相当する。この大規模な血液のスーパーハイウェイはただの連続したチューブにとどまらない。活発で敏感なシステムだ。重要な血管のほとんどを覆っているのは、小さな筋肉のこれまた複雑なネットワークで、ある部分の血液の流れを抑制し、別の部分への血流を増加させる。これらの筋肉は非常に強く、仮に膝から下を刀で切断しようとすれば、こうした筋肉がたちまち収縮し、出血をほぼ完全に止める。幸い、そういうたぐいの筋肉反射を私たちは日常的に経験しなくても済むが、万一に備えてそういうものがあると知っておくに越したことはない。一方、くだんの勇敢なボストン女性は、家のドアを開けて北極圏近くを吹く風に触れた途端、そんな筋肉反射のミニチュア版を経験する。

循環器系が筋肉を収縮させるのは、手足などを切断した場合に命を救うためだけではない。低体温症を防ぐ場合も、体は手足への血液供給を止めて熱を逃がさないようにする。その場合、交感神経が優位になって何キロメートルもの血管が収縮し、体の中心部にある血液のほとんどをせき止めるので、手や足や耳や鼻の温度は急激に下がるが、重要な臓器は温かい血液の繭の中でリラックスした状態に保たれる。外が寒いほど、反応は強くなる。人間は常に温度の変化に慣れているわけではなく、血管収縮は痛みを伴う。ほとんどの人は、実際に外に出て寒さを感じることによってのみ、血管収縮が起きる。常に空調の効いた環境で暮らしている人は、循環器系のこの部分をまったく使わない。

循環器系の筋肉が弱いのは、温度変化の幅が非常に狭い環境で暮らしていることの副作用だ。現在の人類の大部分は、ほとんどの時間を屋内で過ごし、寒さや暑さを感じるのは最先端のアウトドア用装備を身に着けているときだけという人たちで、彼らは自分の体に備わっているこの非常に重要なシステムをまったく使わない。脂肪のない筋肉と引き締まった腹筋を持ち、健康に見える人たちでも、実は循環器系の筋肉は貧弱かもしれない。その場合、リスクは高い。長期的には、循環器系疾患による死亡率は世界全体の死亡率の三〇パーセント近くを占める。

私たちの体には進化のプログラミングに作用する隠れた生理機能があるが、ほとんどの人間はその機能を解き放ってみようとしない。中枢神経（脳と脊髄）による筋肉のコントロールは三つに分類される。一つは、意識的に、つまり医学用語でいう体性神経によって活性化できる筋肉。部屋の中を歩こうとすれば、脚、背中、腹の筋肉を同時に活性化する神経を脳が作動させる。一歩踏み出すのに関係する筋肉を一つ一つ考えなくても、とにかく体が動く。それでも、いくらか意識して、そうした筋肉のどれかを個別に作動させることも可能だ。これはすべて体性神経の領域である。一方、私たちがほとんどコントロールできない筋肉もある。その中には心拍、血管とリンパ管の動き、消化のペース、瞳孔の拡張をコントロールする筋肉もある。これらはすべて自律神経――つまり体の自動操縦システム――の領域である。これに対し、第三グループの筋肉と反応は自律神経と体性神経の両方にまたがっている。人は誰でも自分の意志で息を吸ったり、まばたきをしたりできるが、何かほかのことを考えると神経系の深い部分が優勢になる。その気になれば、考えることで自動的なプロセスを乗っ取って主導権を握ることもできるが、集中力が途切れて上の空になれば、神経系の深い部分が勝手に操縦し続ける。これはありがたい。そんなシステムがあるおかげで、息をし忘れる心配はない。

この区分は私たちの進化のルーツの奥深くから生じている。単純な生命体は環境に対して予測どおりの反応をする。ほとんどの哺乳動物の場合、こうした自動的な反応の多くは、脳のもっとも原始的な部分、脳幹付近で生じる。これらの伝達は灰白質のより高次な機能中枢を通らない。しかし、進化の過程でより複雑で変化する環境に直面して、動物たちは生き抜くのに役立つ論理的思考の要素を必要とするようになった。そこで、頭蓋骨の上方に位置する大脳皮質と、より大きい脳が進化したのはこのためだ。運動機能は新皮質へ、すなわち高次の論理的思考に関連する灰白色の層へと移った。それでも体の無数の動きのほとんどは脳のごく上部の関与を必要としない。これまで進化上、循環器系を意識的にコントロールせざるを得ない状況になったためしはなかったので、たとえば寒さに対する反応は、人類の進化の過程で変わることなく、常に末端部分を犠牲にして中心部を守る。いちいち考える必要はない。

　だが人類は非常に多くの技術的スキルを手にして環境を巧みに支配するようになった。その結果、何が起きたのか。人間のテクノロジーはすべて、高次の脳機能の活動から生じている。いわば、今では意識が私たちの暮らす世界を掌握しているので、爬虫類脳すなわち脳幹は蚊帳の外に置かれているわけだ。何千年にも及ぶ進化の過程で選択された外部からの刺激がなければ、私たちの体は常に必要不可欠な機能を果たせない。体内のプログラミングは休止したまま何も生み出さない。

　ほとんど有史以来、人類は、自分たちを自然界と区別してきた。私たちは地球を人為的な影響を受けているものと手つかずのものとに二分する。しかし実際は、そんなふうに分類するのは間違っている。地球規模では産業のたゆまぬ進歩が気候に劇的な影響を及ぼしているのがわかる。カーボンフットプリント〔二酸化炭素など温室効果ガスの排出量〕という人為的影響はあらゆるものに及んでいる。これを書いている時点で、二〇一六年はこれまでの上位一〇年を上回り、史上もっとも暑い年になる見込みだ。事の重大さは、人類と環境とが本質的に結びついていることを示している。しかしそれは、私たちが世界をより人間的にしているということなのだろうか。それとも人類はこれまでも常に自然の一部だったということなのか。

血管を覆う小さな筋肉に一つ明確な答えがある。私たちが周囲の世界と区別しようといくら頑張ったところで、人間は紛れもなく自然の一部である。進化の副産物として私たちが生み出す超高層ビルやプラスチックや自動車も、シロアリのアリ塚やハチの巣やビーバーのダムと同様「自然」なのだ。たしかに、人間の活動ははるかに破壊的だったり、野心的だったり、畏怖の念を起こさせたり、無駄だったりするかもしれないが、どれもより大きな因果関係の一部にすぎない。私たちも動物には変わりない。違うのは、とても賢い動物だということだけだ。

では、このことは新皮質とどんな関係があるのか。私たちの体が自然条件に反応するようにあらかじめセットされているとしたら、そもそも体の物理的境界というものを皮膚までと考えるのは単純過ぎるかもしれない。ことによると人間は外界との連続体のように存在しているのかもしれない。私たちの体は独立したものではない。むしろ周囲の環境を映し出している。

一つ例を挙げよう。過去四〇年、アリを研究する学者たちも同じようなパラダイムシフトと格闘してきた。アリのコロニーには数種類のアリがいる。餌を求めて狩猟採集に出かけ、肉体労働の大部分をこなす働きアリ。大きな頭部を持ち、コロニーを侵入者から守る兵隊アリ。そして絶えず新世代を生み出す繁殖アリ。あるレベルではどのアリも脚、顎、触覚、それに自力で世渡りしていける能力を持つ独立した存在だ。一匹のアリを手に取り、解剖し、部分ごとに分析できるので、一匹一匹が単独の昆虫だと考えることができる。しかし、その一匹のアリについて、別の考え方もある。アリは何百万匹もいるが、アリを専門に研究する生物学者は、現在ではコロニー全体を一つの生命体と考える傾向にある。この見方では、一匹のアリはいってみればより大きな生き物の細胞で、コロニーはその体だ。群れの規模は夏には大きくなり、冬になれば小さくなる。縄張りを征服し、資源を集め、新たな世代を身ごもっている。すべての個体を合わせた能力は、一匹一匹の能力をはるかに上回る。コロニーは一種のネットワーク化された脳として機能する。すなわち超個体だ。

あなたの体もアリのコロニーの体とそう大きな違いはない。細胞内には極小の豆粒の形をした細菌みたいなミトコンドリアが存在する。地球上に動物が登場するはるか以前、生命といえば単細胞生物がほとんどを占めていた時代、ミトコンドリアの祖先に当たる細菌が自然界で繁殖した。これらの単細胞生物は周囲の酸素を取り込み、老廃物としてアデノシン三リン酸(ATP)というエネルギー豊富な物質を排出する。何百万年もの間に単細胞生物は大型化し、複雑な機能を果たすためにより多くのエネルギーを必要とするようになった。彼らはATPを生成する新たな方法を生み出す代わりに、ミトコンドリアの祖先を自らの細胞に取り込んだ。この共生関係から最初の動物細胞が誕生した。顕微鏡で赤血球をのぞいたら、何千ものミトコンドリアが酸素を吸収してATPを排出しているのが見えるだろう。(*) 人間はミトコンドリアなしには生きていけない。しかし、それさえあればいいというわけではない。研究によれば、人間の体にはミトコンドリアのほかにも推定一〇兆に及ぶ微生物が存在し、種類は一万種、体重の一パーセントから三パーセントを占めるという。皮膚、体毛、血液の中に

(*) 実際にはミトコンドリアと人体の関係はもう少し込み入っている。ミトコンドリアは時間が経つと自身のDNAの一部を増殖させてヒトのDNA内に移動させるので、現在のミトコンドリアが人体の外で生存・生殖することは不可能ではない。それでもミトコンドリアは私たちの考えるヒトの細胞とは遺伝学的に異なっている。

はさらに多くの微生物がいる。細菌は人間の健康に非常に重要だということがわかって、細菌のゲノムを医学的に調べる刺激的な新分野が誕生した。研究の結果、細菌の構成比が健康に大きく影響する場合があり、ときには性格まで変える可能性もあることがわかってきた。

それも当然だろう。ヒトのゲノムにはＤＮＡと呼ばれるアミノ酸の鎖の二重らせんで構成される遺伝子が二万三〇〇〇個含まれる。しかし私たちと共生する細菌のゲノムにはさらに二〇〇万個の遺伝子が含まれている。その細菌のゲノムもＤＮＡと同じように、私たちの子孫に受け継がれ、私たちの進化に伴って進化する。いってみれば、私たちは実際はヒトというより微生物に近いわけだ。それでも、そうしたさまざまな生命体が一致協力して、皮膚一枚で外界と隔てられた一人の人間を生み出している。

それは私たちの内側の世界にすぎない。外の世界に対して体にあらかじめプログラムされた反応という観点で考えたら、どうなるだろうか。体がストレスに適応するためにとる戦略は、往々にして意識ではまったくコントロールできない。ワークアウトの最中は考えなくても汗をかく。体がとにかく反応するのだ。高地でより多くの酸素が必要になれば息遣いが荒くなる。脅威にさらされれば、考える暇もなく心臓と副腎が反応して、普段以上の力が出る。周囲の環境と密接に結びついている意識の向こうに、ヒトの生理学的反応の世界が隠れている。これらの反応の青写真は、私たちのＤＮＡと生後発達する神経ネットワークに埋め込まれている。この隠れた生理メカニズムは高次の認知機能の一部ではない。むしろ、無意識の体が外の世界についてどう考えているかだ。

人類のこれまでの進化の過程で、快適な状態はまれにしかなく、逆にストレスが絶えなかった。脳の下部が形成されたのは、乗り越えるべき物理的な試練が常に存在する環境においてであり、それらの試練がそもそも私たちを人間にした一因だった。これだけ技術が発達しても、私たちの体は、私たちの望みどおり快適に保たれた世界に対応する準備ができていない。周囲の環境がもたらす試練と闘うための反応は、刺激がなければ眠ったままとは限らない。それらの反応はときには内側に向かい、体内で大混乱を引き起こす。自己免疫疾患の医学的研究という分野全体が、そうした病気の原因が外界と刺激不足の生理メカニズムとの基本的な断絶にある可能性を示唆している。

本書は大部分、人間が周囲の環境との関係を見直し、いつもはつい快適な空間にこもりがちだが、実際にはより大きな自然の一部であることを理解したらどうなるかについて論じている。環境を変えれば体もいかに根本から変わるかを探っていく。それ以上に、外の環境を操作して、予測できるかたちで自律的反応を引き起こす可能性についても紹介する。あらかじめプログラムされた反応を故意に微調整して生理メカニズムの深い部分を操作できることがわかれば、その自動制御の側面を人間の意識に譲ることも可能だ。

偽の預言者やまじない師の化けの皮を剝がすことにキャリアの大半を費やしてきたジャーナリストがこんなことを言うなんて、妙だろう。しかも、そいつがいまだに「ゼリー」の塊みたいな守護動物を持つ男なのだから、なおさら妙だ。それでも本書の内容は、現在の科学と、世界各地で尋常ではないレベルまで自分の肉体を制御してきた人びとの実態に根差している。

私自身の生理メカニズムを解き放つ旅の始まりは二〇一二年七月――カリフォルニア州ロングビーチに住んでいたころ、個人的にどん底だった時期だ。そのとき私はコンピューターを前に八時間近く座りっぱなしだった。窓の外ではヤシの木が風にそよいでいた。居心地は割とよかったのだが、自分が盛りを過ぎていくのを感じて気分は沈んでいた。脚はあまり使わないせいかうずく感じで、背中にも痛みを感じた。そろそろ三十代半ばに近いのだから、腹がたるんでベルトの上に垂れ下がるのは至極当たり前だと、自分に言い聞かせた。若さと活気に溢れる冒険の日々はあっという間に過ぎ去りつつあり、中年というのはこういうものなんだと思った。アメリカ人として、人間として、便利で快適な設備はどうしたって年をとっていく現実に対して自分にできる最高の防御だと、私は考えていた。適度な運動をし、行きつけの食料雑貨品店でたまにオーガニックコーナーに立ち寄れば、少なくともある程度の健康は保てるだろうと思っていた。

そんなとき、ひょんなことから、インターネットで裸同然の男が北極圏北部のどこかにある氷河に座っている画像を見つけた。私より二〇歳年上の、顎ひげを生やしたこの紳士が、私の人生哲学となったものを嘲っているかのようだった。男の澄んだブルーの瞳は地平を見はるかし、凍死を恐れている気配は微塵も感じられなかった。あたかも古代スパルタから、戦士たちが神々に挑むべく風雨に身をさらしていた時代からやってきたかのようだった。男が何をしているにしろ、快適なはずはない。それでも、私が最近自分の生活に欠けていると気づいた非常に重要な何かを、その男が発しているのは間違いなかった。

グーグルで検索したところ、男の名前はヴィム・ホフ。オランダ人で、自分の体温を意のままに上下させ、免疫システムを意志の力だけで操ることができると主張している、カリスマ的存在だった。ポーランドの雪深い荒野で訓練キャンプを運営しており、そこに、彼の奥義を研究しようと世界中から人びとが詰めかけているという。自分は短い期間で、北極で何の装備もなく生き抜く術を教えられると、ホフは請け合っていた。持久力を高める呼吸法を編み出し、誰でも自分の体の隠れた生理メカニズムをのぞき見ることのできる瞑想法を伝授できると語っていた。しかもほんの数日で習得可能だという。とても正気とは思えなかった。彼もまた過熱した迷信や奇跡的な治療法を売り込む偽預言者に違いなかった。私は以前にもそうした食わせ者たちに出くわしていた。当時もほぼ一年がかりで、ある男についての調査を終えたばかりだった。アリゾナの砂漠でアメリカ生まれのチベット人の指導のもと、超能力を身につけようとしていて死亡した男だ。その一〇年前には、インドに短期留学するアメリカ人大学生を教えていて、学生たちを引率して仏教の聖地で一〇日間の黙想修行を行った。修行が終わるころ、学生の一人が悟りに達しかけていると主張し、それをきっかけに自ら命を絶った。どちらのケースも、大いなるものを希求した結果、命を落とすはめになったのだ。そうした警告的な体験をもとに、私はこの仕事を始めてから一〇年間に二冊の本を執筆した。それだけに当時の私は、人間は隠れた力を秘めているとほのめかす輩（やから）に対しては警戒心の塊だったと言っていい。

それでも、ホフのトレーニングには何か妙に親近感を覚えた。ロサンジェルスのいたるところで、同じ性質のものを目にしていた。その同じ月に友人の一人から障害物レースに出場しないかと誘われもした。ゴール前に電流の流れる鉄線が張り巡らされた泥沼が待ち受けているという代物で、私は聞いただけで怖じ気づいて辞退した。その後、ビーチのそばでヨガの無料レッスンを受講している際、近くの断崖で、甲冑を身に着けてすっかり古代スパルタの戦士になりきった数百人が、特徴的な鬨（とき）の声を上げながら突進しているのが見えた。それにもちろん、友人たちのフェイスブックには泥だらけになって、冷たい水を張った、見るからに恐ろしい穴を黙々と進み続ける写真が延々とアップされていた。笑顔はまったくなくても、彼らが困難を克服することを楽しんでいるのは見て取れた。

そのとき、シニカルでシンプルな計画が脳裏に浮かんだ。ポーランドに行って、私の腹が膨れていくのは当たり前のことだと証明してやろう。人間は年齢とともに不健康と不幸に向かって着実に下り坂を転がり落ちていくものだ。ホフは騙されやすい大衆の間違った希望につけ込むペテン師に違いない。私はそう信じて疑わなかった。

私はポーランド行きの航空券を予約した。『プレイボーイ』誌の仕事で、ホフの「メソッド」を身をもって試し、結果を誌面でリポートすることになっていた。言うまでもなく、私は求めていたものを見つけられなかった。それどころか、自分自身の変革に乗り出すはめになり、以来四年間、もう少しだけ人間らしくなるための長い旅を続けている。

1 アイスマン来たる

ポーランドの田舎にある荒れ果てた農家が、六人の男たちが極寒の部屋で激しい呼吸をする際、土台の上できしみ、うめくような音を立てる。窓は霜に覆われ、玄関のドアの前には雪が積もっている。ヴィム・ホフは険しいブルーの瞳で受講生たちを見渡しながら彼らの呼吸数を数えている。受講生たちは寝袋に入って毛布にくるまっている。息を吐くたびに、体熱が北極付近の空気の中で結晶化し、一吹きの小さな霧になる。疲れ果てた受講生の顔から血の気が失せるころ、ホフは彼らに、肺の空気をすべて吐き切って、体が震えてくるまで息をするなと命じる。私は凍てつく寒さの中へ息を吐き、そもそもこんなところへ来るべきだったんだろうかと思う。

「気絶しても大丈夫だ」とホフは言う。「それだけ意識の奥深くに入り込んだということだから」

私の肺は空っぽで、速く深い呼吸のせいで頭がくらくらする。ストップウォッチで時間を確認するが、なかなか進まない。三〇秒で、やめにして冷たい空気が体に入ってくるのを感じたくなる。しかし踏ん張る。

六〇秒で横隔膜が震え出し、息を吸わないよう体を前後に揺すらなくてはならない。それでも心は妙に落ちついている。目を閉じると、まぶたの裏で、赤い、幽霊のような形をしたものがひらひら飛び回る。その後、光は脳下垂体への窓だとホフから説明を受けて、私は顔をしかめる。部屋の中で懐疑的なのは私だけだ。

五分間息を止め、凍りつくような雪の中で服を着ずに暖かい状態でいる方法を伝授できると、ホフは請け合う。数日のトレーニングで、自分の免疫システムを意識的にコントロールして、病気に対する抵抗力を強めたり、必要ならリウマチ性関節炎や狼瘡といった自己免疫機能不全を抑えるのに利用したりもできるようになるという。それはたしかに無理難題だ。世界は奇跡の治療法を差し出す自称・指導者だらけで、ホフの約束は超人的に思える。だが自分の体に戦いを仕掛け、一週間のプログラムを受講する特権のために二〇〇〇ドル以上払うことを厭わない常連の男たちの間では共感を呼ぶ。

近くで寝袋にくるまってクッションに座っている受講生仲間、ハンス・スパーンスの震える手が見える。一〇年前にパーキンソン病と診断され、ＩＴ企業の重役だったスパーンスは仕事を辞めざるを得なかった。死にかけたこともあったが、今ではホフのメソッドのおかげで、症状の進行を食い止めておくために必要だと担当医らが言い張る薬の量を、半分に減らすことができたという。その隣はアンドリュー・ルセリアス、ネブラスカ州からの参加者でひどい喘息持ちだが、この一週間は吸入器を使っていない。私が空路地球を半周してここへ来たのは、ホフが本当にこの人たちが言うとおり奇跡を起こす人間なのか、それとも彼もまた、ありもしない希望を与えると空約束するペテン師なのかを確かめるためだ。

速く深く呼吸しては息を止めることを一時間近く繰り返し、そのたびに息を止めていられる時間が少しずつ長くなっていく。ホフの説明によれば、速い呼吸は血液中の酸素を増やすので、少なくともそれを使い切るまでは肺の中の酸素に頼らなくても生き延びられるのだという。空気を求めてあえぐ自律的衝動は、心の通常のプログラミングに基づいている――肺に空気がなくなったら呼吸する、というものだ。私の血液中には酸素が残っているが、神経系はそのことをまだ認識していない(*)。激しい呼吸によって私は神経システムを騙して進化上の意図とは異なることをさせられる。いわば自分の体をハック(改造)するわけだ。

九二秒後、視界が曇ってくる。部屋が赤く輝いて見える。光かもしれない。あと一秒で気絶するかもしれない。あきらめて肺に空気が流れ込んでくるのを感じる。記録には程遠いが、始めてほんの一時間の私にとっては、これまでで最長だ。少し達成感を覚えて笑顔になる。

もう一度やるようにホフが指示する。ただし今度は息を止めてじっとしているのではなく、腕立て伏せをやれるだけやれと言う。私は三十三歳のジャーナリストで、子供のころから加工食品を食べて運動はほとんどせず、ジム通いの習慣もなく、健康とはいえない。一週間前、自分で試しに腕立て伏せをやってみたが、面目ないことにたった二〇回で力尽きた。でも今は、速く深い呼吸を一時間近く繰り返し、その後さらに深呼吸をしばらく繰り返したので、難なく体が持ち上がる。次から次へと回が進み、自分が騙されている――というか、ハックされている――と気づくころには、一度も息をつくことなく四〇回に達していた。

この瞬間、私はカリスマ的な指導者たちについて知っているつもりでいたことを見直そうと決意し

(*) コントロールされた呼吸亢進は血中酸素飽和度を一〇〇パーセントに増やすが、それ以上に重要なのは二酸化炭素(CO_2)を排出する点だ。CO_2は体が大きく呼吸するタイミングを計る目安になる。九八頁参照。

た。それでもホフは分析しにくい人物だった。あるレベルではお決まりのニューエイジのたわごとを口にする。万物に対する思いやりと神聖なエネルギーについて長々と語る。いくつかのシンプルなエクササイズで世界平和を促進し、「バクテリアとの戦いに勝つ」方法について、長広舌を振るう癖もある。大それた、自画自賛ともとれる主張を一、二時間も聞けば、目がどんよりしてきてペテン師の考えをもう少し真面目に考えてみようかという気になってくる。比較的シンプルなエクササイズをするだけで、一夜にして体に紛れもない変化が起きるのだ。一週間この男の指示どおりにすれば、自分の筋肉をなだめすかして予想以上に頑張り、自分でも意外なほど自信がつくだろう。おまけに体重も三キロ減るはず——そのほとんどが毎朝、脂肪たっぷりの塊となって排泄されるのだ。

　週末までの目標は、短パンとハイキング用の登山靴だけで、八時間かけて近くの雪に覆われた山に登頂することだ。スニェシュカという山だが、私にとってはエヴェレストになるだろう。こいつは幻覚じゃないかと思うくらい、ひどいアイディアだ。山に登るだって？ 裸同然で？ トレーニングを受けてみることには同意したが、ホフにいいように振り回されるのは危険そのものじゃないか。だいたい彼はどういう人間なのか。腕立て伏せをしながら顔を上げ、グリーンのとがった帽子のせいで、よく庭にある小びと（ノーム）の置物を大きくしたみたいに見えるこの男に思いを巡らせる。濃いひげに縁取られた顔には刺すような青い瞳と赤い鼻、体には引き締まった筋肉がびっしりだ。ホフはまさに賢人にして狂人、預言者にして隠し事のある人物だ。超能力を高めようとする人びとにときどきあるように、ホフの能力は大きな代償を伴う。彼の腹部に弧を描いている三〇センチほどの手術痕は、トレーニングが原因で生死の境をさまよってアムステルダムの病院に運ばれたときのものだ。

　オランダの都市シッタルトで一九五九年、ヨーロッパのヒッピー革命前夜に生まれたホフは、子供が九人いる労働者階級の家庭で育った。ホフ家のほかの家族はカトリックの典礼を学んだが、ホフが惹かれたのは東洋の教えで、パタンジャリのヨガ・スートラの一部を暗記し、バガヴァッド・ギーターと禅の教えを調べ上げた。体と心のつながりを熱心に探ったが、目を通した文献はどれも求めているとおりのものではなかった。

その後、一九七九年冬、二十歳のホフは求めるものを見つけた。凍てつくような寒い朝、アムステルダムの絵のように美しいベアトリクス公園を一人でウォーキングしていて、運河の一つに薄い氷が張っているのに気づいた。飛び込んだらどんな気分だろうと思った。いまだにそうだが、そのときも血気に駆られて、服を脱いで裸で運河に飛び込んだ。すぐに衝撃が来たものの、ホフが言うには、それは「冷たいせいではなかった。何かすばらしくいい気分だった。水の中にいたのはほんの一分間だったが、時間の流れが遅くなった。長い時間に感じられた」。エンドルフィンの波が全身を駆け巡り、高揚感は午後になっても消えなかった。以来、ホフは毎日のように水練を繰り返している。「寒さがわが師、というわけだ」とホフは言う。

呼吸法はおのずと浮かんだ。まず、冷たい水に浸かったときに本能的に呼吸が速くなるのをまねた。ホフによれば、女性が出産するときの呼吸に似ているという。どちらの場合も体は本能的なプログラムに切り替える。ホフが氷の下に潜った際、彼の体は自然に、それまでの速い呼吸をやめて息を止めた。ホフが体の変化を感じ始めたのはそのときだ。

ホフの説明によれば、人間は生まれながらに自然の力に太刀打ちできる能力を備えて進化してきたという。私たちの遠い祖先は、ごく基本的な履き物や動物の皮で作る上着を考案するはるか以前に、果てしなく広がる厳寒の山脈を越え、灼熱の砂漠を進んだ。テクノロジーのおかげで現代人はより快適に暮らしているが、基本的な生理メカニズムは変わっておらず、現代人の失われた潜在能力を引き出すカギは、私たちの祖先が直面しただろう過酷な体験を再現することにあると、ホフは考えている。

ホフは一五年間、高まっていく能力についてめったに口にせず、人知れず訓練を積んだ。初めての弟子は長男のエナムだった。エナムがまだ幼いころ、ホフは息子を運河に連れて行き、ギリシャ神話の英雄アキレウスと同じように水に浸けた。通りすがりの人たちがこの光景を見てどう思ったかはわからないが、親しい友人のほとんどはホフの朝の日課を、もともと風変わりな街にまた一つ風変わりな光景が加わった、という程度に軽く受け流していた。

ホフは郵便配達など臨時雇いの仕事をし、夏にはスペインで峡谷探検インストラクターとして働いた。常に金に困る生活で、妻——オラヤという名のバスク系美女——には深刻な精神障害の徴候が見え始めた。オラヤはふさぎ込んだ。幻聴が現れた。一九九五年七月、エンシエロ（牛追い）の祭りの初日に、オラヤはパンプローナにある彼女の両親のマンションの九階から飛び降りた。

ポーランドにある本部で、ランチルームと朝食コーナーを兼ねた格好のいい木製のテーブルの前で、ホフはオラヤの死について語りながら、頬を涙が伝うに任せている。「なぜ神は私から妻を奪ったりするんだ」。妻を亡くした喪失感と失意のなか、ホフはほかの誰とも違う一つのことだけを信じるようになった——自分の体をコントロールする能力だ。オラヤはホフのメソッドに興味を示さずじまいだったが、もっと力になってやれたのではないかとホフは感じていた。「今、熱心に教えるのは妻を失ったせいだ」とホフは言う。「私は人びとの心を落ちつかせることができる。統合失調症や多重人格障害はエネルギーを消耗する。私のメソッドでふたたびコントロールできるようになる」。それがきっかけだった。それでもホフは自分のことを世に知らしめる手だてが必要だった。

そのチャンスは数年後に訪れた。アムステルダムの冬が深まったころ、地元紙の連載で雪の中でのさまざまな変わった活動を紹介する企画があった。新聞社からの問い合わせに対し、ホフは数十年前から裸で寒中水泳をしていることを話した。記者が取材に来て、ホフはよく行く近くの湖に飛び込んでみせた。記事が掲載され、翌週にはテレビのニュース番組の取材班がやってきた。

今では有名になった一コマで、ホフはカメラの前で氷に穴を開け、中に飛び込んだ。水から上がって体を拭いていたとき、数メートル先で、男性が氷の薄い部分を踏み抜いて水中に落ちた。ホフは湖面に駆け寄り、もう一度飛び込んで、男性を救出した。取材班が一部始終を記録していて、ホフはまもなく、ただの地元の変人ではなく地元の英雄になった。彼を「アイスマン」と呼ぶ人もいて、それが定着した。

勇敢な救出劇の後、ホフはオランダ中の有名人になった。著名ニュースキャスターのウィリブロルド・フレキンが司会を務めるオランダのテレビ番組から、カメラの前で実演してくれないかと依頼が来た。ギネスの世界記録に挑戦させようという趣向だった。北極の氷の下で無呼吸で五〇メートル泳ぐというものだ。興味本位のセンセーショナルな企画だが、番組はヨーロッパ北部各地で放映される予定で、ホフは世界中のほかのチャンネルで離れ業を披露するチャンスも得られるはずだった。

数週間後、ホフは凍った湖面に立っていた。湖はフィンランドのペローという小さな村に近く、北極圏から数キロほどの距離で、ホフは水着しか身に着けていなかった。気温はマイナス二四度に下がっていたが、ホフの皮膚には汗が光っていた。彼の足元の氷には菱形の穴が開けられ、深さ一メートルに達していた。そこから二五メートル先と五〇メートル先にも穴が開けられていた。撮影クルーが見守るなか、ホフは穴に入り、つま先が青紫色の水に触れた。

撮影初日は最初の穴まで泳いで行き、クルーがいい位置で撮影し、かつ安全基準の面でも不安のない状態にしておく手はずになっていた。だがホフには別の計画があった。一気に全行程をクリアしてクルーを驚かせ感心させてやろうと思っていた。前もって計算した結果、一かきで進む距離は一メートルちょっと、ゴールまでたどり着くには四二回水をかく必要があることがわかった。大きく息を吸い込んで、ホフは姿を消し、猛然と泳ぎ始めた。

ホフが後日語ったところでは、最初の穴と二つ目の穴の途中で目を開け、水中に差し込む日の光が見えたという。しかし二九回目、最初の穴と安全のために救助班が控えていた場所を過ぎてから、まずいことが起きた。冷たい水は目に予想外の影響を及ぼした。角膜が凍り始めて視界がぼやけた。さらに五回水をかいた後にはまったく見えなくなり、水をかいた回数を数える以外、酸素のあるところにホフがたどり着く方法はなかった。まもなくホフはコースから外れた。四二回目、手探りで第二の穴の縁をつかもうとしたが無駄だった。通り過ぎてしまったのかもしれないと思い、向きを変えた。息をつきたかったが、そんなことをすれば致命的な結果になると承知していた。四八回目、希望は薄れ始めていた。七〇回目、意識を失いかけたそのとき、ホフは足首を手でつかまれるのを感じた。救助に当たるダイバーが彼を水面に引っ張っていった。自分が死にかけたこと、うぬぼれのせいで危うく命を落とすところだったことにホフは気づいた。にもかかわらず、翌日ホフはカメラが回っている間に世界記録を打ち立てた。

番組はヒットし、ホフの同様の離れ業がディスカバリーやナショナル・ジオグラフィックやヴァイスといった国際チャンネルで放映されることになった。そうした番組は互いに張り合うようにして大がかりになり、そのたびに死の壁を先に押しやるように思えた。北極圏で裸足でマラソンをする企画では、氷で足の感覚がすっかりなくなり、つま先が凍傷で黒くなった。医師の見立てに反して傷は自然に治った。その数カ月後にエヴェレスト登頂をめざした際は、このときも映画の撮影クルーが密着し、ホフは世界のメディアが注目するなかで山に登り始めた。パンツ一枚で登頂する試みは標高七八〇〇メートル、世界のてっぺんまで約三時間――二五〇〇人以上の登山家の命を奪ってきた、いわゆるデスゾーンに入ってすぐ――の地点でストップした。北極圏を走ったときと同じで、両足の感覚がなくなってきたのだ。ホフは足を失うリスクを冒さず、下山した。成功の代償はあまりに高くつきかねなかった。信じがたい芸当を成し遂げる力はあったが、周囲の人びとを感銘させ喜ばせたいと思うあまり、死の瀬戸際まで追い込まれることもたびたびあった。ホフが死んだら、彼がどうやって劇的な成果を挙げたのか、世界は知らずじまいになるかもしれなかった。もっといい計画を立てる必要があった。

ホフとの付き合いが始まったのは二〇一三年冬、私がある雑誌の仕事で、ホフの化けの皮を剝いでやるつもりで、ロサンジェルスからポーランドのヴロツワフ行きの飛行機に搭乗したときからだ。私の考えでは、ホフはせいぜい、忍耐のこつと人びとの目を欺く方法を少しばかり身につけた目立ちたがり屋といったところだった。私が記事で偽指導者の正体を暴くのは、ホフが初めてではなかった。そのわずか数カ月前、『プレイボーイ』誌にマイケル・ローチという名のアリゾナ州の僧についての私の記事が掲載された。ローチは歪曲したチベット仏教を教えていて、グループの一部のメンバーの性的活動に関して放任状態だった。ローチは弟子たちに、瞑想すれば強大な力を得られると請け合っていた。独自のトレーニングで、無敵になり、他人の心を読み、悟りの境地に達することができる、と。それだけなら風変わりなイデオロギーだらけの世界では目立たないかもしれないが、この自称「ラマ」——チベット仏教の高僧——の指導で、理想に燃える若き信奉者が、瞑想の末にカルト集団の施設を見下ろす山中で脱水症状で命を落とした。ホフに会うためにロスを出発した同じ週に、ローチの記事を拡大することが決まり、そのあさましい事件をもとに、偽物のスピリチュアリティを糾弾する本を書くことになった。私から見れば、ホフはこれまでの派手な芸当を利用して騙されやすい信奉者たちを集め、自分の「メソッド」に有り金をはたかせようとしているように思える。言い換えれば、ホフを訪ねるのは、彼のような偽者の正体を暴くジャーナリストとして、キャリアの途中でちょっと道草するみたいなものだと、私は考えている。

もちろん、最初はしかるべき手続きを踏まなければならない。ジャーナリズムの高邁な理想の最たるものには、どんな話でもあらゆる立場の意見に耳を傾け、情報源を公平に扱うという原則がある。ほとんどの人には閉ざされている体の部分を意識によってコントロールするメソッドがあるとホフが主張するのなら、私は傍観者的な見地から記事を書くわけにはいかない。ホフの指示に従って、彼の主張が崩れるのを見守らなくては。私は長年、臓器密売人に取材し、マフィアのボスに問いただし、子供兵に自動小銃を突きつけられてきた。死に至ることもある低体温症になったりしない限りは、今度の仕事はこれまでに引き受けたなかでもっとも危険というわけじゃない。

私を乗せた飛行機は轟音とともにターミナルゲートに入り、手荷物受け取り所の向こう側でホフが満面の笑みで私を出迎える。ホフはオランダの自宅ではなくポーランドに本部を構えた。そのほうが凍りつく川や雪に覆われた山に近く、かつ物価が安いのを利用して、より広いスペースを購入することもできた。私たちは小型のグレーのオペル・アストラに、やはりホフのテクニックを学びに来た熱心な二人の受講者たち――一人はクロアチア人、もう一人はラトビア人――とともに乗り込んだ。ポーランドの松と絵になる村々を過ぎて、農村部にあるホフの本拠地に到着した。

私の隣はヤニス・クジェで、私のバックパックが彼の膝の上にはみ出している。クジェは体格のいいラトビア人で、子供時代はソ連崩壊の混乱のさなかで、田舎では盗賊がうろついていた。父親は銃弾を込めたＡＫ47を息子のベッドの下に隠し、身を守るために必要なときにはすぐに手に取れるようにしておいた。クジェは現在、余暇を利用してイスラエルの格闘術クラヴ・マガを学んでいて、彼に負けず劣らず威圧的な、そしてクジェによれば本当に美しい恋人とスパーリングをしている。氷水に浸かる覚悟はできているかと尋ねると、彼は次のように答えた。「親父が特殊部隊にいたころ、部隊では兵士の能力を確かめるのに氷水の中に座らせたそうだ。生き延びれば合格。みんなが合格するわけじゃなかった」。クロアチア人のウラジーミル・ストジャコヴィッチはクロアチアの携帯電話会社で働いており、オフィス中心の生活に活を入れる何かを探している。

私たちはプシェシェカという小さな村に到着、この村にホフは一軒家の農場を所有している。二〇一一年にコロンビア・スポーツウェアと電池ヒーター式のジャケットの宣伝契約を結んだ結果、購入できたのだ。コマーシャルはテレビ向けに製作されたがインターネット上に出回り、その中でホフは、スイッチ一つで温かくなるハイテクを駆使したジャケットを着てぬくぬくとしているアウトドア派の人びとを冷ややかに見据えながら、凍った湖で泳いでいる。この映像は拡散され、ホフをチャック・ノリスに喩えるコメントも付いて、彼を一種のネットのスーパーヒーローの座に押し上げた。とはいえ農家の状態からすれば、有名になったからといって裕福になるとは限らないらしい。農家は常に工事中で、二つの階に寄せ集めの二段ベッドとヨガマットが乱雑に散らばっている。壊れたサウナがより新しい交換品と隣り合っていて、あまり調子のよくない石炭炉が床板の亀裂から黒い煙を吐き出している。ついでに言えば、床自体ほとんどの部分が水平ではなさそうだ。

それでも、この崩れかけた建物が、ニューエイジの指導者として世界的に存在感を増しているホフの本拠地であり、彼が開発中の試験的なトレーニング方法の中心地だ。ここでのホフの最初の弟子の一人はジャスティン・ロセイルスという大学生で、二〇一〇年に実験台になるためにアメリカのペンシルヴェニア州からオランダにやってきた。「強く、熱く、意欲的になりたければ、不可能に思える課題を引き受けなくては。心を開かないと寒さを味方になんかできない」。ロセイルスは私へのメールにそう書いてきた。彼がホフとともに、自分の経験したことを綴って自費出版した『アイスマンになる（*Becoming the Iceman*）』は、自分を変えたがっている熱心な支持者の間でよく回し読みされている。

私は持参したわずかな冬用の装備を二階のベッドの下にしまい、窓越しにメインのトレーニング場になっている雪原に目をやった。目に飛び込んできたのは驚くような光景だった。一週間前にひと足早くネブラスカ州からやってきた、細身だが屈強な、喘息の持病があるアンドリュー・ルセリアスが、黒い下着一枚で雪原を横切っていく。ルセリアスは途中で立ち止まって両手で雪をすくい上げ、両腕と胸にこすりつけ始める。彼の体から蒸気がもうもうと立ち上る。私の目がとらえている光景を頭が理解しようとする。目の前で繰り広げられている状況をとにかく受け入れたくない。《あれは本物の蒸気なのか？》私の隣のベッドを選んだクジェが窓越しにルセリアスを見る。早く外に出て雪の中に行きたいとクジェは言う。どういうわけか彼の場合は、裸で氷の中に出ていくのを考えると、尻込みするどころか血が騒ぐらしい。外へは一人で行ってもらうことにしよう。この先一週間、寒さを味わうチャンスはたっぷりあるのだ。

眠れない一夜を過ごした後、私は階下のヨガスタジオに集まっているグループに加わり、ホフとの最初の公式レッスンに臨んだ。プログラムは明らかにまだできたばかりで、ホフの説明によれば、セッションごとにグループの相性によって多少違ってくるそうだ。だが始まり方はどうあれ、構成要素はいたってシンプルで、みんなきっと急速に進歩するはずだという。「これから一週間でわれわれは細菌との戦争に勝つ！」と、ホフは（またしても）宣言し、続いて、私たちがこれまで自分の体の限界について抱いていたあらゆる考えに逆らうぞと警告する。彼の演説は少しばかり長すぎる。ホフはどうも人前では実践より約束に重きを置きがちな傾向がある。それでも最後には、みんなに服を脱いで外に出るよう指示した。

私たちは下着一枚になり、裸足で農家を出て、シカがちょくちょくやってくる雪原に歩いていく。気づくと詮索好きな近所の住民がこちらに好奇の目を向けている。そのなかの一人が、列をつくって通り過ぎる私たちにポーランド語で何か叫び、それを聞いたホフがくすくすと笑う。このあたりのほとんどの人間は、ホフのことを愛想はいいがイカれたやつだと思っている。とはいえ、私としては服を着込んだポーランド人がどう思っているかなんて気にしている場合じゃない。私の足は、生まれて初めて雪の中にじかに入れたものだから、まるで折れたばかりの歯みたいに敏感になっている。心拍数が急上昇する。クジェは思わず息をのみ、一方、ホフはいたずらっぽい笑みを浮かべている。私たちは輪になって立ち、脚を左右に大きく開いて腰を深く落とした四股立ちの姿勢をとる——アジアの武術から取り入れたもので、馬に乗るときの姿勢に似ている。ねらいは単純、額に意識を集中し、胸を空気にさらしてひたすら寒さに耐えるためだ。五分でもつらいが、ホフは六分間その状態で我慢させてから、感覚を失った状態の私たちをサウナに入らせた。

手足が無感覚になった状態で雪原から三七度を超えるサウナに入ると、感覚がおかしいのかと思うくらいだ。雪の中に立っているとき以上に痛くて、考えられないほどの痛みを感じる。寒さにさらされると人間の体は自衛本能が働く。中心部を温かく保つため、血管をコントロールする筋肉が収縮し、生命維持に不可欠な領域だけに血液が流れるようにする。血管収縮と呼ばれるプロセスだ。体の末端部分から凍傷になるのもこのためで、血流が不足し、温かい血液が流れている場合よりもはるかに早く冷たくなる、一方、いきなり温度が上がると逆の影響が出る。血管が急激に拡張して冷たくなった部分に血液が流れ込み、耐え難い痛みが襲ってくるのだ。

クジェは足を石炭の箱のほうへ伸ばし、涙が出そうなのをごまかしている。ルセリアスは歯を食いしばって息を止めている。彼が言うには、喘息の影響で血行が悪いため、血管収縮が私以上につらく感じられるのだという。「だが循環器系のウェイトリフティングだと思うことにしている」のだそうだ。それを聞いてホフがうなずく。私たちは単に体を温めているのではなく、感じたことのない感覚を味わっている。それが自分の体をコントロールできるようになるための初めの一歩だ。長年寒さに身をさらしてきた結果、今では指を動かすように血管を操ることができる、とホフは言う。つまり、四肢の血流を意識的に制限し、体のほかの部分に自分の思いどおりに送ることができるのだという。

トレーニング初日はつらくてくたくたになったが、ホフの言うとおり、みんなの進歩は目覚ましい。翌日は雪の中に立って一五分過ぎるまで前日のようなパニックは始まらなかった。午後はホフの農家の裏口から徒歩五分の距離にある氷のように冷たい滝に短時間打たれる。新しいことに挑戦するたびに、私たちが頭の中で築き上げてきた寒さに対する壁が少しずつ後退していく。

四日目には雪の中に立つのはほとんど平気になっている。一時間経つのがほんの数日前の五分間より早く感じられる。夕方は小川のそばの雪に覆われた岩に座り、岩が温かくなるまでじっとしている。その間ホフは終始、『不思議の国のアリス』に出てくるチェシャ猫のような微笑を浮かべて私たちを見守っている。

人間の体が寒さにどう反応するかについて私たちが知っていることは、ほとんどが死のキャンプとして知られるダッハウ強制収容所で行われた身の毛のよだつほど正確な研究の成果だ。ナチスはユダヤ人捕虜が氷水の中で死ぬまでの深部体温を記録した。ひどい話だが、道徳にもとるこれらの研究は、人間の体がそのような条件下でいかに急速に熱を失うかを医学的に理解する一助となってきた。〇度の水に浸かると人間はほんの一、二分で体が重くなるのを感じる。一五分が経過するころにはほとんどの人が意識を失う。基本的な生理機能にもよるが一五分から四五分で死亡する。深部体温が二八度を切ると死はほぼ避けられない。それらのデータに照らせば、ホフは奇跡を起こしているように思える。

二〇〇七年、ロングアイランドのファインスタイン医学研究所で、エヴェレストを研究してきた世界的に有名な登山隊随行医ケネス・カムラーが見守るなか、ホフを心臓モニターと血圧モニターにつないで氷に浸ける実験が行われた。開始直後、実験は大きな暗礁に乗り上げた。病院で使われる標準的な呼吸モニターは、ホフが氷水に浸かってわずか二分で死亡したと宣告した。ホフが息をせず、休憩時心拍数も一分間に三五しかなかったため、装置が混乱したのだ。だがホフは死んだわけではなく、カムラーはやむを得ず装置を外して実験を続けた。ホフは七二分間、氷に浸かっていた。結果は驚異的なものだった。ホフの深部体温は最初に数度下がったものの、ふたたび上昇した。ホフのメソッドが有効だと初めて科学的に証明されたのだ。「厳密にどう解釈するかは、その人がどんな哲学を信じたいかによって違ってくる」。電話で問い合わせた私にカムラーは言う。カムラーは「ツンモ」と呼ばれる同様の技を引き合いに出す。チベット僧が呼吸法とひたすらタントラの神々の姿を思い描くことによって体温を調節する方法だ。最終的には、カムラーによれば、ホフが自分の脳をどう使っているのかに尽きるという。「脳は生存に不可欠ではない高次機能に多くのエネルギーを使う。精神を集中することで、ホフはそのエネルギーを体温を生み出すことに注ぐことができる」というのがカムラーの推測だ。

二〇〇八年、ちょうどその約一〇年前にマスコミで起きたように、ホフへの関心が今度は科学者の間で雪だるま式に膨れ上がった。オランダのマーストリヒト大学の研究者たちは、ホフの能力の高さはミトコンドリアの豊富な褐色脂肪組織（ＢＡＴ）、つまり褐色脂肪細胞が密集している組織が原因ではないかと考えた。このほとんど知られていない組織は、燃料となる普通の白色脂肪を代謝して体を急速に温めることができる。褐色脂肪のおかげで、生まれて間もない赤ちゃんは、ほとんどの大人と違って体を温めるだけの筋肉がないのに、寒さに耐えられる。普通、褐色脂肪は大部分が幼年期に消えるが、進化生物学者は初期の人類は極端な環境に対抗するため、褐色脂肪の比率が高かったのではないかと考えている。科学者たちは、当時五十一歳だったホフがトレーニングの過程で褐色脂肪を大幅に増やした結果、平均的な二十歳の若者の五倍の熱エネルギーを生み出せるようになったことを突き止めた――原因はたぶん、繰り返し寒さに身をさらしたことだ。

褐色脂肪が人間を自然界と隔てている失われた有機的構造なのかもしれない。食べたもののカロリーは白色脂肪に蓄えられ、いざという場合だけ燃焼される。実際、腹まわりの脂肪を燃焼させるのは難しい。体はエネルギーを蓄えるようにプログラムされている。集中的なエクササイズの最中でも、体がまず燃焼させてエネルギーに変えるのは白色脂肪ではなく筋肉だ。一方、褐色脂肪は違う。たいていの人は寒冷な環境においてベージュ化というプロセスによって自動的に褐色脂肪を生み出す。本来、体は物理的に極端な状況を察知してミトコンドリアを蓄え始める。褐色脂肪が作動すると、ミトコンドリアは血液中から白色脂肪を吸収して直接代謝し、熱を生み出す。だがほとんどの人は何とかして極端な環境を避けようとするので、褐色脂肪はまったく増えない。私たちも遠い祖先がきっとやっていたように裸で生活すれば、冬や寒い夜を生き抜くために体内に蓄えた脂肪に頼らざるを得ないだろう。

意識して褐色脂肪を活性化するにはどうしたらいいのか、サウナの中でホフに尋ねた。ホフは説明する代わりに実演を始めた。

つま先から直腸のあたりへ、そこからさらに両肩へと、下から上へ何かを押し上げているかのように、体の筋肉を次々とこわばらせていく。それから額にしわを寄せ、耳の真後ろの一点にエネルギーを閉じ込めるかのように首をすくめる。皮膚が真っ赤になり、まるで火でもつきそうだ。突然、ホフは片脚を蹴り出してあえぎながら壁に倒れかかる。「ああ」放心したように言う。教えることに熱心なあまり、サウナの暑さを忘れて、危うく卒倒しかけた。よろめきながらサウナを出て、雪の中に転がる。弟子のほんの一握りが心配そうに目を見交わすが、一五分くらいでホフはきまり悪そうな薄笑いを浮かべて戻ってくる。「さっきみたいにやるんだ。ただし寒いところで」

二〇〇四年にパーキンソン病と診断されたハンス・スパーンスは、ホフを命の恩人と考えている。ポーランドで初めて会った際の話では、スパーンスはメソッドをやり始めて一年足らずで、ほとんどホフとの個人レッスンだという。スパーンスによれば、「この病気ではたいてい、運動と生活の質を維持するだけのために薬の量を増やしていくしかない。しまいにはそれ以上増やせなくなって、長い衰退が始まる」。スパーンスはホフの呼吸法と冷水シャワーを併用して、薬の量や種類や回数を管理しようとしている。服用量を表に記録していて、今では薬の量がパーキンソン病だと診断された当初に比べてはるかに少なくなったと主張する。車椅子の世話にならずに済んでいるのはホフのおかげだという。そうした体験談は心強いが、ホフのメソッドの効果がどの程度プラセボ効果によるものなのか、見極めるのは難しい。パーキンソン病は自律神経系にも影響を及ぼすが、ホフは自分の自律神経系をコントロールできると主張しているので、こうした主張を科学的に検証することが重要だ。

ピーター・ピッカーズはどう見ても、突飛な主張に惑わされるような科学者ではない。オランダのラドバウド大学医療センターの科学研究員で、敗血症と感染症のエキスパートであるピッカーズは、ヒトの免疫システムを専門に研究している。二〇一一年、ホフはピッカーズに会い、自分の免疫システムを意のままに抑制したり強化したりできると話した。常識からすれば、ほとんどあり得ない芸当だ。しかし、テレビでホフの華々しい活躍ぶりを見ていたピッカーズは興味をそそられた。

ピッカーズは弟子――大学院生でこの研究をもとに博士論文を執筆する予定のマタイス・コックス――とともに、大腸菌を構成するエンドトキシン（内毒素）を使った試験を考案した。体はエンドトキシンを危険と見なすが、実際はそのままでは害はない。

ピッカーズの草分け的な研究で、エンドトキシンに接触した人の九九パーセントが風邪に似た症状を示すが、やがて毒性はないことに体が気づいて正常に戻る。試験は臓器移植患者が拒絶反応を抑えるために服用する免疫抑制剤の効果を見極めるのに役立っている。新薬候補でエンドトキシンへの反応を抑えられれば、薬が効いて、免疫システムのスイッチを切るのに有効だと示すことになる。

ホフが瞑想している間、ピッカーズとコックスは彼にエンドトキシンを注射した。その結果は前代未聞のものだった。「ヴィムのしたことは、実験前に可能性を訊かれていたら、あり得ないと思っただろう」とピッカーズは言う。エンドトキシンを投与された場合、ホフ以外はほぼ全員が重い症状を経験していたが、ホフは軽い頭痛程度だった。血液検査の結果、ホフの場合は極度のストレスを受けているときに分泌されるホルモン、コルチゾールの血中濃度が、ピッカーズが過去の研究で記録したレベルをはるかに上回っていた。瞑想中に採取した血液は六日後もエンドトキシンに対する耐性を維持していた。

結果について尋ねる私に、ホフはきっぱり言った。「私が自分の免疫システムを意識的に左右できると示せたら、医学書をすべて書き直さざるを得なくなる」。だがピッカーズをはじめ科学界の大部分はもう少し控えめだ。実験結果はエンドトキシンに対する前例のない反応を示しているものの、ホフの遺伝子異常にすぎない可能性が高かった——何らかの理由でエンドトキシンに反応しない一パーセントの変人というわけだ。それでも十分に有望な結果には違いなく、ピッカーズとコックスは次なる研究に取りかかった。今度の実験ではホフが大学生を対象に、私が受けている基礎コースと同じ内容を指導し、その後、ピッカーズとコックスの研究室に戻って、昔ながらの科学的検証を行うというものだ。ホフのテクニックを教えられることが証明されれば、ピッカーズのそれまでの考え方を根底から揺さぶることになる。実験は私自身がトレーニングを終える翌週に行われることになっている。

そして結果が出るのは一年先だ。

当面は自分がやり遂げるべき孤独な挑戦に集中しなければ。滝に打たれたり、雪の中に横たわったりするよりは、ほんの少しましだ。進歩しているとはいっても、上半身裸で山頂をめざす過酷な登山に耐えられるかどうか。スニェシュカ山はポーランドとチェコの国境にそびえ、冬の間は常に冷たい風が吹き荒れている。標高一六〇〇メートルの山頂では、怖いもの知らずのクロスカントリースキーヤーたちがたびたびスキーリフトで登ってくるくらいで、それ以外はぽつんと立つ天文台が星の動きを記録するばかりだ。私たちは早朝、太陽が空に幾筋かの光を投げかけると同時に出発した。山の麓から、ホフ、ほかの三人の弟子、そして私は、六〇センチほどの積雪の中を懸命に登り始める。ホフの壊れかけたフォルクスワーゲンのヴァンからみんなでぞろぞろと降りた途端、冬用のコート越しに身を切るような寒さが襲ってくる。気温マイナス三・八度の世界ではごくかすかなそよ風でも耐え難く感じる。駐車場では頭のてっぺんからつま先までカラフルなゴアテックスのウェアに包まれたスキーヤーたちが装備と格闘しながらリストのほうへのろのろと歩いている。

ホフの先導で公園から山頂へ続く九十九折り(つづら)の道を登る。登り始めて一〇分後、体がある程度熱を蓄えるころ、着込んでいた服を脱ぐ。イギリスの元フーリガンで現在はレッスンと引き換えにホフの家の周りの仕事を買って出ているアシュレー・ジョンソンが、ルセリアスとクジェの背中をたたいて励ます。寒さにさらされながら、私たちは脱いだ服をバックパックに詰め込み、粉雪を踏みしめて前進する。

シャツを脱いだ瞬間から、私たちの遠い祖先が同じような行進にどう対処したのかが何となくわかってきた。重い足取りで進んでいる間、トレーニング中に感じた寒さはまったく感じない。奮闘によって生じた熱が皮膚にとどまり、まるでウェットスーツを着ているみたいだ。寒さは感じるが、内側まで入り込んではこない。体が震えるようなことはまったくない。代わりに、耳の後ろのツボに意識を集中する。ホフによれば、このツボは褐色脂肪を活性化して全身に熱を送るのに役立つという。

ホフがサウナでやったことをまねしてみる。体の筋肉をこわばらせ、精神を集中すると、ほどなく汗が出てくる。薄い霧状の湯気が私たちのグループから立ち上る。スキーヤーが一人、立ち止まって写真を撮る。スキーパトロールがスノーモービルを停めて私たちが大丈夫かどうか確認する。一人のスノーボーダーがびっくりしたように声を上げて、山頂に向かう私たちの横を通り過ぎる。

何より奇妙なのは、誰も苦痛を感じていないことだ。みんな浮かれている。寒さと運動が引き金になって大量のエンドルフィンが分泌され、マニアックな笑いが私の顔一面に張りつく。待ち受ける課題を乗り越えるのに低温が役立つかのようだ。六時間後、私は上半身裸で両脚は雪まみれになって山頂に近づく。わずか一週間前にはヤシの木が茂るカリフォルニアにいた私が、ポーランドの雪山で、完璧に暖かく——暑くさえ感じている。

だがまだ終わってはいない。山は険しく、みんな頑張っているにもかかわらず、登高ペースは遅々としている。木立を縫って一歩登るごとにいよいよ風をさえぎるものはなくなってくる。午後には外気温がマイナス一三度を切り、山頂まで約九〇メートルという地点で、何かが変わる。私の深部体温は問題ないが、風が強まり、傾斜は急になる。一歩ごとにつらさが増す感じだ。私は疲れ、もっと日頃からジムで頑張っておけばよかったと後悔し始める。立ち止まったらどうなるのか不安だ。私が築き上げた精神的な防護壁を寒さが突破し、低体温症へ真っ逆さまなのだろうか。何よりも恐怖が私を突き動かしている。メソッドに反証している場合ではない。二〇分後に山頂に到着、寒くはないが、記憶している限りでは経験したことがないほど疲れている。何枚か写真を撮ってから、雪の中を転がり、暖かさに驚く。それからみんなで天文台に入っていく。

トレーニング初日に雪原に立った後でサウナに入っていったときとまったく同じで、セントラルヒーティングの温かい空気のせいで私の体に衝撃が走る。一分前には自然の猛威をものともせず雪の中ではしゃいでいたのに、こうして守られて緊張が解けてくると寒さが忍び寄ってくる感じだ。精神の鎧が消えて末端部分の氷が血液中に漏れ出てくる。暖かい環境にいれば暖かく感じるはずなのに、実際はそうではない。逆だ。最初はかすかな震えが背骨伝いに走る。一、二分後には本格的に震え出す。歯ががちがちと音を立て、じきに生まれてから経験したことがないような寒さに襲われる。後で知ることになるが、これは低体温症患者を治療する救急救命士が「アフタードロップ」と呼ぶ現象だ。血管収縮が起きている間、手足は体の深部よりもはるかに冷たくなる。体温が上がり始め、血液がふたたび血管の中を流れ出す。冷たい腕や手や足を通過する際に冷えた血液が、最終的に心臓に戻って深部体温を下げる。極端なケースでは、アフタードロップは命取りになる可能性もある。ようやく立ち上がって下山する気になれるまで一時間かかった。もう精神を集中して自然の猛威に対抗するのは無理だったので、バックパックに入れておいた黒のピーコートを着る。

下山途中、ホフは私に、もう一度エヴェレスト登頂に挑戦したいと語る。裸同然で初挑戦して途中であきらめたのに続く、二度目の挑戦になる。私はホフに尋ねた。ついに限界に達して、あの山で命を落とした無数の人びとの仲間入りすることにでもなったら、どうなると思うのか。彼のメッセージはやがて忘れ去られるのか。ほとんどの人がばかげていると思うような死に方をしたら、彼が指導してきたごく穏当なレッスンですら、何か意味があるだろうか。それを考えてホフは顔を曇らせる。泣きそうな顔だ。「死ぬわけにはいかない」とホフは言う。「そう決めたんだ」

次の日、ホフがヴロツワフの空港まで送ってくれた。私はある種の達成感を味わっていた。もう寒さなんか怖くない。たった一週間で純粋な脂肪が三キロばかり落ちた――繰り返し体を温めたことによるうれしい「おまけ」だ。だがスニェシュカ山で厳密には何が起きたのか。私は自分の体の秘められた能力を進化のごみ箱から引きずり出したのか。それとも危うく低体温症になる寸前だったのか。言い換えれば、私は強くなったのか、それとも強くなったつもりでいるだけなのか。暖かくなり始めるまで寒さを感じなくして、アフタードロップによる深刻なリスクに身をさらしただけなのか。これらの問いに答えるには、そもそもヒトはどのように進化したのかをもう少し理解しなければならない。

2 進化のごみ箱をあさる

一九三一年、化学企業デュポン本社の研究室で、化学者アーサー・フォックスは同僚のC・R・ノラーと、魚の胚のメラニン化を抑制する化学物質の解明に取り組んでいた。細かく挽いた白い粉はフェニルチオカルバミド、あるいは舌をかみそうな向きには略してPTCと呼ばれるものだ。フォックスがPTCの容器を取ろうとした際、手が滑って容器が床に落ち、ぶちまけられた中身が巨大な雲のように部屋中に広がった。化学物質の細かい粉がフォックスを覆った。服も口の中も粉まみれになった。その瞬間、フォックスは自分が少し透明になりかけてはいないかと思っていたかもしれない。一メートルと離れていないところで、同じく粉まみれになったノラーが、口の中がひどく苦いとこぼした。ノラーは苦くてたまらないと言ったが、フォックスは何の味も感じなかった。感覚の違いに好奇心をそそられたフォックスは、安全基準に違反するおそれがあるにもかかわらず、平然と粉に指を突っ込んでなめてみた。味はしなかった。ノラーもなめて、苦そうに顔をしかめた。男同士の悪ふざけで終わったかもしれない、このたわいない一瞬をきっかけに、世界のとらえ方の個人差に関する研究が相次ぐことになった。フォックスのようにごく普通の味覚の持ち主もいる。しかしその一方で、ノラーのように非常に鋭い味覚を持ち、ブロッコリーのスプラウトはまずく、レモンは唇をすぼめるくらい酸っぱく、塩はとてつもなく塩辛く感じる人たちも一定の割合で存在する。フォックスとノラーはその後の調査で、自分たちの味覚の鋭さが違う原因は、マッシュルームのような形の味蕾(みらい)の数がノラーの舌には異常なくらい多いせいだと突き止めた。ノラーのような非常に鋭い味覚の持ち主は人口の約二五パーセントを占めている。そしてどういうわけか、男性より女性に多い。

味覚が鋭くても日常生活にはたいして影響しないケースがほとんどだが、鋭い味覚の持ち主が存在することは、知覚の奇妙な世界の一端をのぞかせる。実際、最近はPTCに対する味覚感受性以外にもさまざまな感覚が発見されている。一億を超える色を識別できる（普通の人間は約二四〇万色）「四色型色覚」の持ち主もいる。絶対音感を持っていて、ピアノで音を聞けば、ほかの音と比べなくてもその音の高さがわかる人たちもいる。目は見えないが舌打ちしてその反響を聞いて動き回ることのできる、コウモリやイルカと同じ「反響定位」の能力を持つ人たちもいる。感覚のハードウェアがとらえた刺激をさまざまな感覚の間でごちゃ混ぜにして、色を味わい香りを聴く、いわゆる共感覚の持ち主もいる。普通、こうした神経の混乱は共感覚者の日常生活に支障を来すことはなく、それどころか、作家のウラジーミル・ナボコフから科学者リチャード・ファインマンまで、共感覚の持ち主には並外れて成功しクリエイティブな人が多い。

以上のような特殊能力は必ずしも現代社会での暮らしにそのまま応用されるとは限らないが、そうした突然変異を進化が利用する可能性を秘めている。時と場合によっては、より広範な化学物質の味を識別したり、可視スペクトルのうち、より多くの色が見えたりすることが、生殖と後世に遺伝子を伝えるチャンスに影響し得るかもしれない。

こうした能力の一部は訓練によって向上する可能性さえある。たとえば絶対音感なら、曲を聞くだけで、あたかも楽譜を読むように音程を識別できるようになるといった具合だ。生まれつき絶対音感を持っている人が優れた音楽家になる可能性を秘めているのは確かだが、絶対音感に磨きをかけて最適の状態にするには訓練と集中力が不可欠だ。訓練すれば、持って生まれた資質が「絶対音感」という、音楽家たちが欲しがる才能になる。だが訓練しないままなら、絶対音感の生物学的素地は残っていても、使わない音楽的資質は退化したしっぽと同じように消える可能性がある。音楽家になる資質に恵まれていても音楽に興味がなければ、自分の能力に気づかないまま生涯を終えるはめになるかもしれない。

実際、人類が使わなくなりかけている能力を見つけるのはたいして難しくない。一世紀半前、知られざる世界は探検されるばかりか、世界経済の推進力の止めようのない進歩にさらされてもいた。探検者たちが北極に到達したのに続いて、北極圏に雑貨店が進出した。前人未到だったジャングルをハイウェイが突っ切り、航空機を利用すれば世界中どこへでも数時間で行けるようになった。現在では太平洋中央部の孤島から別の孤島へ移動するのも、文字どおりオンラインで航空券を予約するだけという簡単さだ。

だがそれ以前は、世界は計り知れないほど広大で、とくに偉大な探検者たちでなければ知り得ないものだった。太平洋の島々では、人びとは島を取り囲む底知れぬ大海原と孤立無援で格闘しながら、星と言い伝えだけを頼りに小舟で島と島を行き来する方法を考案した。太平洋諸島の住民たちは地図なしで、ときには何週間もかかって、大海原に点在する居住可能な陸地の間を舟を漕いで移動した。彼らはひたすら勘だけを頼りに太平洋の果てしない海原を渡って南米までたどり着いたのかもしれない——ことによると一万年前にアメリカ大陸に小規模な定住地を造った可能性もある——と一部の人類学者は考えている。船乗りたちは夜でも星についての知識をもとに位置を割り出せるが、それだけで航海するには雲一つない夜空が必要で、あいにく太平洋の天候は変わりやすい。むしろ「キャプテン・クック」ことジェームズ・クック——太平洋の航海ではもっとも有名なイギリス人海洋探検家——の成功は、エンデヴァー号に同乗していたタヒチ人の族長の助けによるところが大きかった。その族長はトゥパイアという名で、二〇カ月近く航海をともにし、ニュージーランド周辺海域にまつわる知識を生かして、クックが四〇〇〇キロにわたる海域の一三〇の島々の地図を製作するのを手伝った。クックを非常に驚かせたのは、エンデヴァー号がどこへ行こうと、天候がひどく荒れていようと、夜の闇の中であれ、昼の単調な静けさの中であれ、トゥパイアは常にふるさとの島の方角を指させることだった。トゥパイアは陸地が潮流に残す痕跡、彼の言う「ディ・レップ」を読み取ることのできる水先案内人だった。クックはイギリス海軍の羅針盤の助けを借りて、トゥパイアの方向感覚に一度も間違いがなかったことを記録に残している。

エンデヴァー号に話を戻せば、クックはその後、現在のオーストラリア・クイーンズランド州北端に上陸した。そこでグーグ・イミディルという先住民族を発見し、彼らの言語を集めて記録することにした。クックが書き留めた単語には「カンガルー」や海を意味する言葉があった。太平洋で耳にするほかのどの言語とも非常に違って聞こえると、クックは記している。何より興味深いことには、グーグ・イミディルの人びとは非常に発達した方向感覚の持ち主で、位置を常に東西南北で表現するという。「右」「左」「前」「後ろ」に当たる単語はない。ディナーの席でグーグ・イミディルの人間の右隣になったら、相手の右ではなく、相手の西か東か北か南にいることになるわけだ。おかげでクックが催す異文化間のディナーパーティーがややこしいことになったのは間違いなく、人類学的に興味深い状況にもなった。先住民はその場で使われているのが自分たちの言語ではなく、閉ざされた部屋の中や明かりがない状況でも、自分の位置について話し、伝えることができた。自分がどこにいるのか見極める習慣が身に染みついていたのだ。しかし現在では、彼らの言語に関する人類学的研究はほとんど廃れてしまっている。部族民はほとんどが散り散りになるか、何世紀にも及ぶ迫害の犠牲者となった。

トゥパイアも多くの先住民も、現代社会にはほとんど存在しない生まれながらの特別な方向感覚を持っていた。だがこの潜在的な感覚——人類学でいう「徒歩旅行(ウェイフェアリング)」——が今でも多くの人の体に組み込まれているとしてもおかしくない。一九七〇年代、イギリスのマンチェスター大学のロビン・ベーカーという生物学者が、鳥のように、生まれながらの体内コンパスによって方向がわかる人たちがいるという説の検証を試みた。その説によれば、人間の鼻骨と目には磁気に敏感な細胞があって、コンパスの針が常に北を指すように、両極の引力を感じ取るという。そこでベーカーは健康な男子大学生の協力を募り、二つのグループに分けて、片方のグループにはそれぞれの頭部に棒磁石をくくり付けて磁気を感じ取る細胞をそちらに順応させ、もう片方には磁気を帯びていない真鍮の棒をくくり付けた。それから学生たちに目隠しをして車でイギリスの荒野に連れて行き、自宅の方向を指さすよう指示した。結果は画期的だった。ベーカーの報告によれば、偽の棒磁石をくくり付けたグループのほうが、本物の棒磁石をくくり付けたグループよりはるかに正確に自宅の方向を示したという。この研究を皮切りに同様の研究が相次いだが、結果は必ずしもベーカーと同じにはならなかった。棒磁石をくくり付けるほかの実験は失敗した。それでも、一〇年にわたって多くの論争を繰り広げた末に、研究者たちは一致した見解に達した。原因が磁気であれ人体の別のメカニズムであれ、人間にも生まれながらに方向感覚が備わっている。もうあまり使わなくなったというだけだ、と。

アナログの一九九〇年代から世界中のあらゆるものがインターネットで密接につながったハイパーコネクテッドな二〇〇〇年代への移行を経験した人間なら、生まれながらの方向感覚がなくなっているのにすぐ気づくはずだ。私が十代、二十代のころは、初めての街で行きたいところに行けるようになるには地図の見方に慣れるしかなかった。私が生まれて初めて就いた仕事は一般家庭を戸別に訪問して環境保護団体への寄付を募るというもので、ボストン一帯で環境を汚染している発電所の閉鎖を求める運動への寄付を取りつければ高収入が約束されていた。それは夏のアルバイトで、常に財布が空っぽで、かつ何か環境にいいことをしたいとひそかに思っていた私にとっては一石二鳥のチャンスだった。数週間後には現場責任者に昇進し、その夏の間、ボストン全体の戸別訪問スタッフの調整役を任された。予算も時間も厳しく、スタッフはできる限り効率よく仕事をこなさなければならなかった。私は自分が担当するサマービル郊外の地図を色分けした。路地、行き止まり、迷路のような通りの抜け道を、ほんの数日で一つ残らず覚えた。目の前の空間的な情報を絶えず見直すと同時に、スタッフを車に乗せる地点と降ろす地点を結ぶルートを推測する作業は、街全体の道を記憶するのに役立った。通りの名前を言われれば、そこまでの道順が正確にわかった。それから数年後、デジタル革命が起きた。

二〇〇九年後半、ニューヨークのブルックリンからカリフォルニア州ロングビーチに引っ越したのと同じころ、私はカーナビゲーションシステムを買って愛車のフロントガラスに吸盤でくっつけた。それまでスマートフォンの目覚ましい進化に乗り遅れていた私は有頂天になった。こんな小さな端末に住所を入力して瞬時に表示されるシンプルな指示に従えば、初めての街でどんなルートで移動すればいいか計画できるのだ。アメリカ中をドライブさせてくれた紙の地図はトランクに放り込んだままになり、車に乗るときはいつもトムトム社のカーナビを使うようになった。そのたびに慎重に計画されたルートが提示された。半年後にはカーナビなしでは街なかを移動できなくなった。スマホに頼り切って、とんでもない骨折り損をすることもあった。一度など、カーナビのちょっとしたトラブルのせいで、ロサンジェルスの反対側にある取材先に向かう途中で八〇キロも道からそれた。ほんの数カ月カーナビに頼っただけで方向感覚がなくなったのだ。ほとんどの人がスマホを使って、持って生まれたGPSのスイッチを切るように、私も脳と、たぶん鼻と目にある小さな磁石を使って自力で移動する能力を、電子機器に任せるようになった。文化とテクノロジーが私自身の体のメカニズムを上回ったわけだ。

最近ロンドンのタクシー運転手を対象に行われた研究からは、目的地までの道を見つける能力が脳の特定の構造にどう対応しているかがうかがえる。ロンドンでの営業許可を得るには、運転手はネズミの巣のように複雑に入り組んだ通りを覚え、市内を地図なしで走行できなくてはならない。運転手たちのMRI検査を実施した結果、運転する時間が長いほど海馬が大きくなることがわかった。空間的思考が脳を劇的に変化させる可能性を証明するものだった。しかし、それ以上に興味深いのは、退職後は脳が普通の大きさに戻ることだ。

人間の感覚というものは不思議なことに、使わなくなればすぐに消えてしまう。その人のいちばんの特徴であっても、神経の「筋トレ」をちょっと怠けただけで、外部のリソースに頼りっぱなしになる可能性もある。カーナビが使われるようになったのはかなり最近だが、人間の体にはほかにも日常的に使われなくなった、はるかに基本的な能力がある。そうした能力は休眠状態にあるが、適切な刺激を与えれば目を覚ます。

一部の能力は私たちの動物的な過去のいちばん奥に根差している。人類の祖先が直立歩行を始める前、ひょっとすると両生類が永遠に水から陸に上がるより前かもしれない。

水に対する動物的な反応が発見されるきっかけは一八九四年の実験だった。シャルル・リシェというフランスの生理学者がアヒルを紐できつく縛り、肺呼吸ができないようにした。かなりサディスティックな実験でホラー小説に出てきそうだが、実際は水がアヒルの中枢神経系に与える影響を調べるのが目的だった。地元のアヒルの数が減ったに違いないが、一連の実験によって、アヒルが陸上で呼吸せずに生きられる時間は約七分間だとわかった。これに対し、冷たい水の中では二二分近く生きていた。水中の感覚刺激が不運なアヒルの代謝を抑制するらしかった。だが人間については、同様の実験が行われたのは一九六二年になってからだった。

スウェーデン生まれの心理学者パー・ショランダーの実験方法は、対象となる人間たちにとっては幸いなことに、一世紀の間により洗練されたものになっていた。ショランダーは協力を名乗り出た人びとを縛って死に至らしめるのではなく、彼らがプールの底まで潜る際の心拍数と血液中の酸素濃度を測定した。冷たい水に顔を浸した途端、心拍数がすぐに低下したのにショランダーは気づいた。リシェのアヒルの実験と同じ現象だった。実験の第二段階では、プールの底に運動器具をいくつか置き、実験参加者に水中で運動するよう指示した。水中でのウェイトリフティングはきっとやりにくかっただろうが、心電図は、活動量に関係なく心拍数が抑えられたままであることを示した。それだけでなく、実験参加者たちは水中では血管が収縮して末端部分からの血液が体の中心部に流れない状態になっていた。

参加者の体内では水が引き金となって一連の物理的変化が生じ、息をすれば死んでしまう水中の過酷な環境で生き抜く準備をさせたことがわかった。この反射をショランダーは「生命のマスタースイッチ」と名づけ、以来この呼称は、これらの体に備わっている反射を頼りに潜水時間を延ばそうとしてきた急成長中のフリーダイビング界で使われてきた。フリーダイバーたちは、ジェイムズ・ネスターが著書『ディープ（*Deep*）』で的確に表現しているように、何百メートルも一気に潜って、スキューバダイバーのように減圧症のリスクを心配することなく浮上できる。潜る際、水圧で肺が押しつぶされると同時に、低温によって酸素の消費が抑えられるのだ。フリーダイビングの世界チャンピオンなら、水深三〇〇メートルまで潜っても無事に再浮上できる。二〇一二年、あるフリーダイバーは競技会でなんと二二分間も息を止めていられた。(*) このように水が引き金となるマスタースイッチは、不安発作や不整脈に悩む新米船員に対しても用いられてきた。パニック発作を起こしやすい人は、発作がピークに達したときに顔を氷水に浸せば、体に対して、水に入る準備をして動悸を止めろという合図が送られる。

これらの退化した反応が人間の体の奥深くにどのくらい眠っているのか、簡単にはわからない。こ

(*) 読者は以下の事項に注意されたい。本書で紹介するメソッドのなかには非常に長い時間息を止める方法もあるが、水深の深いところでの実践には適さない。ヴィム・ホフ・メソッドは予期せぬ失神の可能性が少々ある――陸上なら気を失っても大丈夫だが、水中では話が違う。さらに、適切なフリーダイビングのテクニックでも危険はある。二〇〇六～一一年、フリーダイバー三〇八人がトレーニングや競技の最中に命を落としている。

の手の能力は条件が整ったときだけ現れる。私たち現代人がおぼろげにしか理解していない試練に日々直面していた祖先たちからの、何百万世代もかけて徐々に進んだ体の変化の贈りものだ。今ではほとんどの人間はホメオスタシスの狭い範囲で暮らしているので、眠ったままだった反応が解き放たれるのはたいてい偶然による。実際に反応が起きた場合でも、私たちは必ずしも十分自覚しているわけではなく、どうやって始まったか気づきにくい。現代では、本当の意味で文明とは「無縁の」人びとは皆無に近い。人間の自然のままの状態を知るために研究者が参照できる対照群は存在しない。代わりに私たちにできることと言ったら、初期の人類学の文献、ファーストコンタクトについての報告、神話や世界各地の先住民の口述伝承に頼るのがせいぜいだ。

私がとくに気に入っているのは、謎めいてもいるが、西洋文明の猛襲に立ち向かったアパッチ最後の戦士の物語である。南北戦争で南部連合を鎮圧した北軍は、アリゾナに目を向けた。当時のアリゾナでは先住民の一団が入植者や軍の小規模な部隊に奇襲攻撃を仕掛けていた。一八六〇年代半ばには、アパッチ族のほとんどが拘束され、のちに居留地となる収容所に入れられていた。しかし、ひときわ怒りに燃えるジェロニモという名の戦士は抵抗した。ジェロニモは戦士たちの小集団を率いて、自分の部族に加えられた残虐行為に復讐すべく、血にまみれたゲリラ戦を仕掛けた。この反逆者を打倒することがワシントンの高官たちの最重要課題となり、そのために兵士五〇〇〇人が投入された。作戦を連携させるため、画期的な技術である日光反射信号(ヘリオグラフ)——電報の前身で、光の明滅でモールス信号を伝える——が設置された。だが史上最大と言っていい人狩りが実施されたにもかかわらず、ジェロニモは三〇年近く戦い抜き、年老いてようやく投降した。それまで一度も数や技術にものをいわせることなく、自分の才覚と運だけで生き延びた。一部の歴史家の記録によれば、ジェロニモとその仲間は白人を五〇〇〇人も殺害したという。アパッチ族はジェロニモが成功したのは神の恩恵だと主張する。アパッチ族の神ウセンから授かった「敵に立ち向かう力」のおかげで、ジェロニモは常に敵の居場所がわかったという。その力で天気を予想し、神業のように周囲の世界と調和できたといわれている。

ジェロニモのように先住民が西洋の進歩のすさまじい勢いに勝利した例はまれだが、彼と似た力を示した先住民の祈禱治療師やシャーマンの話は多い。ノルウェーのトナカイ遊牧民サーミは、遠く離れた相手とテレパシーで交信できるといわれていた。同様の特殊な能力はオーストラリアの先住民のある部族や南米のさまざまな部族に見られる。それが、人間が生まれながらに持っている能力なのか、あるいは信仰と宗教の領域に入るものなのかは誰にもわからない。いわゆる超能力に関する厳密な科学的研究はほぼことごとく、超自然的な話が真実だと証明することに失敗している。とはいえ、現代科学が適切な問いを発するころには、先住民の伝統的な生活様式はすっかり姿を消していた。

人類学という分野は一九〇〇年以前はほとんど存在せず、それ以前の先住民に関する報告は征服者や宣教師によるものが多い。そのため、どれも研究対象である民族のすばらしさを薄れさせようという思惑が働いている。それより古い記録は残っておらず、人類の進化について、文字のなかった時代までさかのぼって知りたい場合は、考古学的記録にたまたま残っていたものに制約を受ける。太古の昔、人類が環境とどうかかわっていたかを知るため、私はノートルダム大学の考古人類学の博士研究員マーク・キッセルに電話をかけた。偶然にもマークは、私がウィスコンシン州で文化人類学の博士課程に在籍していたころのルームメイトでもあり、以来私は、人類の進化に関することは何でも彼に尋ねてきた。マークが重点的に研究しているのは、象徴的思考の起源、初期の人類同士の暴力の証拠、ネアンデルタール人の出現とその重要性だ。

人類の祖先はどんな試練に直面していたのか、すでに失われて久しいものの彼らには備わっていた可能性のある身体能力について何か証拠があるのかどうか、私はマークに尋ねた。素人なら肩をすくめるところだろうが、マークは科学者らしく「私たちより体力があったのはまず間違いない」と答えた。「だが記録は完璧じゃない。ネアンデルタール人の完全な骨格すらなく、たくさんの骨格から少しずつ寄せ集めてフランケンシュタインの怪物みたいなものを作り上げ、彼らの体の仕組みを理解しようとしているにすぎない」。体の柔らかい部分は、何万年もの間におそらく腐敗するなどして、大部分が失われている。

一八二九年にベルギーの石灰石採掘場で異常に重い骨が発掘されたのを皮切りに、人類の進化におけるネアンデルタール人の位置づけをめぐって白熱した議論が交わされてきた。しかし明確なことが一つある。それは、ネアンデルタール人は地球上にかつて存在した種のなかでもっとも人類に近いということだ。

それでも、ネアンデルタール人は厳密には進化の系統樹でヒト（現生人類）と別の枝に位置づけられている。彼らの最古の化石は三〇万年前のもので、約四万年前に謎の絶滅を遂げたらしい。一部の説によれば、ネアンデルタール人が衰退したきっかけの一つはヒトの台頭だという。戦争であれ、資源をめぐる競争であれ、ヒトとネアンデルタール人に何らかの接点があったのは確かで、どうやら二つの種は混在し交配したらしい。アジア系やヨーロッパ系の人間はゲノムにネアンデルタール人のDNAが一パーセントから四パーセント含まれている可能性がある。にもかかわらず、初期のヒトとネアンデルタール人の体のメカニズムに関する知識はかなりの部分、発掘された骨の破片からわかることに限られている。それでもわかっていることが一つある。一般に、技術の発明は、ヒトという種の肉体的適応力と回復力が総じて弱まっている状況と相互に関連しているようだ。

「当時は今よりかなり寒冷で、火がなかった時代には生肉を大量に食べざるを得なかっただろう」とキッセルは言う。「彼らが実にすばらしい腸内細菌を持っていたのはまず間違いない」。丈夫な腸がなかったら、人類は加熱しない肉を食べて深刻な病気になるリスクを冒さずに生き残れたはずがない。実際、化石からは、食べ物の加熱調理が始まったころにとくに明確な骨格の変化が起きたことがうかがえる。ハーヴァード大学の生物人類学者リチャード・ランガムによれば、人間は火を制御できるようになったのを境に顎が小さくなったという。加熱によって肉は柔らかくなり、有害な細菌も死滅するので、よりサルに近い祖先が持っていた、大きな口や前に突き出た強力な顎は不要になった。火を通すことで野菜や肉の栄養も増す。植物の繊維をかんで歯ごたえのあるセルロースを細かくする代わりに、火の助けを借りてカロリーを抽出する能力が劇的に向上した。ランガムは著書『火の賜物――ヒトは料理で進化した』で、人間の初期の祖先による料理の発明は文字どおり私たちを人間にし、一八〇万年前にホモ・エレクトゥスが進化するきっかけになったと指摘している。

ホモ・エレクトゥスはそれまでの大型類人猿とは違っていた。直立二足歩行をし、加熱した食べ物は消化時間が短くて済むので、ほとんどの類人猿に比べて消化器官が小さかった。以後およそ数百万年の間に、ホモ・エレクトゥスは現在の私たちのような洗練された人間の形態へと緩やかに進化していった。どうやら、ホモ・エレクトゥスはかむことにあまり時間をかけずに済んだため、それまで以上に技術的スキルに依存するように進化の圧力が働き、その結果、脳が巨大化したらしい。いつの間にか体毛も消失した。夜間に火を使って暖を取ることができるようになったためだろう。

ランガムの分析は画期的で、技術が人間の形態に重大な影響を及ぼしてきたことを示している。実際、技術の影響が非常に強いため、人間の進化と文化的・技術的変化を分けることは不可能に近い。別の言い方をすれば、あなたの今の体は人間が火を発明していなければ実現できなかっただろう。とはいえ、移行はスムーズでも速やかでもなかった。さまざまな点で技術と人体のメカニズムがともにコースを変えるにつれ、変化のペースが急速すぎた場合、私たちは時代遅れになった体のメカニズムと自分たちが急ピッチでつくり出している世界との進化のずれに悩まされるようになった。

進化のずれのもっとも典型的な――かつ化石記録で特定しやすい――例はヒトの歯の位置だ。ヒトの口は時とともに小さくなったが、歯の数は変わらなかった。現在は成長するにつれて親知らずが歯肉から顔を出して、ほかの歯を押しのけるせいで、外科手術か集中的な歯列矯正が必要になる。つまり、人類は自らの成功の犠牲者なのだ。加熱調理を始めるまでは、人類は毎日長い時間をかけて食べ物をかみ砕き、そのプロセスによって歯が顎の正しい位置に移動した。ところが火によって食べ物が柔らかくなってからは、それまでのようにかむ必要がなくなり、絶えず圧力がかかることがなくなって、歯が正しい位置からずれる可能性が生じた。マーク・キッセルによれば、彼の知る限り、人間の祖先はもちろん、ほかの動物で同様の問題を抱えている例はないという。実際、加熱調理は人間の歯の位置だけでなく性質も変えたようだ。考古学者であるキッセルは狩猟採集社会と農耕社会の人間の歯を無数に調べてきた。後者のほうが虫歯が多い。私たちの口は初期の人類の口に比べてはるかに手入れが行き届いていない。食生活の変化、とくに砂糖の害のせいで、現代人は虫歯になりやすい。対照的に、ネアンデルタール人もホモ・エレクトゥスも歯医者とは無縁だった。

進化のずれを生む、骨や軟骨以外の柔らかい組織の変化を理解するのは、はるかに複雑だ。永久凍土の中で急速冷凍されたネアンデルタール人のなきがらが発見されるとか、驚くような幸運に恵まれでもしない限り、人間の筋肉や脳や脂肪や臓器が時間とともにどう変わってきたかを理解する決め手はない。人体の初期のメカニズムについて、人類学者と生物学者は知識をもとに推測するしかない。

ネアンデルタール人は氷河が現在よりはるかに南まで広がっていた氷河期に、ヨーロッパ全域で栄えた。私たちの祖先で樹上生活をしていた類人猿とは大きく異なり、彼らは高度な文化を生み出し、死んだ仲間を埋葬し、ビーズで服や宝石を飾った。より耐久性のない人工物は記録に残っていないが、技術がピークに達した時期には分厚い毛皮を使って、火で暖めることのできる半永久的な住まいを造っていたと、ほとんどの人類学者は考えている。だが、そうした技術的優位では、ネアンデルタール人という種が非常に寒冷な環境で二〇万年余り続いた理由は説明がつかない。

二〇〇二年、ルイジアナ州ニューオーリンズにあるテュレーン大学の人類学教授セオドア・スティーグマンは、来るべき定年について考えながら、科学誌『アメリカン・ジャーナル・オブ・ヒューマン・バイオロジー』に論文を発表し、ネアンデルタール人が生き延びた理由についてまったく新しい考え方を提示した。ネアンデルタール人は寒さの中で生き残るためにさまざまな生物学的戦略に頼ったに違いないと考えたスティーグマンは、現生人類に関する解剖学的研究を隠れたものまで探し出すべく科学文献を調べにかかった。彼が探していたのは、ネアンデルタール人の体の肉が何でできているかを突き止めるための手がかりだった。さまざまな標本の骨格構造を測定することによって、スティーグマンはネアンデルタール人という種のおおよその筋肉量を推測。彼らのほうが四肢が短く胴体が大きいため、おのずと体の中心部が厳しい天候から保護される、と指摘した。この意見は画期的なものではなく、ネアンデルタール人が褐色脂肪組織（BAT）、通称「褐色脂肪」を使って体を温かく保っていたことも示唆していなければ見落とされていただろう。

褐色脂肪は哺乳類の基本的な組織で、当時は、齧歯(げっし)類が冬眠中の体温維持に使うという理解がほとんどだった。脂肪の多い海綿状の組織は、ほとんどの哺乳類が余分な熱エネルギーを蓄積する普通の白色脂肪にそっくりだ。しかし白色脂肪が断熱材の役目をするのに対し、褐色脂肪は脂肪細胞を燃やして体熱を発生させるのに積極的な役割を担う。熱を生じさせる、専門用語でいう熱産生だけが目的の、哺乳類では唯一の組織だ。しかしヒトの場合、BATが重要なのは新生児だけだと考えられていた。人間が生まれて初めて直面する試練は、体温を一定に保つことである。赤ちゃんは体格の割に体表面積が大きいため、成人より急速に体熱を奪われる。多くの未熟児が生後数週間を保育器の中で過ごすのは、このためだ。大人が深部体温を上げるには身震いするのがいちばん手っ取り早い。筋肉の動きの副産物として適量の熱が発生する。一方、生まれたばかりの赤ちゃんは筋肉組織があまり発達しておらず、身震いして体を温めることができない。代わりに普通は、熱を遮断する白色脂肪の層にくるまれて生まれてくる。深部体温が下がり始めるとBATのスイッチが入り、体内の白色脂肪を吸収して大量の熱エネルギーを放出する。

幼児期になって筋肉が発達してくるにつれて、乳児期の白色脂肪は消え、それに伴って褐色脂肪組織も消える。成人になるころには、ほとんどの人間は体内にごくわずかなBATしかない。たいていは小さじ数杯分が背骨と両肩沿いに残っているだけだ。ほとんどの医師は、BATは大人には関係ないと結論した。実際、ほとんどの大人はBATが非常に少ないので、そういう組織が成人の体内に存在することを解剖学者は一九七〇年代まで知ってさえいなかったほどだ。しかしスティーグマンは、ネアンデルタール人はヒトの乳児と同じ熱戦略を展開することができたと主張し、それを証明すべく、ヒトの生理メカニズムに関する隠れた文献を丹念に調べた。

スティーグマンが引き合いに出したのは、解剖学者が肉体労働者の二つのグループの検視結果を比較した一九八一年のフィンランドの研究だ。労働者たちは二つのグループに分かれていた。年間を通じて屋内で作業していたグループと、屋外で汗を流したグループだ。フィンランドの冬は過酷なことで知られ、ネアンデルタール人が冬の間に直面しただろう状況によく似ている。研究では二つのグループの労働者のBAT量を比較し、ほとんどの時間を屋外で過ごしたグループのほうが、屋内で過ごしたグループに比べ、はるかに多いことを突き止めた。実際、非常に量が多く、比率にすれば野生の哺乳類に見られるレベルに近かった。唯一の例外は夏に死んだ一人だった。スティーグマンはこの結果から、BAT量は季節によって異なり、人間は自然環境に自身をしょっちゅうさらせば、寒いときはBATが蓄えられ、暖かくなれば減ると推定した。スティーグマンは工業先進国の人間は総じて体がBATを増やすきっかけとなる条件が欠けていることに気づいた。年齢を重ねるにつれてBAT量が自然に減少するのではなく、屋内で常に夏のような状態で暮らしていればBATを蓄えるのにエネルギーを費やす必要はないと、体が学習するにすぎない。ネアンデルタール人は技術的な成果を挙げたとはいえ、相変わらず季節の影響を受けやすかった。ほとんどいつも寒さにさらされていたことが原因でBAT量が増えていたとしたら（彼らが多少なりともヒトに近かったなら）、大いに理にかなっていただろう。

多くの画期的な科学的発見と同じように、スティーグマンの研究は時代をはるかに先取りしすぎていて、学界ではほとんど顧みられなかった。生きている人間の体内のBAT量を測定するのが至難の業で、スティーグマンが論文を執筆している時点では厳密には可能ですらなかったことも、原因の一つではあった。

それでも、体熱の秘密を解き明かそうとした研究者はスティーグマンが初めてではなかった。人類学者は世界各地の先住民の寒さに対する順応について、一九三〇年代から広範な調査を実施してきた。当時の手順は初歩的で、多くの場合、日よけヘルメットをかぶった日焼けした研究者が部族民を言いくるめて直腸式の体温計を相手の肛門に挿入し、寒い中に立たせたり、氷水に飛び込ませたりした。そんなやりとりをめぐる身振り手振りは想像するしかない。だが、個人間でどんなやりとりが交わされたにせよ、すべては科学の名のもとに行われ、先住民が体を温かく保つために驚異的な数の生物学的戦略を展開していることを研究者たちは突き止めた。

ノルウェー領ラップランドの北極圏では、現地のトナカイ遊牧民の寒さに対する血管収縮反応が驚くほど強く、同時に夜に屋外の雪の中で眠るときの深部体温が著しく低下することを、ある科学者が発見した。ラップ人はどうやら、とにかく寒さを気にしすぎない方法を見つけ、低体温症になる閾値がはるかに高かったようだ。だが北極の気候を生き抜く戦略は極地に暮らす人びと全員に共通するわけではなかった。たとえば、カナダ北部に住むイヌイットは同じ実験で体温が大きく低下したため、彼らの場合は受動的に代謝をアップできるのではないかと研究者たちは考えた。イヌイットは冷水に浸かっていても両手は温かく保つことができ、それは血管収縮反応が鈍いということだ。つまり、彼らの体は意図的に深部体温をいくらか犠牲にして両手が利くようにする適応戦略を備えていたのだろう。

人類学者のH・T・ハメルは一九五〇年代にオーストラリア中央部の砂漠に住む先住民を研究し、彼らが衣類を身に着けていないのに、気温が氷点下になる冬の夜でも屋外で眠ることに気づいた。むき出しの地面に寝て、吹きつける風から身を守るのは低木の茂みだけという状態だった。睡眠中の皮膚の温度を測ろうと触れてみたところ、現地で調査に当たっていた欧米の研究者たちに比べて冷たかった。つまり、先住民たちは血管収縮の度合いが強いだけでなく、体もなぜか（不思議なことに）欧米人に比べて熱を奪われにくかったのだ。一方、オーストラリアの先住民と驚くほどそっくりな状況で暮らすアフリカのカラハリ砂漠の先住民も、身震いしたり、血管収縮の徴候が見られたりすることはなく、皮膚の温度が一晩中普段と変わらないことを示していた。

　イヌイット、ラップ人、カラハリ先住民、オーストラリア先住民の研究で明らかなように、人間の体は一つの戦略だけで環境に対応するのではなく、極端な気候に対していくつもの解決策を用意しているわけだ。

　一部の人類学者は、データの宝庫である世界中の先住民族の生理メカニズムをあれこれ調べることに研究人生を費やして有頂天になっていたのだろうが、生物学的測定の黄金期は一九六〇年代には終焉を迎えた。征服されたせいにせよ、単に欧米の便利さに惹かれたにせよ、そのころにはすでに西洋の影響と無縁の人びとはごくわずかになって、自然のままの人体のメカニズムについて信頼できるデータは手に入らなくなっていた。また、当時はまだＰＥＴ（陽電子放射断層撮影）スキャンやＣＴスキャンはなく、先住民の代謝活動が増加しているのに気づいても、その正確な原因を突き止めるのは不可能だった。

　それでも大まかには、熱産生の研究によって、人間の体が寒さに対抗するための主要な戦略が四つ明らかになっている。すなわち、人間は身震いによって代謝率を上げることができる。受動的な代謝メカニズムによって体温を維持できる。末端部分の血管を閉鎖して体の中心部に血液が流れるようにできる。最後に、寒冷な地域の住民がほとんどの場合やっているように、普通の白色脂肪を増やして断熱し、そもそも熱が奪われないようにする。戦略の違いは、多様な環境で生殖する人びとから進化した遺伝学的適応によるものであり、必ずしもすべての人間に共通する進化がらみの能力があることを示すものではないと、人類学者たちは主張していた。しかし二〇〇九年には、新たな科学がヒトの熱産生の研究分野を逆転させる可能性があり、褐色脂肪に関するスティーグマンの仮説に意外な支持者が現れようとしていた。

そのころにはPET／CTスキャンがアメリカやヨーロッパの癌センターに常備されるようになっていた。だが腫瘍学者たちは前例のない技術的問題に悩まされた。スキャンは、言ってみれば代謝活動に敏感な放射線を使ったイメージング検査のようなものだ。医師が患者に放射性薬剤を注射し、それが全身に循環して、とくに活性化している細胞――癌の早期発見に役立つ――に吸収される。薬剤がどこに吸収されたかが、ほぼリアルタイムでマップ化される。ところが癌の徴候を探す場合、PETスキャンの約七パーセントで両肩と胸腔周辺に癌のように見える小さな塊が映し出された。しかしその部分の生検を実施しても、癌細胞は見つからなかった。そこでハーヴァード大学のアーロン・シペスという研究者は、塊の正体を突き止めるべく、三六四〇枚のスキャン画像に目を通した。画像を人体の解剖学的構造に関するあまり知られていないテキストと比較したところ、塊の分布が一九七二年に解剖学者たちが特定した「活性化されていない」褐色脂肪の分布とぴったり一致していた。

そのPET／CTスキャンが行われた部屋はたまたまBATを活性化するのに理想的な環境だったと、サイプスは推論した。異常なくらい寒く、患者は検査着一枚だけ身に着けた状態で装置に入る。こうした条件下で、BATはひたすら体温を維持するべく役目を果たしていた――つまり、血液中から脂肪分と糖分を吸収し、ＰＥＴ／ＣＴの画像で光って見える程度の熱を発生させることだった。それ以上に、この発見により、ＢＡＴは退化した組織などではなく、成人にとってもメリットを持つ可能性があることがわかった。したがって、ＢＡＴはネアンデルタール人が氷河期の冬をどうやって生き延びたかという謎を解く手がかりとなるだけでなく、現代人が冬を乗り切るためにどう利用できるかを解明するのにも役立つかもしれない。腫瘍学者は現在、冬に撮影したＰＥＴ／ＣＴスキャンの画像には夏のものよりＢＡＴが多く見られ、季節によって増減するのではないかと指摘している。

ここで、西洋人と先住民の集団とが初めて出会ったときのエピソードをもう一つ紹介しよう。一六二〇年十二月、弾圧を逃れてヨーロッパから新天地をめざした清教徒たちが植民地をつくるべく現在のマサチューセッツ州沿岸の未開の地にやってきた。入植者たちは三隻の壊れそうな帆船で到着し、ニューイングランドの厳しい冬のさなかに上陸した。彼らは粗末な入植地をつくり、吹きさらしの小屋で寒さに震えながら、春まで持ちこたえられるだろうかと不安に思っていた。誰にも会わないまま何カ月も過ぎたが、三月の風の強い日、初めて、長身で長い髪のアメリカ先住民の男が房飾りの付いた腰布一枚きりというういでたちで野営地にやってきた。男は英語でこう言った。「ようこそ！　ようこそ！　イギリス人！」

サモセットという名のその先住民がヨーロッパから入植者がやってくる前に英語を知っていたのは興味深い（実は北米にタラ漁に来た漁師から教わったのだ）が、ひょっとするとそれ以上に理解しにくく、本書のテーマにも関係があるかもしれないのは、彼の格好だ。ケープコッドで冬に裸同然でいるなんて、ほとんどの人から見ればどうかしている。だから清教徒たちが最初に彼に差し出したのは上着だった。サモセットはそれを遠慮なく受け取った――冬は誰だって暖かいほうがいい。

それでも、サモセットの案内で先住民ワンパノアグの人びとを訪ねた清教徒たちは、この地域では腰布一枚きりで過ごすのが普通なのだと気づいた。その秘訣は彼らの遺伝的特徴だけによるものではなかった。当時の入植者たちの記述によれば、先住民は訓練によって子供をより丈夫にしていた。冬が来るたびに乳幼児を毎日数分間、屋外に出して雪の中で過ごさせた。繰り返し寒さにさらすことで、普通の入植者なら死んでしまいそうな環境でも、子供は平気になった。現在、マサチューセッツ州の紋章には、彼らと同じアルゴンキン語系の言語を話す先住民が冬の最小限の衣服をまとっただけの姿で描かれている。自分たちが住むことにした土地がいかに変わったところかを思って、清教徒たちの心に焼きついたイメージに違いない。

自然の猛威に抵抗するのは生まれつき備わった力ではないことを、ワンパノアグの人びとは直観的に理解していたようだ。適応しようと意識すれば、体にはすでにこの環境の中で生き抜くのに必要なツールはすべて備わっていると、彼らは気づいていた。

ネアンデルタール人が生き延びられたのもおそらく同じ基本的なメカニズムのおかげで、こうした能力が現在生きているすべての人間にも備わっていると考えない理由はない。

アラバマ州郊外に住むNASAの元科学者レイ・クロニースもそのことを身をもって学んだ。クロニースは一五年間マーシャル宇宙飛行センターでの実験を監督したが、カロリー計算中心でない科学的な減量法を開発しようと決めて、転職した。身長一七五センチ、体重九五キロのクロニースは、理想体重である八二キロまで減量したいと思っていたが、自身の代謝を調べていて、私たち現代人の生活様式に反する理論を考案するはめになった。

現在生きている人間はみんな、常に一定して暖かい、常夏の状態で暮らしている。「照明過多、食事過多、刺激過多で、人間の長い歴史からすればどれも新しいことばかりだ」と、アラバマ州が夏を迎えようとしていたころ、クロニースは私に言った。クロニースの言う「代謝の冬」、すなわち、あり余るほどの豊かさの合間の不快さと欠乏に体が適応する時期が、私たちには欠けているという。「人類の七〇〇万年の進化の道のりは季節による二つの試練に大きく影響を受けた――カロリー不足と軽度の寒冷ストレスだ。進化の長い道のりのごく最近の短期間で人間はどちらも解決した」。季節変動がなくなったつけが肥満と慢性疾患だ。その証拠として、クロニースは自身の地元アラバマ州――全米の州別肥満ランキング一位――の住民だけでなく、ペットも太っていると指摘する。「慢性的な肥満に悩む動物は世界中で人間と人間が家庭で飼っているペットだけだ。人間とペットの肥満には関連性がある」

この問題を解決するカギは、クロニースによれば、私たちの暮らしに人工的に季節を取り戻すことだという。褐色脂肪と代謝に関する分析についての文献は増えており、クロニースはそれらをもとに、毎日一時間、気温一六度未満でのウォーキングと適度な運動およびカロリー制限を組み合わせた方法を実践した。その結果、六月から十一月までのわずか半年で、一八キロ近い減量に成功したという。

とはいえ、クロニースの研究は減量だけが目的ではない。彼は生物人類学者の言う進化的不適合疾患、平たく言えば、技術の進歩が人体の基本的なメカニズムを追い抜いた結果を是正しようとしているのだ。人間の起源と祖先たちが暮らしていた気候条件を振り返ることによって、私たちは繁栄するのにもっと適した環境をつくり出せるかもしれない。それ以上に、人間は生まれつき順応性があるので、環境に対するアプローチを少し変えるだけでも、私たち自身の進化のプログラミングを引き起こす。誰でも結果は急速に出てくるに違いない。生活全般がより活発になるだけにせよ、あるいは自分の体の手つかずだったメカニズムを解き放つことになるにせよ、私自身やってみることができるはずだ。

3 不可能を計測する

ロブ・ピクルスはアッシュブラウンの髪がところどころ白く、アスリートらしい引き締まった体をしている。コロラド州ボルダー周辺の山がちな道を週に一六時間自転車で上り下りしている成果だ。ピクルスはボルダースポーツ医学センターの主任運動生理学者として、近くの病院の循環器科から退院したばかりの患者はもちろん、世界クラスのアスリートたちの訓練と分析にも協力している。実際に会う数週間前、私はピクルスに、ヴィム・ホフが成し遂げそうな偉業について、長くてまとまりのないメールを送っていた。私自身がポーランドで劇的に減量した話や、ほとんど下着だけの状態で山頂にたどり着くまでのいきさつなどを熱っぽく綴った。そして、最後にささやかな頼みごとをした。ホフのメソッドを六カ月間受けるので、私の体がどう反応するか評価してもらえないでしょうか、と。

ピクルスがもともと興味のありそうなテーマだ。アスリートを有利にする新しい方法を彼は常に模索している。ピクルス自身が肉体改造（ボディーハック）に取り組み始めたのは、ニューヨーク州北部のイサカ大学で同大学屈指の四〇〇メートルハードルの選手だったころだ。当時ピクルスは、ゆくゆくは大学院でスポーツ医学を専攻するつもりで、人体のメカニズムを学んでいた。ある日、担当教授が血液中の二酸化炭素と水素の量を調節する重炭酸緩衝系という代謝プロセスに言及した。この複雑なシステムによって、体を激しく動かせば筋肉が酸性に傾く。それが私たちには疲労として感じられるのだ。激しい運動と、酸性度を正常範囲内に保とうとする重炭酸の方程式を微調整できれば、出場を予定しているレースで好成績を挙げられるかもしれないと、ピクルスは考えた。

そのためには体に重曹（つまり炭酸水素ナトリウム）を取り込むのが手っ取り早い方法だった。唯一の問題は、彼自身も承知していたとおり、効果を挙げるには小さじ五杯分近い大量の重曹が必要だったことだ。そんなに摂取したら、長いこと強烈で突発的な下痢に悩まされるはめになるが、ピクルスは成績向上のためにはやむを得ないと考えていた。ようやく彼の研究室で対面を果たしたとき、重曹で実験する価値はあると思うかと尋ねてみた。「タイムはコンマ五秒短くなるだけかもしれないが、トータルで一分弱のレースでは一位と最下位の差になる」とピクルスは答えた。大学入学以来、彼はレースで負けたことがない。

実験に対するそうした姿勢こそ、私を気絶寸前までトレッドミルで走らせようという人間にはふさわしい。二〇一五年夏、私たちは検証に取りかかる。私がヴィム・ホフに初めて会ってから二年半の歳月が流れていた。その間に私はコロラド州からカリフォルニア州に引っ越し、ほとんどの時間を場所こそ違えど机に向かい、集中瞑想のときには命取りにもなる側面について調査し、本を執筆して過ごした。

今度は瞑想のメリットを調べる番だ。最低六カ月はホフのトレーニングメソッドに取り組み、自分の体のメカニズムに劇的な変化が起きるかどうか確かめたいと思っている。本格的に始める前に、時間の経過とともに自分の体がどう変化するかを追跡する方法を見つけておかなければ。五月に入り、ロッキー山脈の支脈であるフロントレンジにはもう雪ではなく激しい雷雨が荒れ狂っている。ある意味、評価基準を確立するにはぴったりの季節だ。ヴィム・ホフ・メソッドのトレーニングを積む前に、激しい呼吸と瞑想と寒冷な環境の組み合わせを地道に繰り返す方法に私の体がどう反応するか——というより反応するかどうか——を検証することに、ピクルスは同意してくれた。これまでにもとんでもない肉体改造を見てきた男だが、私が持ちかけている計画には懐疑的なのが見てとれた。

私にとってはありがたいことに、ピクルスは私の深部体温には興味がない——ということは、備品保管庫にしまってあるに違いない直腸式体温計を肛門に突っ込むのは勘弁してもらえるわけだ。その代わり、私の体がどのくらいエネルギーを蓄え、消費するかをピクルスは知りたがっていた。私にプラスチック製シュノーケルを装着させてトレッドミルで限界まで走らせ、代謝率を測定するつもりなのだ。私は心のどこかで、ひょっとしたら何か特別な発見があって、運動不足で仕事柄座ってばかりの生活をしているにもかかわらず、隠れた代謝能力の持ち主だとわかるんじゃないかと考えていた。それとなくピクルスに伝えると、彼はにやっとしてエヴェリン・スティーヴンスの話を始める。スティーヴンスはウォール街の銀行家で、週に五〇時間働き、運動はたまにジョギングする程度だという。ある週末、スティーヴンスは冗談のつもりで友人の自転車を借り、スポーツウェアを着て、地元の自転車クラブのロードレースに出場した。優勝していちばん驚いたのは彼女自身だった。その数年後、スティーヴンスは女性版ツール・ド・フランス「ラ・クルス」の二ステージで優勝、現在は女性のアワーレコード(一時間の最長走行距離記録)保持者だ。

私にもスティーヴンスのような隠れた才能があるだろうかと、トレッドミルのスピードを少しずつ上げるピクルスに訊いてみる。その手の質問に慣れっこだと言わんばかりの笑みがピクルスの顔に浮かんだ。
「いや。ほとんどは遺伝です」。私がスポーツ医学センターに入ってきた瞬間から、世界クラスになる人間ではないのは一目瞭然だったという。判断の決め手になったという筋肉は、私が自分では自慢できるとずっと思っていたものだった。子供のころ、かかとに何かの破片が刺さり、それ以来つま先立ちで歩く癖がついた。大股歩きで体が妙に上下するせいで中学校や高校のころはずいぶんからかわれたが、その一方で、ふくらはぎの筋肉が人並み外れて発達するという思いがけないおまけもついてきた。ふくらはぎは私の体でずば抜けて引き締まっている部分だが、ピクルスに言わせれば、持久力を競う競技には向いていないという明確な前兆でもあるという。「脚の先に振り子が二つ付いているようなものです。生まれつき脚が長くて細い人間よりも努力しなくてはいけない」

センターで毎年何百人ものトップアスリートに会うピクルスによれば、世界クラスのアスリートというのはつくられるのではなく、生まれつきだという。私の落胆を軽くしようと、ピクルスは話を続けた。「まあ、こう考えてみてください。もしもあなたが宝くじに当たって毎日私たちとトレーニングしたいと言うなら、年齢相応のレベルにすることはできるかもしれない。プロのレベルは無理かもしれないが、能力は確実に向上します」。そういうことだ。どうやら私は俊足の美女にはなれなくても、そこそこ走れる美青年になれる望みがかけらくらいはあるらしい。やってやろうじゃないか。

ピクルスがトレッドミルの速度を数段階上げ、私はシュノーケル越しに荒い息をする。シュノーケルは高価なハードウェアにつながっていて、それで私の肺から出る二酸化炭素と酸素の比率を測定する。一時間に及ぶトレッドミル検査はどんどん過酷になり、四分おきにピクルスが私の指を穿刺針で刺して採血し、乳酸値を調べる。八回目の採血を終えた指は、地元の酒場でけんかに負けたやつみたいになっていた。あざができて血が出ていて、そこに消毒綿を押しつけて止血する。口の中で血の味がしそうな気分だ。

ピクルスは段階ごとに私に運動量を自己評価させる。急勾配を一マイル（約一・六キロ）九分四〇秒のペースで走らされている間、私の自己評価は一〇段階評価で中くらいの五や六だ。ところがピクルスが読み取っているデータは違う。私が倒れる寸前だということを示している。心拍数は一八二に達し、呼吸は荒い。これ以上速く走れないと感じるペースになったら、コンピューターのボタンを押して、トレッドミルの勾配をさらに急にしてください、とピクルスが言う。私をフラットアイアン——ボルダー近郊にある険しい岩山でロッキー山脈の東側の境界になっている——岩場の一つに送り込むつもりらしい。三分後、私はくたくただ。シュノーケルから漏れるゴボゴボという音が虚ろに響き、溺れかけた操り人形を思わせる。もう限界だ。少しずつ負荷を増していくこと六回、私は疲れ果てていた。視界がぼやけ、トレッドミルの手すりに頭を載せて休憩したい気分だった。

ピクルスは私の代謝率を記録する数千のデータ要素をチェックした。二つのコンピューター画面に情報が表示される。スピードが増すたびに、運動量に対応する上昇カーブが予測表示される。肺から出た気体から、燃焼しているのは大部分が炭水化物で、私は世界クラスの長距離ランナーではないことが決定的になった。ウルトラマラソンに出場するトップアスリートはほとんどの場合、確実なエネルギー源として脂肪をゆっくり燃焼させる。私はまったく逆で、いわば炭水化物の化け物、血液中にグラノーラバーでも入っていそうな人間なのだ。アメリカ人としてはごく普通の食生活をうかがわせる、安くて手軽なたぐいの代謝活動だ。ピクルスはくすくす笑いをかみ殺しているみたいな顔で、まだ改善の余地はあると私に告げた。

そうはいっても、べつに体調は悪くない。初めてヴィム・ホフに会ってからというもの、週に二、三回運動し、たいていは湖の周りを三キロから五キロ前後走っている。スイミングプールで一時間泳いだり、近くの山地をときどきハイキングしたりすることもある。体重は八六キロくらいで、子供のころからときどき口内炎ができる以外は、これといった病気はない。要するに、ごく普通だ。

実験がうまくいくためには、私はこれから六カ月、毎日ほぼ同じ生活を続ける必要がある。週に二、三回くらいの頻度で運動するパターンを維持し、決まった種類の食事をとることになる。一つだけ変えるつもりなのは、ヴィム・ホフ・メソッドをできる限り頻繁にやることだ。いくつか遠出の予定がある以外は何もかもこれまでどおりにする。

だから、いつもと違う一年になりそうだ。一方では、ヴィム・ホフ・メソッドに効果があるとしたら、その効果を実際に測定できるように、一定レベルの体調を維持しなければならない。その一方で、世界各地で環境を利用して自分の体を訓練している人たちの実態を探ろうとしている。スパルタンレースの出場者に交じって泥の中を進み、巨大な波に挑む命知らずのサーファーたちと一緒にトレーニングをしたい。大胆不敵な遠征の一つに私も連れて行くよう、ホフを説得することさえ考えている。

トレーニング方法自体は割とシンプルだ。毎日、朝食前に呼吸エクササイズを行い、続いて息を止めた状態での腕立て伏せをして逆立ちを一回する。ホフが一日一時間やるよう推奨しているトレーニングの短縮版だ。このほうが管理しやすく経過も簡単に把握できていい。トレーニングは屋外でやる。今の時期なら夏の蒸し暑さの中、シャツなしで走ることになるが、夏から秋、それから冬へと次第に季節が移るにつれて、雪が降り風が吹くはずで、うまくすれば霜が降りることも多くなるだろう。最後に、毎朝冷たいシャワーを浴び、できればポーランドで教わったように雪の中に寝転がろうと思っている。全部合わせても一日一五分から二〇分の運動だから、六カ月の試験期間中、難なく続けられるはずだ。ポイントは自分を温度の変化にさらし続けて、屋外がどんな天気だろうと快適でいられるようにすることだと思う。四季の変化に敏感でいたい。私がめざすのは、次のウルトラマラソンに優勝することでも筋肉をつけることでもなく、単に減量することですらない。周囲の環境に変化をつければどうなるかを知り、自分の体の自律的なプロセスをコントロールしようとしたらどうなるかを突き止めたい。

「私としては、主にあなたの代謝に関心があります」。ピクルスはそう言って、寒冷刺激によって私の体が脂肪をうまく活用するようになるかもしれないと指摘する。ただし、やはり両脚の「振り子」と炭水化物に飢えた血液が原因で、必ず奇跡が起きるとは言い切れないそうだ。六カ月後に経過を報告してほしい、結果を分析するのを楽しみにしていると言う。

どんな結果が出るにしても、ヴィム・ホフ・メソッドがどんな可能性を秘めているのか、断片的にせよ数値のかたちで垣間見るチャンスになるはずだ。だが私のもう一つの目標のほうは、一〇〇万のデータ要素をもってしても明確に定義するのは難しいだろう。私が見つけたいのは、意識のある脳と体の無意識のメカニズムとの中間領域をこじ開けるのに役立つ決定的な境界線だ。そんなものが存在するなら、そして私がそれを利用できるなら、一度身をもって体験すればきっと説明できるに違いない。それを、ここでは「くさび」と呼ぶことにしよう。

4 くさび

コロラド州のフロントレンジはロッキー山脈の支脈で、ロッキー山脈とその東に続くグレート・プレーンズの境界に延びている。東側の斜面は大草原とバイユーと呼ばれる湿地帯を抜けてミシシッピ川に達している。西側に砦(とりで)のようにそびえる硬い岩の尖塔は、何百万年もの地殻変動の産物だ。二〇一五年、フロントレンジは人間の記憶にある限りではもっとも過酷な冬に見舞われた。その前の夏に、私はボルダー市内に小さなランチ・ハウスを借りた。万事順調だった。それから冬が訪れた。一晩で雪が膝の上の高さまで積もる日もあり、まず雪かきをしなくては屋外を数メートル歩くこともままならなかった。一部の生き物にとっては陰鬱な季節だった。私が飼っている灰色と黒の小さいぶち猫は外に出ることをすっかりあきらめていた。それでも、やがて東の斜面に春が訪れ、それとともに青草やイバラ、野の花々が眠りから覚めた。その新鮮な春の空気を吸い込んだ私は、はっとする。自分がたまたまアレルギーを持っている特定の種類のカバノキも冬眠から目覚めたのだ、と。

このカバノキの花粉は空気中に充満し、私の副鼻腔を攻撃してくる。とめどなく襲ってくるアレルゲンのせいで、目がかゆくなり、涙が出て、くしゃみをしたくてたまらなくなる。一回。すぐにもう一回。さらにもう一回、という具合で、モールス信号の出来損ないみたいにくしゃみを連発する。私たちの体は周囲のさまざまな脅威に対して多くの防御反応を備えており、くしゃみもその一つだ。鼻腔と脳幹のくしゃみ中枢とをつなぐ神経回路は全長わずか数センチ、人間の反射経路のなかでもとくに原始的だ。くしゃみというのはほどほどなら快く感じるかもしれない。実際、くしゃみをしているときの脳のＭＲＩは小規模なオルガスムに似ている。だが、ひっきりなしに続いたらたまったものじゃない。

くしゃみが止まらなくなるとそのうちいらいらしてくるので、くしゃみを止めることにする。すると、実際に止まるのだ。誰でもくしゃみに抵抗する能力があり、言葉で表現するのは難しいかもしれないが、どうやればいいかは誰もが知っている。厳密なメソッドがあるわけではなく、ただ意識を何かに集中させるか、あるいはとにかくくしゃみが出なくなるようなことを考える。とにかく止まるよう念じる。この瞬間、あなたは自律神経の反射的で無意識な反応をかわして、体のプログラミングを意識的にコントロールするという離れ業をやっている。もちろん、簡単にはいかない——私のアレルギー症状はカバノキの花粉が飛ばなくなるまでしつこく続く——が、この意識と無意識の切り替え方を心得ていれば、それが自分で自律神経をコントロールする土台になる。

意志力とでも一点集中力とでも一意専心とでも好きなように呼んで構わない。くしゃみを我慢しているときの精神状態は、環境刺激と自然な生体反応との接点において自律神経と体性神経との間に打ち込む一種のくさびになる。

雪の中に立っているときに神経を落ちつかせたり、身震いを我慢したり、いつもよりほんの少し長く息を止めたり、オルガスムを感じるのをこらえたり、こそばゆく感じないようにしたり、トイレを探すあいだ尿意を我慢したりするときも、同じくさびを使う。些細なようだが、このくさびは人間のパワーの源をのぞく窓であり、鍛えれば体の隠れたメカニズムを解き放つのに役立つ可能性がある。水深数百メートルまで一息で潜るフリーダイバーたちがときに「マスタースイッチ」と呼ぶ、体と意識との接点だ。

あらかじめプログラムされた身体的反応をくさびによってコントロールできるのは、その反応が重要な三つの特徴を備えている場合だ。第一に、明確な外部刺激。第二に、その刺激をきっかけに、予測できる無意識の生物学的反応や反射が生じること。そして第三に、その身体的反応がもたらす気分や感覚を、きっかけとなった外部刺激とは関係なく思い浮かべたり想像したりできること。これらの特徴を備えた反応であれば、くさびを利用するには環境刺激をお膳立てして、それが引き起こす感覚に抵抗するだけでいい。そうすれば、やがて反射と意識的なコントロールとの緊張関係を楽に維持できるようになる。

とはいうものの、すべての反射がトレーニングにもってこいというわけではない。アレルギー反応は興味深いサンプルにはなるかもしれないが、多くの自律神経機能と同じで、理由があって存在している。くしゃみはアレルゲンを体外に排出し、さまざまな種が現在まで生き延びることを可能にした、あらかじめセットされたプログラムの一環だ。アレルギー反応を抑えつければ、体のあちこちに支障が出かねない。いつまでも排尿を我慢できるようになるのも同じで、たしかに可能ではあるが、あまりお勧めしない。

そこでトレーニングは人体の反射でもとくに基本的なものから始める。息をしたいという衝動だ。ブッダは弟子たちに初めて瞑想法を教えたとき、自分の息が体に入って出ていくのを見守ることから始めなさいと勧めた。呼吸法はどんなヨガ講座でも定番で、受講生は体の動きと肺の動きを同調させる。ヴィム・ホフ・メソッドではまず限界まで息を止める。それから止める時間を少しずつ長くしていく。自分のくさびを作るにはこのやり方がいちばん早く、かつおそらくもっとも安全だろう。

息を継ぎたくなるのは血液中の酸素の量と直接関係があるわけではない。複雑な進化の過程でどうしてかはわからなくなってしまったが、体は酸素ではなくその副産物しか感知できない。呼吸は二つの部分から成るプロセスだ——息を吸って酸素を肺に取り入れ、息を吐いて二酸化炭素（CO_2）を体の外に出す。脳が血液中にCO_2が多すぎるのを感知すると、胸がこわばり、視界がぼやけ、腹部から額までほぼすべての筋肉がきつく収縮する。この感覚について話すときは、息をする必要があるという言い方をする。だが生理学的なレベルでは、体はCO_2を排出したがっている。普通の感覚とは逆のようだが、試してみるのは簡単だ。大きく息を吸い込んで、そのまま息を止める。息がしたくてたまらなくなったら、少しだけ息を吐く。肺の中のCO_2が減って、もう少し息を止めていられると感じるはずだ。害になりうる廃棄物が体から取り除かれて、神経システムが警報を鳴らさなくなったからだ。

この基本的なガス交換は、神経システムを騙して息を止められる時間を延ばし、神経システムに入り込むための最初のトレーニングテクニックのきっかけになる。ただし、これから紹介するテクニックを試してみる前に、免責事項についてご一読願いたい。本書で紹介するメソッドは、場合によってはけがをしたり、下手をすれば死亡する可能性もある。トレーニングの場所を選ぶに当たっては、短時間だが気を失って倒れるリスクがあることを忘れずに。担当医の許可を得たうえで実践すること。

まずは基本の息をこらえる訓練から

まず基準となるベースラインを確立する必要がある。深く息を吸い込んで、どのくらい息を止めていられるか、ストップウォッチで測定する。たいていの人は何もトレーニングしなくても三〇秒から一分間息を止められるが、一人ひとりの基本的なメカニズムは少しずつ違う。自分は腕立て伏せが何回できるか、実際にやりながら考えてみる。私の場合、最初は二〇回くらいで両腕が曲がり出した。なかには一、二回しかできない人たちもいる。何回にせよ、本書の見返しか何かに自分のベースラインをメモして、後で確かめられるようにしよう。言っておくが、これはヴィム・ホフ・メソッドのバリエーションだ。ホフがいつも受講生のトレーニングを始めるときよりも、さらに基本的な出発点であり、厳密には彼の講座で教えているものと同じではない。

最初の目標はCO_2を体から吐き出して体の準備をすることだ。まずソファに腰を下ろすか床に寝転んで三〇回速い呼吸をする。約一秒で息を吸うが、吐くときは力まず、自然に出ていくに任せること。全力疾走のピークであと数秒したらペースが落ちそうな息遣いになってはいけない。すぐに少しめまいを感じるはずだが、正常な反応だ。両手両足がぴりぴりしてくるかもしれない。寒さを感じたり、耳鳴りがする可能性もある。三〇回くらい息をすれば、血液中の酸素飽和度が急上昇し、CO_2はほとんど体の外に排出されているはずだ。そうしたら意識的な過呼吸(*)の締めくくりに、大きく息を吸い込んで胸いっぱいにためる。息継ぎしたくなるまでの時間を計る。できるだけ我慢して、胸、両腕、両脚の筋肉を収縮させる。呼吸したい衝動と闘っているため、相当ひどい顔つきになっているかもしれない。我慢できなくなったら、肺の中の空気をゆっくり吐き出す。そうすればさらに空気を吸う前に、少し時間稼ぎができる。最初は劇的な結果は出ないが、きっと自分のベースラインより少し長く息を止めていられることに気づくはずだ。呼吸にどれほど体を使うか、驚きもするかもしれない。横隔膜の周りの筋肉を重点的に鍛えることはあまりないので、強化するには少し時間がかかる。それでもほとんどの人は、過呼吸をして息を止めるトレーニングを三、四回――合計で約一〇分から一二分繰り返せば、息を止めていられる時間が劇的に延びる。そうなれば、トレーニングはいよいよ佳境に入る。

パワー腕立て

床に仰向けになって、もう一度、一サイクル四〇回くらいの呼吸をする。最後の一〇回はそれまでよりやや速めに。それから一回大きく息を吸い、うつ伏せになって、すぐに息を止めた状態で腕立て伏せを始める。回数をカウントする以外は何も考えないように。頭をすっかり空っぽにして、自分以外の誰かにカウントしてもらえばさらにいい。そうすれば今まで経験したことがないくらい楽で、あらかじめ決めた腕立て伏せのベースラインを突破できる可能性が高い。それも実際に呼吸せずに、だ。腕立て伏せは嫌という人でも、この方法なら、ほぼどんな種類の筋力トレーニング（懸垂、腹筋、ウェイトトレーニング、レッグリフト、ディップ〔台などを使って両肘を曲げ、二の腕の裏側の筋肉を鍛える方法〕）でも使える。

もちろん、これはかなり解明が進んだ肉体改造（ボディーハック）だ。肺からCO_2を排出して新鮮な空気でいっぱいにすれば、かなりの量の運動をするだけの酸素が蓄積される。とはいえ、酸素のベースラインが変わって運動能力が少し向上していることを脳は本質的に察知しているわけではない。トレーニングのたびにくさびを少しずつ強化しているのだ。

これらのエクササイズを行う、もう一つの——より強力な——方法は、息を吐き切って肺を空っぽにしてから腕立て伏せを始めることだ。息をしたくなったら息をして、疲れ果てるまで腕立て伏せを続ける。以上の二つの方法はそれぞれ神経システムの少し違う部分に作用する。

どちらのエクササイズも体と意識の接点を見つけるのに役立つ。脳には潜在意識の地図があり、過去の経験に基づいて脳が考える個人的限界が描かれている。すでに絶えず身体能力の限界に挑戦しているタイプのアスリートを除けば、それほどよく描かれているわけではない。ほとんどの人は普段、過呼吸をして息を止めたりはしないので、実際に始めたら何が起きるか、神経システムはまだ詳しい地図を作っていない。新しく獲得した身体能力を知るにつれて、新しい神経結合ができ、脳は新しいガイドラインを作る。おめでとう。これで脳をトレーニングして意識にいくらかコントロールを任せるように仕向けているわけだ。

この手の呼吸法にはいくつか危険があることがわかっている。少々めまいがしたり、手足が冷たくなったりちくちくしたりするのはまったく正常で、いずれも血行がよくなったしるしである。過剰な酸素で体は文字どおりハイになり、肺に絶えず空気が循環しているため血液もクールダウンしがち

（＊）「過呼吸」（厳密には速い呼吸という意味）という言葉を、本書では終始、ヴィム・ホフの呼吸法との関連で、ヴィム・ホフ式のコントロールされた深い呼吸を表現するのに使っている。パニック発作の特徴である浅くて速い、コントロールされていない呼吸と混同しないこと。

だ。可能性ははるかに低いが、コントロールされた過呼吸をしている最中か、息を止めている間に、気を失う可能性もある。もう少し一般的なのは、肺いっぱいに息を吸い込んでから息を止めている間に気を失うケースだ。一方、肺を空っぽにしてから息を止めていると吸気反射が早まる。意識を失ったら、体は自動的なプログラミングを迅速にリセットするので、一分以内に意識が戻るはずだ。私の経験では、肺いっぱいに空気をためてエクササイズをしているときのほうが気を失う可能性が高い。空気の量が増えて、体がCO_2を探知しづらくなるせいだ。一度など、腕立て伏せを八〇回やった時点で片方の腕が力尽き、木の床に額をぶつけた。額にできたこぶは私が自分の限界を知ったしるしだった。

　過呼吸が原因で脳卒中や心臓発作を起こす可能性については一部の医学文献でも指摘されているので、重い心臓病や進行した循環障害を抱えている人はなおさら慎重を期すべきである。この種の呼吸法は水中で息を止めるのに役立つように思えるだろう。実際、驚くほどよく似たテクニックを使うフリーダイバーもいる。しかし、無理をしすぎて溺れるリスクが常につきまとう。すでに指摘したように、二〇〇六～一一年、フリーダイバー三〇八人がトレーニングや競技会の最中に溺れている。一方、ヴィム・ホフの呼吸法を陸上で行っていて死亡したケースは、私の知る限りでは皆無だ。

　自律神経は相互に関係のある二つの部分に分かれる。まず交感神経、いわゆる闘争・逃走反応をつかさどる。車に喩えれば交感神経はアクセルだ。エネルギーを短期間増大させ、副腎を活性化し、瞳孔散大や気管支拡張と血管収縮をコントロールする。一方、副交感神経がつかさどるのは逆の反応で、「フィード・ブリード」行動とも呼ばれる。車でいえばブレーキに相当する。副交感神経は消化、唾液分泌、性的興奮、涙に作用する。どちらの神経も呼吸に関与し、テクニックが正しければ両方を強化するのに役立つ。ジムでのトレーニングで特定の筋肉群に焦点を絞れるのと同じで、呼吸法も手順が変わればターゲットになる神経が違ってくる。過呼吸の後に息を止める基本のテクニックは、主に副交感神経に作用する。交感神経のほうは息をするのを我慢するのがつらくなるころにようやく働き始め、たいてい息を吐いてから止めた状態でトレーニングするのがいちばんいい。息を吸ってから止めた状態でのトレーニングは、腕立て伏せの回数や保持期間を最大限まで延ばすのに向いているが、神経システムに入り込む方法としてはそれほど効率的ではない。

パワー呼吸

体が息継ぎポイントに到達する時間を早める（それによってくさびを強化し、交感神経を活性化する）準備をするには、まず基本的な呼吸法で三〇回ほど速く深い呼吸をする。目は閉じたまま、頭がぼうっとしてくるくらい激しく呼吸する。今度は深く息を吸って止める代わりに、普通の呼吸の最後にやるように（つまり無理にでなく）吸った空気のほとんどを肺から出して、肺がほぼ空っぽの状態で息を止める。体はすぐに肺にためた酸素では足りなくなり、血液中の酸素に頼らざるを得なくなる。息継ぎせずにいられない寸前まで来たら、二つのやり方で限界を広げることができる。一つめは基本の呼吸法と同じで、肺に残っている空気をゆっくり吐き出す。二つめの方法は、後で血管収縮をコントロールするのに非常に重要になる。足から始めて最後は頭部まで筋肉を次々と収縮させていくのだ。

やり方はこうだ。体の力を抜いて足の筋肉を収縮させる。続いてふくらはぎ、それから太ももの筋肉を収縮させる。上に向かって収縮させていき、しまいには上から下まで全身の筋肉を残らず収縮させる。胃、胸、指、二頭筋、顎も引き締める。耳の後ろの筋肉も硬くし、すべての圧力がピザ生地を絞り出すように頭のてっぺんから出ていくのを想像する。私の場合、これをやるといつもうめき声のようなありとあらゆる音を発して、顔をぶざまにゆがめるはめになる。今にも破裂しそうな気分だ。まあ、実際に破裂したことはないが。息を止めているのが限界に達したら、肺に半分まで空気を入れて、そのまま一〇秒から一五秒止める。これはリカバリー呼吸で、最高の気分になる。今度はもう一度、最初から。肺は空っぽに近い状態になっているから、基本の呼吸テクニックほど長くは息を止めていられない。回を追うごとに息を止めている時間を延ばすようにする。私の場合は一分間から始めて、二分、三分と延ばしていく。体のメカニズムは一人ひとり違うが、ホフによれば三分経てば交感神経に入り込んでいるという。

身体面のエクササイズは以上だが、呼吸法と併せてやれる精神面のエクササイズがある。このエクササイズの目的の一つは、脳の高次認知機能を一時的にストップして低次機能と直接やりとりできるようにすることだ。脳は体のほかの部位よりはるかに大量のエネルギーを燃焼する。成人男性は普通一日に二二〇〇キロカロリーを燃焼するが、その一五パーセントから二〇パーセントを脳が占める。わかりやすく言えば、エンパイアステートビルの一階から展望台まで全部で一五七六段の階段を駆け上がる場合、筋肉が燃焼するのはわずか五四キロカロリーで、これはほぼオレオクッキー一枚分に相当する（すべての階段を上ってもカロリーが燃焼しないというわけではないが、追加のエネルギーのほとんどは、実際は血流の増加と心拍数の上昇によるものだ）。脳の高次機能をいくつかオフにできるだけでも、息を止める能力は大幅に向上するだろう。そして意識の内なるメカニズムを分析して調節するためには瞑想するのがいちばんだ。

人間は何千年にもわたって瞑想してきた。瞑想に関する最古の記述は今から三五〇〇年近く前のインドに現れた。口承ならさらに昔にさかのぼる。ヨギ、僧侶、精神的な求道者たちは精神の奥底を探るべく、何百、ひょっとすると何千もの瞑想法を編み出してきた。瞑想のもっとも基本的で、一説によればもっとも重要な目的は、とにかく精神を落ちつかせ、一日中途切れることのない思考の流れを止めることだ。ヴィム・ホフ・メソッドの瞑想法のどれを採用してもいいが、とくに簡単なものは視覚化に重点を置く傾向がある。

視覚化による瞑想

目を閉じたときの真っ暗闇にもさまざまな色と形が隠れている。それらの形が何を意味するか——というより、何かを意味するのかどうか——については何世紀にもわたってさまざまな解釈がされてきたが、一つ確かなのは、目を閉じてからも情報を処理しているということだ。この瞑想の目的は考えを集中して気が散らないようにすることである。一つのことだけに集中できれば頭脳が使うエネルギーは少なくて済み、瞑想を体で体験することにより没頭できる。

まず目を閉じる。考えるのをやめて雑念を追い払う。支払わなくてはいけない請求書、オフィスの飲用水冷却器付近でのやりとり、先日の友人の言葉などをぼんやり考えないこと。ただ一カ所に座ってその瞬間に集中する。闇の中に形が見える可能性に気づくこと。ひょっとしたら赤、青、緑の小さな斑点が見えたり、あるいは色のしみが浮かんでいるのが見えるかもしれない。何も見えなくても心配いらない。暗闇そのものを見る。それでも光のゆらめきの中に電気が流れているように見える可能性もある。形の輪郭に注目し、目の前の空間が実際にはどれだけ深いかを感じ取ろうとしてみる。まぶたまでの浅い闇なのか、それとも深くて広大な虚空なのか。見える特徴をひたすら観察する。気が散り始めたら、考えるのをやめて静かに意識をふたたび集中して闇に浮かぶ形を見る。そのうちいくつかは実際は光で、その光が体の中に入ってくる感じを想像する。光が目から、あるいは額から体内に入り、背骨を通って指先やつま先から出ていく。色の動きに集中し、パワー呼吸を始める。

光に集中したまま三〇回呼吸し、息を止める。体がどんな感じがするかに注目する。めまいを感じるか。指かつま先がちくちくするか。寒いか。それとも暑いか。自分の体を感じ、見えている光がつま先まで伸びて、実は空気なのだと想像する。息を止めたまま、全身を光と空気で満たしているとイメージする。息を止めているのがつらくなったら、つま先から上へ筋肉を硬くしていき、頭へ空気を押し上げているつもりで。どんな感じがするか注意し、呼吸が必要なら呼吸する。少なくとも三分は息を止めていられるようになるまで、この視覚化のサイクルを繰り返す。

瞑想の視覚化の最中に起きる現象についてはさまざまな解釈がある。僧侶、ヨギ、中国の瞑想家によれば、闇の中に見える色は人間の精神的構造を構成する回るチャクラのシステム（車輪のようなエネルギーの奔流）に対応しているという。あるいは特定の臓器の代謝機能を示しているという説もある。目を閉じた状態で見える形は脳の静的な状態にすぎないという証拠はない、というのがほとんどの科学者の意見だ。色や形の正体はともかく、視覚化は現実の体験である。目を閉じたときの視覚情報を体の末端部分につなげる手だてがあれば、免疫システムのプロセス自体をコントロールするツールが解き放たれる。呼吸法、筋肉の収縮、視覚化の組み合わせは、ホフのトレーニングの根幹を成すエクササイズだ。

しかし瞑想と呼吸法だけではまだ道半ば。これらの活動で神経システムにコントロールの一部を意識に委ねる準備をさせることはできるが、本当に進歩するためには、環境を利用して、普通は自分だけではアクセスできない自律反応を引き起こす必要がある。

寒さに身をさらす

初めて雪の中に立とうとすれば、寒いだけでなく痛くもなってくる。といっても、せいぜい八キロ走ったり、よほど太っていればスポーツジムでウェイトを挙げたりするのと同じ程度の痛みだが、寒さからくる恐怖は誰もが奥深くに抱えている根源的な部分に届く。寒さについて考えるだけでほとんどの人は身がすくむ。脳が「絶対嫌だ！」と叫んでいるのかもしれない。試してみるよう友人をせき立てたら、死別などで大切な人を失ったときの悲嘆のプロセスに似た反応が返ってくるだろう。名案とは思えないという否認、提案したことさえ言語道断という怒り、何かほかのエクササイズでは駄目かという取引、抑鬱（まあ、これはないかもしれないが）、そして最後に、死ぬわけじゃないだろうという受容。たいていの人が、雪の中に立っていられる人たちもいるけれど自分は特別寒さに弱くて、と主張する。これは世界共通と言ってもいいほどの反応だという事実は彼らを納得させるかもしれないが、粘ってみれば、相手は少なくとも試してはみるかもしれない。

何か特別なテクニックがあるわけではない。バケツか浴槽を氷でいっぱいにして、そこに飛び込む。シャワーをできる限り冷たくして一分間浴びる。あるいは（これが人類の祖先が直面した状況にもっとも近いかもしれない）雪が降るのを待ってパンツ一枚で外を歩く。寒さのもとが何であれ、体に少しばかりショックを与えるのがねらいだ。冷たい水にそっと入って体が慣れるのを待つのではなく、ホッキョクグマになったつもりで飛び込んで、体がどう反応するかを見る。

最初は冷たいシャワーを三〇秒浴びることからスタートして、徐々にレベルを上げていく。最初から心地いいことはめったにない。呼吸が速くなり、瞳孔が散大し、体を温かく保つために動き出したくなるはずだ。雪の中の足は、血液が血管を駆け巡るので赤くなり、血管収縮が始まるともっと淡い色に変わる。こうしてショックと痛みを味わっているときも、めざすべきことが二つある。まず呼吸をコントロールして冷静さを保つ必要がある。やけどにいちばん近い感覚は、痛みに意識を集中すれば消える。すべての筋肉をきつく収縮するのではなく緩めるといい。雪に耐えるにはくしゃみやこそばゆさを我慢するのと同じ精神的なこつがいる。かなり落ちついてきたと感じたら、次は身震いしたくなるのを抑える方法を身につける必要がある。寒さによる最初のショックが収まったら、体はすぐに筋肉を動かして温まるための本能的なプログラムを作動させる。それを抑えるのはあなたの役目だ。たしかに身震いはカロリーを大量に消費するので減量に役立つ。だがここでのねらいは、神経システムを意のままに操れるようになることだ。冷えた体をふたたび温めるために身震いしたり白色脂肪の保温性に頼ったりできなければ、代謝を上げるしかない。つまり、身震いを抑えることができれば、やむを得ず褐色脂肪が生み出されミトコンドリアが蓄積されていくはずだ。

いちばんつらいのは初めて寒さを経験するときだろう。神経が一つ残らず、むき出しで、それまで使っていなかったかのように始動する。心臓の鼓動は速まり、あなたはどんな手を使っても温まりたいと思うはずだ。凍傷になりかねない気候でなければ、これといった深刻な危険はないが、それでも意識は警鐘を鳴らす。手足の血管は切断に備えるときのようにきつく収縮する。冷たい水に飛び込む

◉体感温度と凍傷の関係

※太字は摂氏(℃)、細字は華氏(°F)

気温	摂氏 上段	**-17.8℃**
	華氏 下段	0°F

風速(上段はメートル毎秒・カッコ内はマイル毎時)	**4.4** 40	**1.7** 35	**-1.1** 30	**-3.9** 25	**-6.7** 20	**-9.4** 15	**-12.2** 10	**-15.0** 5	**-17.8** 0	**-20.6** -5	**-23.3** -10	**-26.1** -15	**-28.9** -20	**-31.7** -25	**-34.4** -30	**-37.2** -35	**-40.0** -40	**-4**
2.2 (5)	**2.2** 36	**-0.6** 31	**-3.9** 25	**-7.2** 19	**-10.6** 13	**-13.9** 7	**-17.2** 1	**-20.6** -5	**-23.9** -11	**-26.7** -16	**-30.0** -22	**-33.3** -28	**-36.7** -34	**-40.0** -40	**-43.3** -46	**-46.7** -52	**-49.4** -57	**-5**
4.5 (10)	**1.1** 34	**-2.8** 27	**-6.1** 21	**-9.4** 15	**-12.8** 9	**-16.1** 3	**-20.0** -4	**-23.3** -10	**-26.7** -16	**-30.0** -22	**-33.3** -28	**-37.2** -35	**-40.6** -41	**-43.9** -47	**-47.2** -53	**-50.6** -59	**-54.4** -66	**-5** -7
6.7 (15)	**0.0** 32	**-3.9** 25	**-7.2** 19	**-10.6** 13	**-14.4** 6	**-17.8** 0	**-21.7** -7	**-25.0** -13	**-28.3** -19	**-32.2** -26	**-35.6** -32	**-39.4** -39	**-42.8** -45	**-46.1** -51	**-50.0** -58	**-53.3** -64	**-57.2** -71	**-6** -7
8.9 (20)	**-1.1** 30	**-4.4** 24	**-8.3** 17	**-11.7** 11	**-15.6** 4	**-18.9** -2	**-22.8** -9	**-26.1** -15	**-30.0** -22	**-33.9** -29	**-37.2** -35	**-41.1** -42	**-44.4** -48	**-48.3** -55	**-51.7** -61	**-55.6** -68	**-58.9** -74	**-6** -8
11.2 (25)	**-1.7** 29	**-5.0** 23	**-8.9** 16	**-12.8** 9	**-16.1** 3	**-20.0** -4	**-23.9** -11	**-27.2** -17	**-31.1** -24	**-35.0** -31	**-38.3** -37	**-42.2** -44	**-46.1** -51	**-50.0** -58	**-53.3** -64	**-57.2** -71	**-61.1** -78	**-6** -8
13.4 (30)	**-2.2** 28	**-5.6** 22	**-9.4** 15	**-13.3** 8	**-17.2** 1	**-20.6** -5	**-24.4** -12	**-28.3** -19	**-32.2** -26	**-36.1** -33	**-39.4** -39	**-43.3** -46	**-47.2** -53	**-51.1** -60	**-55.0** -67	**-58.3** -73	**-62.2** -80	**-6** -8
15.6 (35)	**-2.2** 28	**-6.1** 21	**-10.0** 14	**-13.9** 7	**-17.8** 0	**-21.7** -7	**-25.6** -14	**-29.4** -21	**-32.8** -27	**-36.7** -34	**-40.6** -41	**-44.4** -48	**-48.3** -55	**-52.2** -62	**-56.1** -69	**-60.0** -76	**-63.3** -82	**-67** -8
17.9 (40)	**-2.8** 27	**-6.7** 20	**-10.6** 13	**-14.4** 6	**-18.3** -1	**-22.2** -8	**-26.1** -15	**-30.0** -22	**-33.9** -29	**-37.8** -36	**-41.7** -43	**-45.6** -50	**-49.4** -57	**-53.3** -64	**-57.2** -71	**-61.1** -78	**-64.4** -84	**-68** -9
20.1 (45)	**-3.3** 26	**-7.2** 19	**-11.1** 12	**-15.0** 5	**-18.9** -2	**-22.8** -9	**-26.7** -16	**-30.6** -23	**-34.4** -30	**-38.3** -37	**-42.2** -44	**-46.1** -51	**-50.0** -58	**-53.9** -65	**-57.8** -72	**-61.7** -79	**-65.6** -86	**-69** -9
22.4 (50)	**-3.3** 26	**-7.2** 19	**-11.1** 12	**-15.6** 4	**-19.4** -3	**-23.3** -10	**-27.2** -17	**-31.1** -24	**-35.0** -31	**-38.9** -38	**-42.8** -45	**-46.7** -52	**-51.1** -60	**-55.0** -67	**-58.9** -74	**-62.8** -81	**-66.7** -88	**-70** -9
24.6 (55)	**-3.9** 25	**-7.8** 18	**-11.7** 11	**-15.6** 4	**-19.4** -3	**-23.9** -11	**-27.8** -18	**-31.7** -25	**-35.6** -32	**-39.4** -39	**-43.3** -46	**-47.8** -54	**-51.7** -61	**-55.6** -68	**-59.4** -75	**-63.3** -82	**-67.2** -89	**-71** -9
26.8 (60)	**-3.9** 25	**-8.3** 17	**-12.2** 10	**-16.1** 3	**-20.0** -4	**-23.9** -11	**-28.3** -19	**-32.2** -26	**-36.1** -33	**-40.0** -40	**-44.4** -48	**-48.3** -55	**-52.2** -62	**-56.1** -69	**-60.0** -76	**-64.4** -84	**-68.3** -91	**-72** -9

凍傷になるまでの時間	30分	10分	5分

(2001年11月1日よ

$$体感温度(°F)=35.74+0.6215T-35.75(V^{0.16})+0.4275T(V^{0.16})$$

T:気温(F°)　V:風速(マイル毎時)

この表は安全な刺激寒冷のある程度確立されたガイドラインである。凍傷には注意が必要だが、寒いと感じること自体はあまり気にしすぎないこと。大部分は思い込みだ。

ときは万が一に備えて友人に付き添ってもらう。それでも五分もすれば、全身が助けを求めて悲鳴を上げるだろう。そうなったら屋内に入って温まろう。すると収縮していた血管が拡張して温かい血液がふたたび流れ込み、その結果、痛みを強く感じる可能性が高い。人によっては、冷えた体がふたたび温まるときのほうが、寒さにさらされたとき以上に痛く感じる。痛みはいわば洗礼のようなもの。翌日ははるかに対処しやすいはずだ。

もちろん、いつでも好きなときに寒さに触れられる人ばかりではない。気候が温暖だったり、ひどく暑い夏だったりすれば、凍りつきそうな冷たい水を探すのは大変かもしれない。そういうときは、あなた自身の創意工夫がものをいう。冷たいシャワーを浴びる――できるだけ低い温度で冷水を頭、背中、胸、両脚にかける――とか。食料雑貨店の冷凍食品コーナーに長居するとか。浴槽いっぱいに氷を入れるという手もあるだろう。ちなみに、カリブ諸島に住む私の知人は氷を入れたバケツをシャワーヘッドにして頭に冷たい水が少しずつ落ちてくるようにした。あるいは単に冬の暖房の温度を一九度未満に設定してもいい。ほとんどの人があまり動き回っていない状態で身震いしたくなる気温だ。落ちつける気温をそこまで低く保てば（かつ防寒のために何枚も重ね着しなければ）、体は保温のために別の戦略を採用せざるを得ない。最終的にどんな方法をとるにしても、普通なら体が震え始めるような環境に身を置いて、できる限りのことをしてその誘惑に逆らう必要がある。

アクティヴ・コンディショニング

もう一つ非常にシンプルなテクニックは「アクティヴ・コンディショニング」だ。いつもやっているトレーニングを極端な環境で行う。私はたいてい真冬に、コロラド州が一面雪に覆われるころ、パンツ一枚とスニーカーだけでランニングをする。ほかの猛者たちが頭のてっぺんからつま先までフリースで完全装備しているなか、シャツを着ないで近所の湖の周りを五キロくらい走る。行き交う人たちが振り返り、ほとんどの人は私がどうかしていると思うだろうが、多少なりともランニングの習慣がある人なら知っているとおり、体が動き出せば深部体温は急上昇する。フリースを着込んでジョギングしている連中はおそらくうだっているだろう。しかし、皮膚の神経はまだ寒さを感知できるので、寒い屋外でシャツなしでエクササイズすれば、褐色脂肪を生成する適切な合図を送ることができるはずだ。つまり、上半身裸でのランニングはヴィム・ホフ・メソッドを実践するための、とくに快適な方法ということになる。本当に寒いときは、体の末端部分が凍傷にならないように帽子や手袋をして構わない。

暑い気候の場合も同じだ。温度計の水銀が急上昇したら、真昼の暑い盛りに走る。熱射病で気を失うほど無理するのは禁物だが、やや不快な温度に慣れること。雨でも晴れでも、どんな天気でも、同じようにやればいい。テクノロジーによって環境と隔絶した結果、人間が弱くなったのは、毎日の暮らしの中でさまざまな変化を経験しないせいでもある。少しばかり快適でない状態にした途端、思ったほどひどくないのに気づくかもしれない。それからもう一つ、日焼け止めを塗るのを忘れずに。

褐色脂肪を活性化

体が代謝機能に重要な影響を及ぼすほどの褐色脂肪組織（ＢＡＴ）を蓄積するまでには、約一週間のトレーニングが必要なようだ。気候が寒冷でない地域に住んでいる人は、最初はおそらく褐色脂肪はゼロに近いだろう。それでも時間が経つにつれて、褐色脂肪の量が増え、やむを得ず血液中の白色脂肪を吸収・燃焼して体熱を発生させる。だが、少なからぬ熱が長期間必要な場合もある。今すぐ温まりたい場合はどうするか。数週間のトレーニングで、思いどおりにBATを活性化できるようになる。そのプロセスはおなじみのものだ。すでに寒くなったら、足と手の筋肉を収縮させ、それからその先の筋肉を次々と収縮させていく。やり方はパワー呼吸法とほとんど同じだが、ここでは単純に血液をすべて頭部に押し上げるのではなく、耳のすぐ後ろの、側頭部の骨と後頭部の骨が接する、後頭部の小さな出っ張りの一点に意識を集中する。首から下の筋肉をすべてそこまで押し上げるつもりで収縮させたら、頭皮と頭部の筋肉を同じ一点まで押し下げるように収縮させる。言ってみれば、全身の筋肉を収縮させてこの部分をつねるようなものだ。これはいくらか高度なテクニックで、圧力で気を失う可能性もある。だから無理はしないこと。ポーランドのサウナでヴィムの身に起きたことを思い出してみるといい。絶対に暑いところでやってはいけない。誰にでも効果があるわけではなさそうだが、多くの人は突然猛烈に熱く感じるはずだ。私の場合は熱が首筋を伝って肩甲骨の間の部分に下りていくこともある。全身の導火線を火が駆け巡るようだと表現している人たちもいる。いずれにせよ、大量の熱が発生するのでそのつもりで。

毎日一五分のトレーニング

私は毎日、以上のすべてのトレーニングの要素を組み合わせ、さらに地元のヨガ講座からもいくつかの要素を取り入れて実践している。トレーニング開始は必ず朝食前、循環器系がいちばん活発で、消化プロセスが負担になる前だ。まずパワー呼吸法を三回行い、次に肺を空にした状態で息を止める。時間を計り、最長三分まで、息を止める時間を一分ずつ長くしていく。それからもう一回呼吸法をやった後に、息を吐き切って止めた状態で腕立て伏せを五〇回やる。続いて、三〇秒逆立ちして、血液を頭部に移動させる。たいてい最初は温かいシャワーだが、仕上げに最低一分は冷水を浴びる。浴び終わるときにはリフレッシュして、エンドルフィンを大量に注入された気分だ。以上に加えて週三回、屋外で何かしらトレーニングをする。全部合わせてもそれほど時間はかからない。今後の挑戦に備えてやるつもりのトレーニングも、以上でほぼすべてだ。

5 ビブナンバー2182

二〇一五年七月半ば、私はロッキー山脈に車を走らせ、オフシーズンも客を離さない戦略を持っているスキーリゾートへ向かった。リフトの発着駅の外では、十数人ほどがアスレチックスポーツウェアや心拍数モニターやスニーカーやTシャツを売っていた。数千人がロッジの周りにたむろし、ビールをすすり、味気ない栄養補助食品のエネルギーバーをかじりながら、あるアスレッチクイベントの開始時刻が来るのを待っている。そのイベントは今ではすっかりアメリカンスポーツの主流になっているが、登場したのはかなり最近だ。私が立っている駐車場のすぐ上では、ロープ、泥の沼、水などの障害物が大勢の挑戦者たちを待ち受けていた。いわゆる障害物レース、こいつはスパルタンレースというやつで、私はこれから精神と肉体の限界に挑戦するのだ。数時間の試練でメリットがあるとレースの主催者側は請け合う。何やら楽しそうな話じゃないか。

妻（誘ってみたら大乗り気でイエスと言った）と一緒に登録受付テントに申請に行くと、二十代くらいの女性が、レースに必要なものが一式入った小さい封筒を二つ渡し、名簿に記載されていた私たちの名前に線を引いて消した。渡された封筒にはレースの間、身に着けてタイムを記録する無線周波数

ID（RFID）チップ、ビブナンバー（ゼッケン番号）入りのヘッドバンド、それに全部終わってからビールが無料で飲めるクーポンが入っていた。参加同意書（権利放棄書）も同封されていて、それに署名すれば受付を通過できる。同意書のいちばん重要な部分は目立つように赤の太字で印刷され、同意する人間が将来、万が一民事訴訟を起こすことにした場合、見ていないとは言わせないようになっている。文面は以下のとおり。「**死亡もしくは重篤な傷害を負う可能性が現実に存在する**。各参加者は、自主的かつ承知の上であらゆるリスクを受け入れ、想定し……」。細則ではさらに厳密になり、レースに参加した結果、病院行きになりかねない一四の危険性が列挙してあった。溺れる、溺れかける（明記する必要があるらしい）、捻挫、肉体疲労、骨折、やけど、低体温症、動物にかまれる、中毒、心臓発作、糞便に汚染された水との接触、永久的な麻痺、そしてもちろん、ありふれた、誰にでも訪れるもの、すなわち死だ。

障害物レース（事情通の間ではOCRと呼ばれる）産業の始まりは、一九八七年にイングランドで開催された、泥の中を走る過酷なレースだった。世間ではほとんど注目されなかったが、二〇〇九年、レースコースにロープネット、壁、氷のプール、電流の走るワイヤーを設置するという発想が大西洋を渡り、北米でビジネスになった。今ではOCRは入場料とスポンサー契約で年間三億二六〇〇万ドルを稼ぎ出す。スパルタンレースの場合はリーボックとの提携とリアリティーTV番組との制作契約が特徴だが、この手の障害物レースはほかにもいろいろある。タフマダー、ウォリアーダッシュ、バトルフロッグ、ストロングヴァイキング、シヴィリアン・ミリタリー・コンバインなどに加えて、派生的なもの、競合するもの、OCRだと主張する偽物には事欠かないようだ。それでも一つだけ共通点がある。命を脅かしかねない危険な障害に耐え抜くことがすばらしい週末の過ごし方だと、何千万人もの人びとを納得させてきたことだ。私自身、2182というビブナンバーをもらった以上、不満を言う資格はないも同然だった。

OCR産業はアメリカでもっとも急成長している娯楽産業である。ルーツはマラソン、鉄人レース、トレイルランニングだが、エントリーする——少なくとも参加して「完走者」と記されたメダルなりTシャツなりを獲得する——ためのハードルははるかに低い。五四〇〇万人以上のアメリカ人が「ランナー」を自称し、OCRはウォーキングに次ぐ人気のフィットネス活動になっている（このデータは身体活動協議会の報告書から引いたもので、これからすれば、残り二億八〇〇〇万人のアメリカ人のトレーニングプランは実に残念な状態らしく、この国の人びとが太くなり続けるウエストを嘆いてばかりいる理由を説明するのに役立ちそうだ(*)）。二〇〇九年、ウォリアーダッシュという企業が運営する一一の障害物レースには、およそ一二万人が列をつくった。

タフマダーはその一年後にペンシルヴェニア州で始まった。二〇一四年には三四〇万人が一〇〇ドルから二〇〇ドルの参加費を払って、主催者が仕掛けてくる過酷な試練で自分の体を痛めつけることを厭わなかった。出場するための金銭的な壁が非常に高いのは、ソーシャルメディアとアメリカ全体の人種的・社会学的格差の反映でもあるだろう。ほとんどのOCR出場者はソーシャルメディアを通

（*）アメリカ人の一般的な運動習慣の質に関する調査は行き当たりばったり的で、説得力のある数字を見つけるのは難しい。たとえば、ブレイクアウェイ・リサーチ・グループの調査によれば、二〇一四年に年間最低一回は自転車に乗ったアメリカ人は一億人だった。それで「バイカー」になるのか、あるいは本文で引いた別の調査で「ランナー」とされている人たちが年間最低一回は走っていればそう呼べるのかは、個人の判断による。

して、自分が若く、白人で、明らかにある程度好きに使える所得があることをアピールする。実際、OCRブームはソーシャルメディアを使った抜け目のないキャンペーンに煽られている部分が大きい。スパルタンレースでは主な障害にカメラマンが配置され、時刻入りの写真を何万枚も撮影する。写真はたいてい、選手たちが装着するマイクロチップにタグ付けされてタイムを記録するようになっている。写真は自由に使えるので、レースの数時間後にはフェイスブックやツイッターやインスタグラムなどに、泥まみれになって炎を跳び越え、立ち込める催涙ガスに耐え、四つん這いになって雪の中を進む友人たちの写真が溢れる。こうした一時的な苦痛のアピールが、障害を乗り越えて栄光をつかむ競技に新たな走者や週末だけの戦士を引きつけている。

小学校のジャングルジムに登ってはしゃいでいたのを別にすれば、私はこの手のことはまったく経験がない。今回がOCR初出場で、いったい何を騒いでいるのかブームの実態を突き止めるチャンスだ。私から見れば、泥をかき分けて走ろうという人たちは、氷を詰め込んだ浴槽に平気で飛び込む人たちと同じで、快適さなんて度外視しているに違いない。障害物レースはフィットネス全般をめぐる別の考え方にもアピールする。エクササイズは必ずしも、厳密に調整されたマシンでウェイトトレーニングを繰り返したり、果てしない道を徐々に距離を延ばしながらランニングしたりするものばかりではない。OCRで有利なのはスポーツ愛好家、つまりフィットネスとはどれか一つの種目ではなく、ありとあらゆるタイプの競技に長けていることだと考える人たちだ。OCRの魅力の一部は私たちの多くが子供のころ遊んでいた時間にさかのぼる。子供のころはロープを登ったり、廃棄されたタイヤをくぐり抜けたりして一日中遊んでいたものだ。それでふと同意書のことを考える。

あの同意書は出場者向けの座興、有刺鉄線の下を這った人間なら誰でも自慢したがるものの一部なのか、それとも実際に、死亡もしくは四肢切断の危険がきわめて現実味のあるものだと明確にするためなのか、なかなか見極めがつかない。私にとってはその両方で、おそらく午前開始の部に並んだほかのほとんどの参加者にとっても同じだろう。脅威も魅力の一部なのだ。ゴールするだけの幸運、スキル、あるいは強靭さの持ち主は、ほかの人間が知らない何かを知っているとでも言うかのようだ。

どのコースのどの障害も二つの基本的な試練に分かれている。肉体的な試練と精神的な試練だ。たとえば、八キロ走った後で泥の詰まった三〇リットル入りのバケツを持って丘を登れば、翌日は腕が痛くなるかもしれないが、一瞬たりとも命の危険を感じることはない。

一方、ほかの試練は真の恐怖をかき立てる。この手のレースでは催涙ガス、氷水、電流、炎、目もくらむような高さが立ちはだかることはしょっちゅうで、それらの障害を乗り越えるカギは得てして、肉体的ではなく精神的な壁を突破することだ。本能的にしっぽを丸めて逃げ帰りたくなるのを克服しなければならない。この手の障害物レースが人気を呼んでいるのには、視覚的なアピールも影響しており、それはレース後にソーシャルネットワーク上で公開される画像にとくに顕著に表れている。催涙ガスを吸うのがどんな気分か自慢できれば、レース終了後に少しだけ余計に箔がつく。陸軍が志願兵ばかりになった時代に、障害物レースは私たちの誰もが経験し得る軍隊式の通過儀礼も同然だ。非常に多くのOCRが軍事用語や大昔の戦士たちにちなんだ名前を使っているのは、ひょっとしたらそのせいかもしれない。実際に死んだり重傷を負ったりするリスクは度外視して、多くの人びとは命を落としてもおかしくない状況で自分の根性を試すチャンスを求めている。

同意書で言及されていることが実際に起きる可能性を数値化する研究が、いくつか進められている。そのうちアメリカスポーツ医学会の機関誌に発表された研究では、二〇一三年に開催されたタフマダーの複数のレースを調べた結果、レース当日に一〇〇〇人中三七人が病院に運び込まれたことがわかった。脚や関節のけが、肉離れ、骨折などだった。障害物レースの場合は軽傷は当たり前と言っていいくらいだったが、実際の死亡率はまだかなり低かった。私がこの業界に詳しい専門家に相談し、インターネットでも調査したところ、OCR業界（二〇一五年には出場者が五六〇万人にのぼったという）全体で死亡例は四件だった。対照的に、競技者一一〇〇万人を擁するスキーの場合は、年間平均四〇人のアメリカ人が死亡している。したがってOCRはたしかにリスクを伴うが、それは何もOCRに限ったことではない。

だが、けがとなると話は別だ。医学誌『アナルズ・オブ・エマージェンシー・メディシン』に掲載されたケーススタディーは、予想を上回る負傷者が殺到したある救急処置室を調査した。若い参加者が一人、電気ショックを連続一三回受けた後で胸の痛みを訴えたほか、数人が痛みや消耗のせいで支離滅裂なことを口にする状態になって処置室に運び込まれた。ある三十一歳の男性は二二の障害のうち二〇までクリアしたところで脳卒中か何かを起こしたらしく、完全に右半身が動かなくなった。

より個人的なレベルでは、正直ほとんどの人がおそらくあまり気にしたくないのだろうが、闘争・逃走反応を引き起こしかねない状況に飛び込めば、重大な結果を招くおそれがある。それが催涙ガスの煙であれ、電流の走るワイヤーであれ、正気の沙汰とは思えない高さから冷たい水に飛び込む寸前の眺めであれ、脳がそれを認識し、本当に脅威だと確信すれば、交感神経が作動する。脳からの緊急信号は副腎を刺激して大規模なホルモン反応を引き起こし、神経伝達物質のノルエピネフリンとエピネフリンを血液中に分泌させる。心拍数は増加（多くの場合、耳の中で拍動が聞こえる）、消化が止まり、瞳孔は散大し、ひどい場合は排尿がコントロールできなくなる。

悪いことばかりのようだが、アドレナリンで気分が高揚するのは間違いない。世界が鮮明に見えるようになり、時間の進み方が遅くなる気がして、反応の速さはピークに達する。快感ホルモンが血液中を流れる間、感覚が非常に鋭くなって超人になった気がするほどだ。たいてい思考を完全に停止し、脳の高次機能をその瞬間に生存に最低限必要なツールだけに減らす。体が目下の課題だけに集中しているために、記憶のつじつますら合わなくなるかもしれない。だがそんなことは重要じゃない。アドレナリンがもたらす高揚感は中毒性があり、すばらしく、体がサバイバルモードに切り替わったときにしか起こらない。

アドレナリンでハイになった状態は長くは続かない。高揚感は最終的にはふらつき感と疲労感に変わる。それでもアドレナリンの急増は根本的にごく哺乳類的な反応で、人類の進化の過去にしっかり刻み込まれている。環境を引き金にして自律反応を引き出そうとしている人間から見れば、ＯＣＲはアスリートが認識したうえで闘争・逃走反応を訓練し、それによって交感神経を強化するのに有効なツール候補の典型だ。各種障害物は体内の何らかの神経反応を引き出す一種の安全な刺激を生じさせる。何が起きるか事前にわかっていれば、強い刺激は自分自身を訓練するチャンスにもなる。メリットが期待できるホルモンの分泌にあえて抵抗し、ぐっとこらえるのだ。この意味で、怖いけれども命を脅かすことのない障害物は、ヴィム・ホフ・メソッドと同じ作用をする。つまり、血液中に酸素の飽和状態をつくり出す（かつ二酸化炭素を吐き出す）ことによって体を騙し、息をするというあらかじめセットされた反応を頭が忘れるようにする。ＯＣＲがうまくいくポイントは、生存のための動物的衝動に圧倒されて一瞬自分を見失い、とにかく周囲の状況に反応するような試練を見つけることだろう。そういうふうに調整ができれば、当然、いずれ副腎反応を思いどおりにプログラムできるようになるはずだ。

　それでも現在のレース参加者の大多数はもっとシンプルな理由で障害物レースを好む。アメリカのほとんどのスポーツイベントは競技会で、勝者と敗者がはっきりしている。一方のチームがもう一方のチームに勝利したり、スーパーアスリートが競技場を支配する。一方、現在のＯＣＲのイベントは違う。一握りのエリート選手を除けば、ＯＣＲでは隣のやつを負かすことより、コースが仕掛けてくるものを克服することのほうが重要だ。言い換えれば、私がここへやってきたのは勝つためではない。ほかの無数の参加者と同じく、完走するためだった。

　正午を数分回ったころスタート地点に到着すると、マイクを付けて陸軍の迷彩色の短パンをはいた男が、空気で膨らむスタートゲートの前のブルペンに集まるようスパルタン志願者たちをせき立てた。そこへ行くのに出場者一〇〇人は最初の障害を乗り越えなければならない。それはベニヤ板とツーバイフォー材でできた高さ一メートル二〇センチの壁。これから何が待ち受けているか、ちょっと味見をというわけだ。

「『おまえは何者だ』とおれが訊いたら、こう叫ぶんだ。『スパルタンだ！』」。ＭＣの男がマイクに向かって呼びかけた。この日五〇回目のレースだが、うんざりしているふうではない。彼が何かを問いかけるたびに唇がめくれ上がって威嚇するような笑顔になった。私たち出場者が叫び返すと、ＭＣはスパルタ式の鬨（とき）の声を上げ始める。「アルー！　アルーー！　アルーーー！」——海兵隊の「ウーラー」というかけ声のギリシャ語版と思っていい。周囲の雰囲気に妻は目の玉をぐるりと動かし、一緒になってやらないと約束してほしいと私に言った。ＯＣＲ産業はかなり男女のバランスがとれているほうで、参加者の男女比は六対四だが、ほとんどのレースは全体的に男らしさを誇示しまくっている印象を受ける。どのみち私は「アルー」と叫んだ。結局、私たちはスパルタンなのだ。

それから花火から煙が立ち上り、スパンデックスの短パン、ヘッドバンド、神経質なエネルギーを身にまとったスパルタン志願者の軍団がゆっくりと地響きを轟かせながら、冬場はスキーヒルになる緑の斜面を前進した。妻と私は集団の中ほどにつけた。最初の数メートルほど、軍団は大砲から発射されたかのような勢いで進んだが、丘の勾配が急になるにつれて這うようなペースになった。「スプリント」と呼ばれる一〇キロ未満のレースでは、先頭集団が嫌というほど承知している実に過酷な障害を見越したペース配分なのか、それともこのレースの参加者の誰一人として実際はエクストリームスポーツのアスリートではないというしるしなのか、私は見極めかねていた。

コースは高山の地形を縫うように走り、山が平坦になる瞬間、浅くて少しひんやりとした沼に出くわした。頭から沼に飛び込み、泥をかき分けて前進していくと、やがて山の上のほうから運ばれた雪の巨大な山が現れた。コースのこの部分では這いつくばって有刺鉄線をくぐらなければならず、詰められた氷の鋭い先端で膝を擦りむいた。両脚を血が伝う。浅い傷は私をさらに燃え立たせた。立ち上がって丘を駆け下り、さまざまな高さの壁を跳び越えたり、よじ登って越えたりした。八キロまでの消耗具合は期待していたものには程遠い。こちらではなく、障害の数を増やし、高低差も数千メートル多くした、約二五キロの「ビースト」というコースにするべきだったかもしれないと思えてきた。

だがレースは終わったわけじゃない。ほかの一〇〇〇人の参加者と一緒に走り続けると、コースはビーストの出場者たちが疲れた様子でコース終盤に差しかかっているエリアと交差した。彼らは私たちより約一六キロ余計に走っていて、見るからにそうとわかった。顔は疲労で引きつって白く、私たちスプリント参加者に比べてペースも遅い。私は少し嫉妬した。コースが交わる地点の前には二・四メートルほどの境界壁があり、跳び越える番が巡ってくるのを待っている五〇人くらいの参加者にとって難所となっていた。私のすぐ前にはデンバー付近の基地からやってきた非番の兵士たちの小隊がいた。私の目の前で、にきび面で上半身裸の、坊主頭の若者が一人、その前に転倒して向こうずねから血を流しながら、壁に向かって全力疾走し、跳んだ。裸に近い体が壁にたたきつけられ、てっぺんの黒く塗られたツーバイフォー材を彼の両手がつかむ。なんとか上半身を引き上げたところで若者は力尽き、地面に落ちた。彼はうつむき、走って列に戻る間、ずっと仲間に謝っていた。「こいつを乗り越えないと軍曹に絶対許してもらえないだろうな」。死んでもやり抜くつもりらしい。そこでもうしばらく見ていると、彼は突進し、またしても思い切りベニヤ板に顔をぶつけた。三回目の挑戦で仲間が手を貸して彼を押し上げる。向こう側に落ちる大きな音がした。この区間が終わってさぞうれしいに違いない。

従来のレースと違って、障害物レースはスペシャリストに有利ではない。障害物の種類によって求められる能力が異なるので、どの障害に対しても秀でている参加者はごくわずかだ。超長距離ランナーのスリムな体格は急斜面には向いているかもしれないが、上半身の力を必要とする六メートルのロープ登りでは有利にはならない。高所恐怖症のせいで壁のてっぺんでてこずる選手もいる一方、跳躍の得意な選手が筋肉の重みのせいでマラソンのトレーニングを積んだ選手にかなわない可能性もある。この意味で、障害物レースはアスリートのトレーニングのすばらしさと醜悪さの両方を明るみに出す。エリートランクに食い込む人たちは総合的な能力を持っているものの、従来型のプロスポーツに秀でている可能性は低い。かろうじて壁を越えたさっきの若い兵士は、すぐ次に待ち受けている障害はきっとたちまちクリアするはずだ。

妻が壁の向こうへ消えた後、私は少し助走をつけてから、ふくらはぎの振り子のような筋肉と一八八センチの身長をものともせず、あの兵士をてこずらせた壁のてっぺんを楽々とつかんだ。そのまま勢いに乗って、足を横に振って壁のてっぺんにしがみつき、全身を引き上げにかかる。が、途中で骨盤のあたりでかろうじて聞こえるくらいの破裂音がした。両足が壁の反対側の柔らかい地面に着いた瞬間、鋭い痛みがまっすぐ脳に突き刺さった。私は何歩か歩いて立ち止まった。隣を走る妻が心配そうに私を見た。大腿骨の丸い骨頭が骨盤のくぼみにくっついている部分に片手を押しつけてみると、間違いなく何かおかしい。だが、レースで栄冠を手にすることをあきらめる気にもなれない。障害物レースの世界では、DNF（did not finish＝棄権の略）は恥辱のしるしだ。だから、私は苦痛にめげず、足を引きずりながら何歩か進み、歯を食いしばる。動き続けていれば関節はすぐには固まらないだろうと踏んで、「きっとやれる」と自分に言い聞かせる。

妻と一緒にゆっくり走って慎重に丘を登る途中、髪を三つ編みにし、蛍光グリーンのヘアバンドにヨガ用のズボンを身に着け、足首には止血のための包帯をきつく巻いた女性を追い抜いた。彼女はのろのろとだが、それでも進み続けている。どうしたのかと尋ねた。「向こうで捻挫したの」。相手は顔をしかめたまま答えて、こう続けた。「でも完走する。棄権なんてあり得ない」。手を貸そうとしたのだが、彼女は頑として受け付けなかった。

数メートル先でコースがふたたび開け、数百人が長い一列になっているのが見えた。その少なくとも四分の一は手や足をかばってペースが急に速くなったり遅くなったりする。いたるところ苦痛だらけだ。ある意味、これだけの苦しみを目にするのがそもそもの計画の一部でもある。誰も痛い思いをしたくてスタートするわけではないが、たとえ嫌でも、全員が苦しい体験を共有するのだ。

さらにもう一握りの障害はレース終盤、私自身が氷の入った泥のプールの上で全長六メートルのロープを少しずつ登っているときに目に入った。先端のカウベルを鳴らせばゴールだが、四分の三登ったところで下を見た。それが間違いだった。世界がゆがむような感じがして、手を離して落っこちたらどうなるかと想像した。たぶん頭をたたきつけて、濁った水の中に沈むことになるだろう。まだ力は残っているが、自分が転落するところを想像して動きが止まった。自分の筋肉ではなく精神に負けて、私はそっとロープを下りた。スパルタンレースで障害を棄権した罰はバーピー（しゃがむ、腕立て伏せの体勢、ジャンプを繰り返すトレーニング方法）三〇回なので、私は近くの泥の中で務めを果たした。挫折したことに意気消沈し、重い足を引きずるようにして最後の障害――炎の壁へと向かう。何のことはない、炎の中を軽く跳んでくぐり抜けるだけだ。一瞬で終わった。私は勝ち誇った気分でレースを終えた。

ゴールの先には主催者側が用意したさらに多くの写真、私が正真正銘の完走者であることを証明するメダル、それに完走したばかりの人間なら誰とでも一緒にビアホールに行ける招待券が待っている。泥にまみれ、傷だらけになって、妻と私はホースの簡易シャワーを見つけて氷のように冷たい水をかけ合い、神経システムに最後のショックを与える。疲れは感じるものの、消耗しきってはいない。気力はみなぎっているが、高揚感というほどではない。少なくとも心のどこかで物足りなさも感じている。

大衆にアピールする際、スパルタンレースは誰でも自分の限界に向き合うチャンスだと請け合う。ロープの先端まであと少しのところで結局ベルを鳴らせなかった私がそうだったのかもしれない。だが、どの障害物も、私を危機的状況まで追いつめて、意識が働かなくなり、古い脳の反射が取って代わるような事態にはならなかった。私は自分の忍耐の限界を突き止め、内なる獣を追い詰めたいと思っていた。骨盤のけがは治るまで数日かかるだろうが、けがをしたことは重要ではなかった。私が望んだのは恐怖と高揚感を同時に味わうことだったが、おそらく選ぶイベントを間違ったのだろう。悪いのは必ずしもスパルタンレースではなく、私がもっと距離の長いコースを選ぶべきだったのかもしれない。もっとやけどを負い、たたきのめされ、あざだらけになるような障害物レースは毎年いくらでも開催されている。すでに障害物レースの映画を製作している友人から、イギリスのレースに誘われていた。次の冬の真っただ中に開催される、イギリスでもっとも過酷と評判のレースだ。魅力的なチャンスで、私はこの誘いに乗るつもりだった。だが、その前に、自分が探し求める原始的な気づきの瞬間を、別の方法で理解しておく必要があるのではないか。何か別のやり方で自分の脳のもっとも奥まった部分に入り込む必要がある。アドレナリンがもたらす幸福感を追求し、常に死と背中合わせの状況に身を置いている人物を探そう。私はそう心に決めた。同意書なんて必要ない男を見つけ出すのだ。

6 クラッシュの秘訣

二〇〇〇年八月七日、タヒチ沖のチョープー（タヒチ語で「頭蓋骨の場所」）と呼ばれる浅い岩礁で、伝説のサーファー、レイアード・ハミルトンは友人ダリック・ドーナーが操縦するジェットスキー後部の引き綱にしがみついていた。その日の波はゆっくりうねり、南太平洋の重さをすべて引きずっているかのような巨大な波だった。チョープー礁の波は海溝の底知れぬ深淵の深みで生まれ、水深五〇センチほどの浅い部分まで一気に上昇する。水深の急激な変化によって生じる水流は、実に巨大な波を生むだけでなく、完璧に近い空洞を持つ規則的な半円形も描く。サーファーがいつも探検を夢見るような理想のスポットだが、本物のモンスターウェーブに乗る場合は常に命と四肢を失うリスクがつきまとう。もっとも明らかな障害を回避するため、両足をサーフボードに縛り付け、友人の操縦するジェットスキーにつかまって波に突入しようというのが、ハミルトンの思惑だった。このときまで、そんなことを試してみようとした者はいなかった。海がその力を集中してひときわ堂々としたうねりを生み出すのを、ドーナーとハミルトンは緊張して見守った。ドーナーはエンジンをふかし、叫び声を上げるハミルトンを引いて、そそり立つ波へ向かっていった。波が巻き始めたとき、ドーナーはためらった。後ろを振り返り、ハミルトンに中止しようと告げようとした。波があまりに大きすぎたのだ。二人がねらいを定めた波は普通の波ではなく、津波に近かった。しかしドーナーが振り返ったとき、相棒であるハミルトンの姿は消えていた。

ハミルトンは引き綱を握っていた手を離した後、体の下に水の途方もない力を感じ、サーフボードごと後ろ向きに、重力そのものをねじるかのような液体の渦の中へ吸い込まれた。水の浮力が非常に強く、体を安定させるために片手をボード前方の水に浸けなければならなかった――ボードの先端から転落するのを怖がるほとんどのサーファーがバランスをとるのとは正反対の動作だ。それでもハミルトンは直立姿勢を保つために予想外の流れにも対処しなければならなかった。波が彼の周囲で砕け、崩れる波のチューブの中に消えていくハミルトンの姿を、水中カメラマンがとらえていた。苦悶の数秒間が経過した。水圧で引き裂かれて無残な姿になったハミルトンを想像して、ドーナーの心は沈んだ。この白い波と危険な海の泡が混じったものが友人の命をたったいま奪ったに違いない、と思った。そのとき、不思議なことに、ハミルトンが無傷で、歓喜と謙虚さの入り交じった面持ちで、波のチューブから飛び出してきた。

このときの波は、フェイスと呼ばれる切り立った斜面が高さ一二メートル以上、全長一〇〇メートルを超え、重さは推定約三万トンとサーフィン史上もっとも重い波だった。新聞各紙は「ミレニアムウェーブ」と呼んだ。サーフィン専門誌『サーファー』はボード上で身をかがめているハミルトンの写真を掲載、見出しは小文字ばかりでたった一言「オーマイガー……!」。編集者が驚きのあまり大文字にすることすらできなかったらしい。

そのときの動画は、ジェットスキーで牽引（トウイン）し、そのスピードを利用して波に乗る「トウインサーフイン」の新時代の到来を告げた。ＹｏｕＴｕｂｅの動画は一一〇万回閲覧され、より最近の、同じ波に乗っている別のサーファーの動画は二六〇万回閲覧されている。最高のサーファーでなければ挑戦することさえできない偉業だ。幸運な者だけが生き延びられる。二〇〇〇年以降、少なくとも五人のサーファーがハミルトンの偉業を再現しようとして命を落としている。

にもかかわらず、私はヴィム・ホフ・メソッドが実際に応用されている例をさらに詳しく調べ始めるまで、ハミルトンについて聞いたこともなかった。スパルタンレースに参加した後、私は自然界とのつながりのおかげで超人的なスケールの偉業を成し遂げた人物に会ってみたくなった。

そこでスコット・キニーリーに電話をした。キニーリーはサンフランシスコ郊外に暮らすジャーナリスト・映画監督で、障害物レースとエクストリームスポーツを長年取材している。私が困っていると聞いて、キニーリーは電話の向こうでこらえかねたように笑う。

「レイアード・ハミルトンを知らないのか。文字どおり史上最高のサーファーの一人で、ヴィム・ホフの呼吸法を一日おきにやっている男を？」。キニーリーはそう言って私の無知を叱った。「待ってろ、また連絡する。ハミルトンはメールは使わないから電話をかけなきゃならないぞ」

それから数日間、私はハミルトンの経歴について調べた。暇さえあればカリフォルニアの延々と続くビーチで過ごしている友人たちに電話をかけた。みんな偶然ハミルトンに遭遇した話をしたくてたまらないようだ。たとえば、ロサンジェルスの広告代理店のクリエイティヴ・エグゼクティヴは、砂の上に腰を下ろして、ハミルトンが「ピア越え」、つまり、桟橋のフジツボに覆われた支柱に囲まれた狭い部分を波に乗って通過するのを見つめていたという。そこではほんの二、三センチ計算を誤れば、重さ五〇トンの水と容赦ない杭に挟まれるはめになる。誰かがボード上に立ってパドルで水を漕ぐスタンドアップ・パドルをやっているのが見え、最初は水平線上の小さな点にすぎなかったのに考えられない速さで移動していたと語る友人もいた。「レイアード以外に考えられない」とその友人は言う。ハミルトンにまつわる話は聞くたびにすごくなっていった。まるでハミルトンが人間ではなく、ポール・バニヤンのような民話に出てくる英雄みたいだ。ハミルトンは偉大な極地探検家アーネスト・シャクルトンや史上初のエヴェレスト登頂をめざしたジョージ・マロリーのような人びとに匹敵する冒険家なのだ。

その一方で、ハミルトンは驚くほど気さくでもある。何とか電話でつかまえ、ヴィム・ホフに興味があるとだけ伝えると、何かわだかまっていたものがあったとしても、そんなものはすっかり消えた。ハミルトンはハワイとマリブの南カリフォルニア沿岸に家を持ち、行ったり来たりしている。たまたまヴィム・ホフの呼吸法に一部基づいたトレーニングプログラムを開発した。すぐに航空券を予約して会いに来ないかと私を誘った。

そこで数週間後、私はロサンジェルス行きの飛行機に飛び乗った。折しもロサンジェルス一帯は史上最悪の旱魃(かんばつ)に見舞われていた。メキシコから吹きつけるサンタアナと呼ばれる熱風が熱波を運んでくる。うだるような暑さのせいで、到着してものの一〇分で汗びっしょりになった。泊まることになっている友人の家があるのはロングビーチ、ロサンジェルス郡のうんと南の端だ。そこからマリブの最北端まで、車を走らせ、海岸沿いに北上し、ロサンジェルスのごった返す中心部を抜けて、北部の素朴なビーチへ向かう。ワークアウトが始まる午前八時ごろに訪ねる約束だ。午前六時前にレンタカーのニッサンに乗り込んで早めに出発したのだが、それでもロサンジェルスの街の渋滞に巻き込まれた。渋滞で有名な高速道路四〇五号線のアスファルト舗装された道をじりじりと進みながら、近道がないかスマホで検索した。すると提示されたのは、同じように手ごわい街路に入り、二〇分間遠回りをして、数ブロック先でふたたび四〇五号線に戻るルートだった。もしも紙の地図を見ていれば、そもそも近道なんか探しても無駄だとわかっただろう。昔の南太平洋の水先案内人はもとより、二〇〇〇年以前の自分とさえ違って、私はいまだに方向音痴だ。マリブにたどり着くころにはとっくに九時を過ぎていた。

ハミルトンのトレーニングセンターはコンクリートの壁と暗いグレーの鉄門に隠れて、通りからは見えない。だが縁石沿いに高級車が溢れ、この壁の向こうで確実にハリウッドのセレブたちが集まって秘密のトレーニングに励んでいるという動かぬ証拠になっていた。私はポルシェとベントレーの間にレンタカーをねじ込んだ。車を降りて建物のほうへ歩いていくと、水のはねる音と部族音楽が聞こえてきた。メッシュ状の鉄のフェンスと波の隙間から中をのぞき、スイムキャップをかぶった男に手を振って門を開けるための暗証番号を尋ねた。相手は四桁の番号を叫び返し、私は中に入った。もう少し近づいて初めて、えらの張ったその紳士が俳優のジョン・C・マッギンリーだと気づいた。連続医療コメディー『Scrubs――恋のお騒がせ病棟』のレギュラー出演者で、オリヴァー・ストーン監督の映画『プラトーン』の軍曹役をはじめ数々の映画やテレビ番組に出演している。プールではオーランド・ブルームが一五キロのダンベルを二つ持って水中を往復するトレーニングをしているはずだ。この状況が何を意味するのか、正確に理解するのは難しかった。

後でわかったことだが、ハミルトンは南カリフォルニアで最大規模のプライベートプールを所有している。これはすごいことだ。ロサンジェルスでは水の利用しやすさが、夏の猛暑を緩和するためにときおり必要になるのに加え、ステータスシンボルでもあるのだから。プールは水深三・五メートル余りでハミルトンが試している水中エクササイズがやりやすいようになっている。ハミルトンが運営するブートキャンプ式トレーニング、名づけてXPT（エクストリーム・プール・トレーニング、別名エクスプロレーション・パフォーマンス・トレーニング）は、ロサンジェルスでもっとも高級なワークアウトだ。音楽プロデューサーのリック・ルービン（デフ・ジャム・レコーズの共同創業者で、レッド・ホット・チリ・ペッパーズ、ビースティー・ボーイズ、レディー・ガガのヒットアルバムのプロデューサー）はここで氷風呂と野外レクリエーションを組み合わせて六〇キロ近い減量に成功した。フィットネス団体クロスフィットの創始者の一部はここで新しいトレーニングルーティンを研究し、何より、ハミルトンは冬のあいだ大波を追いかける前に、ここでオフシーズンを過ごす。

身長一八八センチ、砂のような色のブロンドの房が額にかかるレイアード・ハミルトンは、ティーンエイジャーのころにモデルで十分食べていけたなんて思えないほどいかつい感じの二枚目だ。五十代前半の今でも、がっちりした筋肉の壁のような体つきをしている。

「オフシーズンがあるのは重要なんだ」と、プールデッキに下りた私が、周囲にサーフィン関係の装備が見当たらないのでいぶかしそうな顔をしているのに気づいて、ハミルトンは言った。「おかげで今後を予想できる」

だらだらと質問するより、とにかく水に入って自分で実感するようハミルトンは言った。(*)入門レベルのルーティンをいくつかやるように言われ、私はマスクを着けて水に潜り歩き出した。ハミルトンが一一キロの鉛のダンベルを二つつかみ、それをプールの縁に置いて、私の隣に跳び込んだ。自分の動きを見ているようにと手振りだけで指示し、それ以上は説明せずにデッキに置いていたダンベルを二つともつかんで、すばやくプールの底に沈む。水中スクワットの姿勢で着地すると、二つのダンベルを頭上に持ち上げ、両脚をバネのように屈伸させて跳び上がり、前逆飛び込みの要領で水面に向かって一気にジャンプする。勢いを増すために、合計二二キロのダンベルをフィン代わりにして下方向に水をかく。頭部を水面から出し、大きく一回息を吸い、すぐにまたプールの底に沈む。これを一セットにして数セット繰り返す。この水中パワージャンプは、ちょうどホフの呼吸エクササイズ後の腕立て伏せと同じで、連続して行わなければならない。ハミルトンは一五回繰り返してから私に笑顔を見せ、持っていたダンベルをプールデッキに置いた。「ポイントはジャンプだ」とハミルトンは言う。「ダンベルを持っていると水をかいてもたいして役に立たない」。そこで私も彼が使ったダンベルをつかみ、それを重りにして水中に沈んだ。

最初は、何も考えずに体が自然に動くというわけにはいかない。水中で泳がずに移動するのは妙な感じだが、かといって、これだけ重りがあると浮くこともできない。青い水越しに見上げると、オーランド・ブルームが一八キロのダンベルらしきものを胸のあたりに持って、泳いでプールを往復していた。両手にダンベルを握り締めたまま、両脚だけを使って、水面すれすれに泳いでいる。アンモボックスという動きだそうで、私はダンベルの重みでプールの底に沈んでいる最中に、スターに気を取られてしまわないよう必死だった。ハミルトンのフォームをまねることに意識を集中し、プールの底に両足をしっかりつけ、腰を落としてスクワットの姿勢をとり、たった今、目の前でハミルトンがやったことを大まかになぞって、両腕を体の脇に下ろした状態で上昇する。水面に顔を出し、息を吸っ

（＊）ここで説明する水中エクササイズは本質的に危険であり、適切な経験、訓練、健康状態、医師の承認および監督なしでは絶対に行ってはならない。

て、ふたたびダンベルの重みを利用して水中に沈んだ。

　最初の数回はまあまあ順調だ。リズムよく水面に浮かび上がり、一度息を吸い、また水中に沈む。だが浮き上がるたびに、吸い込む空気のほうが使った空気よりわずかに少なくなる。空気が足りない状態で続けている。五回目を終えたあたりから苦しくなってきた。両手にダンベルを持ったまま水面に浮かび上がる力が残っているかどうか自信がないので、プールの底をコンクリート製の縁まで歩き、気合いを入れた。マスク越しに見上げて、もう一回だけ跳べると判断した。跳んで、ダンベルを頭上に押し上げ、最後の力を振り絞ってそれをデッキに放り上げた。息を整えながら、プールの縁につかまって水中を見下ろし、底で繰り広げられている騒ぎを眺めた。マッギンリーが一つで二二キロのダンベルを両腕で抱え、プールを縦に二往復してからようやく息継ぎに浮上した。

　続いて数時間、ハミルトンは私にほかの六種類のエクササイズを体験させた。一つはシーホース（タツノオトシゴ）というやつで、重さ一四キロ近い鉄アレイを両脚で挟み、腰を落とした姿勢のまま、腕を翼のようにして水をかきながら、水中をぎこちなく往復するものだった。別のエクササイズはブルームがやっていたアンモボックスに少し似ているが、非常に重いウェイトを使うので、とても水面に浮かんではいられない。水深三・五メートルのプールで反対側の底まで対角線を描いて沈む。最後はパワージャンプをして水面に戻り、さっきと同じように対角線を描いて反対側の底に着地した。

　単純に水中を往復するエクササイズもあり、一息か、場合によっては往復で一回ずつ息を吸い込むだけで、できるだけ長く続ける。どのエクササイズも最初はかなり簡単だが、酸素が不足してくるにつれて次第にきつくなった。この手のトレーニングが最大の効果を挙げるには、そばで世界クラスのスイマーが常に異変に目を光らせている必要がある。結局、現実に危険を伴うのだ。誰かがハミルトンの言うように「だらんとなる」事態が起きたら、すぐにプールから引きずり出さなくてはならない。

だがその日プールにいた人びとのなかに、しょっちゅう無理をするという評判の人物が一人いた。私は筋肉が休ませろと悲鳴を上げるまで泳いでから、プールサイドに腰かけて体力が回復するのを待った。ハミルトンが指さす先を見るとオーランド・ブルームがいて、まだプールの底でゴーグルとブルーのスイムキャップを着けて泳いでいた。その手にはとんでもなくでかい金属の塊が握られていた。「ブルームにはいつも特別目を光らせていないといけない。彼は毎回ルーティンの途中でだらんとなるから」とハミルトンが言い、あまりに頻繁なので失神ならぬ「ブルームアウト」と呼んでいるのだと付け加えた。

笑えると言えば笑えるが、危険が潜んでいるのは確かだ。同じエクササイズを監視をつけずにやっていれば、人間の耐久力の限界に達して水中で意識を失いやすい。陸上で呼吸法をやっているときなら気を失っても大丈夫かもしれないが、水中で失神したら結果はより深刻で、息を吸えば溺れてしまう。だがそれを乗り越えられれば――ハミルトンに見守られて実際に乗り越えられると思う――ひょっとしたら、自分の意識と体の間に、もう少し深くくさびを打ち込めるかもしれない。

いずれにしてもウェイトを使ったエクササイズは意外に体への負担が少ない。ほとんどの人はハミルトンのワークアウトを終えると、消耗しきった感じではなくリフレッシュした気分になる。それは一つには、ハミルトンが参加者全員に氷風呂とサウナのセッションを交互に行って体のコンディションを整えさせるからかもしれない。

ハミルトンに案内されてプールと彼の自宅マンションの間のアルコーヴに向かうと、そこには露天氷風呂と自前の製氷機があった。「三分以上入っていなくちゃいけない」。ハミルトンがそう言って、飼い葉桶と業務用貯乳タンクをかけ合わせたようなアルミ製の機械を身振りで示した。言われるままに氷風呂に入ると、凍るように冷たい水が体にまとわりついてきた。氷風呂で体を冷やしている間、浴槽の端にある攪拌器のようなものが目に入った。スイッチが入っているときは水を絶えずかき混ぜていた。人がじっとして動かなければ普通は体熱で温められた水が薄い層になって保温の役割を果たすが、動いている水はそうなるのを防ぐ。攪拌器のスイッチを入れれば、水ははるかに冷たくなるだろう。「何カ月か前にマジシャンのデイヴィッド・ブレインが来たんだ」とハミルトンが言った。「最初は氷の中に一五分間いても平気だと言っていたが、サーキュレーターのスイッチを入れたら二分で飛び出したよ」。私はリラックスして目を閉じた。氷の感触が心地いい。そのまま五分が経過し、サーキュレーターのスイッチを入れると、途端に氷風呂の温度変化のメカニズムが変わった。もっと意識を集中しないと温かさを保てなくなったのだ。

ハミルトンがヴィム・ホフ・メソッドの話を耳にしたのは、ホフの公式ウェブサイト「インナーファイアー」で行われている一〇週間のオンライン講座を通してだった。ハミルトンにしてみれば、寒さを利用するというのは理にかなっていた。子供のころからオアフ島の熱帯の海で泳いでおり、常に低体温症の危険と背中合わせだった。太平洋の温かな海水であっても、水中で泳ぐ人間からゆっくりと熱を奪い、サーフボード上でウェットスーツを着用しないでタイミングを待っている人たちは、体の震えが止まらない状態に陥りやすい。温かい水域のサーファーにとって低体温症は未知のものなんかでは到底ない。それでもハミルトンは半日水中で過ごすことができ、自分が大波に乗って成功してきたのは、半分は体温調節のおかげだという。

「一つ言えるのは、波にも寒さにも差別はなく、慈悲もなく、恨みもないということだ。人にダメージを与える場合、その裏には何の主張も意図もない。淡々とやることをやる。こちらの不意を突いたりはしないし、基本的な部分はほとんど変わらない。自然の力なんだ」とハミルトンは言う。彼が挑んでいる力は人間の気まぐれな不規則性とは無縁で、どう反応するかを指図する人格があるわけでもない。自然はこちらがどう感じようとお構いなしだ。人間の体温が下がって脳がぼんやりし、意思決定がスムーズにできなくなっても、海は容赦しない。しかし何か悪意があって命を奪うわけではない。ホフのトレーニングはそんな無関心さに対抗する方法の典型であり、おかげでハミルトンは水中でも温かさを保てるのだ。

ワークアウトのルーティンを絶えず改良しているハミルトンは、ヴィム・ホフ・メソッドの成果をさらに高める方法もいくつか突き止めた。氷風呂とサウナを水中でのエクササイズの合間に組み込めば、血液循環にかかわる血管系の筋肉の機能が向上するが、ハミルトンはホフの呼吸法に手を加え、陸上での耐久レースで好成績を挙げるために役立てていた。本人の説明によれば、どのワークアウトにも最終的には限界があり、その限界に達すれば、エクササイズが体に与える負担によって心拍数が増加し、それを補うために呼吸数も増えて体は酸素不足になり、動きが止まる。このバイオメカニクスの基本的なコンセプトによれば、体を動かせば、その燃料として必要な酸素の量も増える。

極度の疲労は、呼吸ペースがピークに達して体がエネルギー不足に陥った状態の必然的な結果にすぎない。スポーツトレーナーがVO²マックス（最大酸素摂取量）と呼ぶ状態である。パフォーマンスがピークに達する瞬間であり、それ以上限界を押し広げることはとにかく不可能だ。誰もがどこかでこのVO²マックスを経験している。顔は紅潮し、胸は波打つが、いくら頑張っても、あと一、二秒が限界だと自覚している。VO²マックスに達した瞬間のピークのパフォーマンスは遺伝による部分もある。酸素の代謝能力にはわずかながら個人差があるからだ。それでもハミルトンは私に、こうした消耗状態は無意識に起きるだけでなく、考え方も関係していると断言した。「呼吸を整えるために動きを止めなきゃならないとしたら、たぶんレースの出足からつまずくだろう」とハミルトンは言う。「逆に、最初から負荷が最大に達しているみたいな呼吸をしていれば、後が楽だ」

ハミルトンによれば、考え方はこうだ。体には周囲の状況を自動的に評価して反応する体内プログラムがあるが、将来どんな酸素負荷が必要になるか、単独では判断できない。代わりに、その瞬間の運動負荷に反応する。激しい動きが急激に増えたら、体は遅れを取り戻さなければならない。トレーニング中の呼吸をどうするか考えておかないと、酸素不足に陥りやすい。

解決法としては、実際に息が苦しくなるかなり前から激しい呼吸を始めるといい。何よりこのテクニックを適用すべきなのは明らかにランニングだ。典型的な成人の呼吸ペースは安静時は一分間に約一五回だが、集中的なエクササイズをしている間は一分間四〇回から五〇回のペースで、やがて各自のVO²マックスに達する。未熟なランナーは限界に達すると呼吸ペースが速くなるが、たいてい息が浅くて肺は酸素摂取を最大化しにくい。体が何をしようとしているか予想することによって、誰でも自分の生理メカニズムを調節してパフォーマンスを向上させることができる、とハミルトンは言った。そして、それを証明するため、トレーニング前の準備として実施している呼吸法をやってみせてくれた。

ハミルトンは鼻から荒々しく息を吸い、唇をぐっと前に突き出し、両目を切り込みのように細くした。肺がいっぱいになるまで待ってから、出陣の踊り「ハカ」を踊るマオリ族のように、うなり声とともに息を吐き切る。一秒ごとに呼吸する音がして、まるで重労働でもしているみたいだ。激しい呼吸で顔は紅潮しているが、まなざしには落ちつきがあり、肺の動きだけに意識を集中していることがうかがえる。五〇回呼吸したところで深く息を吸って、走る準備は完了した。こうすれば二酸化炭素（CO_2）が肺から取り除かれ、ちょうどホフの呼吸法のおかげで腕立て伏せの回数が予想以上に増えるのと同じで、体は短距離をより効率よく走れる状態になる。その気になれば、距離が延びても大丈夫だ。

ハミルトンは毎朝二〇分この呼吸法を最初に行っていた。これから始まる一日に備え、やるべき仕事のために頭をすっきりさせるのに役立つのだという。たいてい七時三〇分までにはプールに入り、入ったら数分間、手早く呼吸法を行ってから水中を往復する。

厳密に言えば、過呼吸をして水中を泳げば、熟練したスイマーであっても意識を失って溺れる深刻な危険を伴う。体は酸素の有無ではなく血液中のCO_2濃度を感知する仕組みになっているので、肺からCO_2を吐き切った状態で呼吸を止めて潜水すれば、体は実際にはひどい酸素不足でもほとんど警戒しない。フリーダイバーは普通はこうした大深度潜水のテクニックを使うことを避け、アメリカ海軍のダイビング・マニュアルも軍人が適切な安全手順を踏まずにそうしたテクニックを試みることを厳しく戒めている。

そういうわけで、翌日、朝のセッションでハミルトンと彼の友人三人と一緒に、息を止めたままプールを往復するエクササイズに参加するに当たって、私は心配でたまらなかった。自分かほかの誰かが「だらんと」なったらどうなるのだろう。ハミルトンはさすがで、この日のエクササイズがプールの端の浅い部分で意識を失うリスクを伴うことを承知していた。そこで全員が互いに離れず、各自が何をしているかを十分意識して、必要ならすぐにプールから出られるようにしておかなければならない。ハミルトンによれば、この日のセッションは実験で、XPTのマニュアルに加えるかどうかは未定とのことだった。

　私たち五人はプールの浅い両端で、一方に三人、もう一方に二人、向かい合った。予定では、息をして止める呼吸法を三回やってから肺を空っぽにして水中に潜り、できるだけ多く往復することになっていた。「肺に空気がない状態で泳ぐのは普通に泳ぐ場合と違う部分がある」とハミルトンは言った。「君たちはそこまでやらないかもしれないが、意識を失う場合、意識の薄れ方が違う。普通よりゆっくりなんだ」。これはひょっとしたら、肺が空っぽの状態で泳ぐ目的が、潜水時間を延ばすことではなく、意識と体の実際の限界とのくさびを拡大することだからかもしれない。体は血液中の酸素を処理して老廃物であるCO_2を肺に戻すので、実際に意識を失う前にCO_2の蓄積を感知する可能性はある。ヴィム・ホフの表現を借りれば、ブレスアウト・エクササイズは、主に交感神経、つまり闘争・逃走反応に作用する。一方、ブレスイン・エクササイズはまず副交感神経の反応を引き起こすので、交感神経が働き始めるまでリラックスした状態になりやすい。

　私たちは指を組むように互いの間を泳ぎ、楽々と反対側の端に到着して、すばやく向きを変えて引き返した。水中では全速力で泳ぐのではなく一つ一つのストロークをゆっくりやって体力を温存するよう、ハミルトンから警告されたのを思い出した。壁を蹴り、反対側の壁に向かって往路よりもほんの少しだけペースを落として泳ぐ。ほかのみんなが三回目に入るのが見え、私も一緒に水に潜った。ハミルトンの青い水着が水に揺れながら魚のように素早く通り過ぎていく。三回目を終えて向きを変え、四回目に入ったところで意識がぼやけてきた。四ストローク後、体の奥で何かが震えている感じがした。水中で一分ほど経過した時点で呼吸したくなるが、代わりに肺にたまったCO_2の一部を吐き出した。四回目の往復を終えるにはそれで十分だったが、水面に上がってくると一、二分前より周囲が少し暗くなったように感じた。

私はプールの縁をつかんで目を閉じた。深い呼吸を一つして、そのまま息を止めた。体内にわき上がってくる震えが少し強くなり、そのうち体の芯を揺さぶるように震えが走った。それから、まぶたの奥の星をちりばめたような闇を見つめると、赤や黄色の日輪のような模様が浮かんできた。頭が水に浸かって前腕の下にプールのタイルが触れた。花火のような光は暗闇に一瞬とどまり、それから目のような二つの細い切れ込みを炎の輪が囲む、人の顔を思わせる形に変わった。そのまま一秒が過ぎ、私はもう一度呼吸して、目を開けた。

栄養学者のダリエン・オリエンはハミルトンのプールの常連で、私が息をしに上がった後、さらに二往復した。激しい呼吸をしながらハミルトンの肝の据わった甥――サンディエゴから来たスタンドアップ・パドルのプロ――に片腕を回している。二人とも壁を背にかがみ込んでいた。私も含めて全員が自分の限界まで頑張り、エクササイズが誘発する一種のトランス状態に陥っていた。

長時間呼吸を止めている間に幻覚を経験することは珍しくない。酸素が不足して脳の外側の層が剝がされ、機能を一時停止し、人間存在の中枢のようなものがむき出しになる。脳内の電流の発火パターンは、意識が薄れ始めると散発的になる。このプロセスは人間の基本的な生理メカニズムに根差しているが、ハミルトンにとっては単純な物理的反応以上の深い意味を持っている。

「呼吸によって奥に入り込める」。ハミルトンは後で私に言い、毎朝二〇分深い呼吸をして息を止めるのエクササイズのおかげで予想もしなかった域に到達したと語った。「ある顔がこちらを見つめ返しているときもあって、それが自分の魂だとわかっている。別のときには自分の体から浮き上がって瞑想している自分を見下ろしているみたいに感じる」。もっともよく見る顔は、サーフボードに乗って宇宙を飛び回るコミックのスーパーヒーロー、シルバー・サーファーに大まかな造作が似ていて、非現実的だが人間味があるそうだ。ハミルトンが自分を重ねる神のごとき存在がサーフボードを持っているのは、それほど意外な気はしない。

意識を失う寸前のところで私が見たものが、本当にこの世を超越した何かと結びついているのか、それとも低酸素状態で意味のない物理現象に意味を生み出そうとする意識のなせるわざなのかは、議論の余地がある。臨床医学の文献はしばしば、瞑想中に起きるさまざまな幻覚について報告しているが、精神的な健康状態とは相関性のないケースがほとんどだ。インドと中国では、サンスクリット語で「プラナヤマ」、中国の標準語で「気」と呼ばれる同様の呼吸法を用いるヨガ行者たちが、しばしば幻視体験を報告している。実際、東洋のほとんどの伝統で、呼吸のコントロールにより深い精神的洞察が生まれると考えられている。ハミルトンにとって、そして実は、瞑想やヨガを通して自身の生理メカニズムの奥深くに入り込む多くの人びとにとって、体と魂は本質的に結びついており、そうした体験のたびに、より大きな何かへの窓が開く可能性がある。体験そのものは、それが何を意味するにせよ、ちょうど夢と同じように現実のものだ。

やはり現実なのが、もちろん、実際に水中で意識を失う可能性だ。もしも私がもう少し無理をしていたら、命知らずにももう一回プールを往復していたら、あのとき見えたものは意識が機能停止して失神する前触れになっていたかもしれない。無意識の状態では自律神経が優勢になり、肺は水浸しになっただろう。セッションからまもなく、ハミルトンから連絡があり、今後は呼吸法と水中エクササイズを組み合わせるのはやめるつもりだと告げられた。水中の往復エクササイズは面白いが、リスク

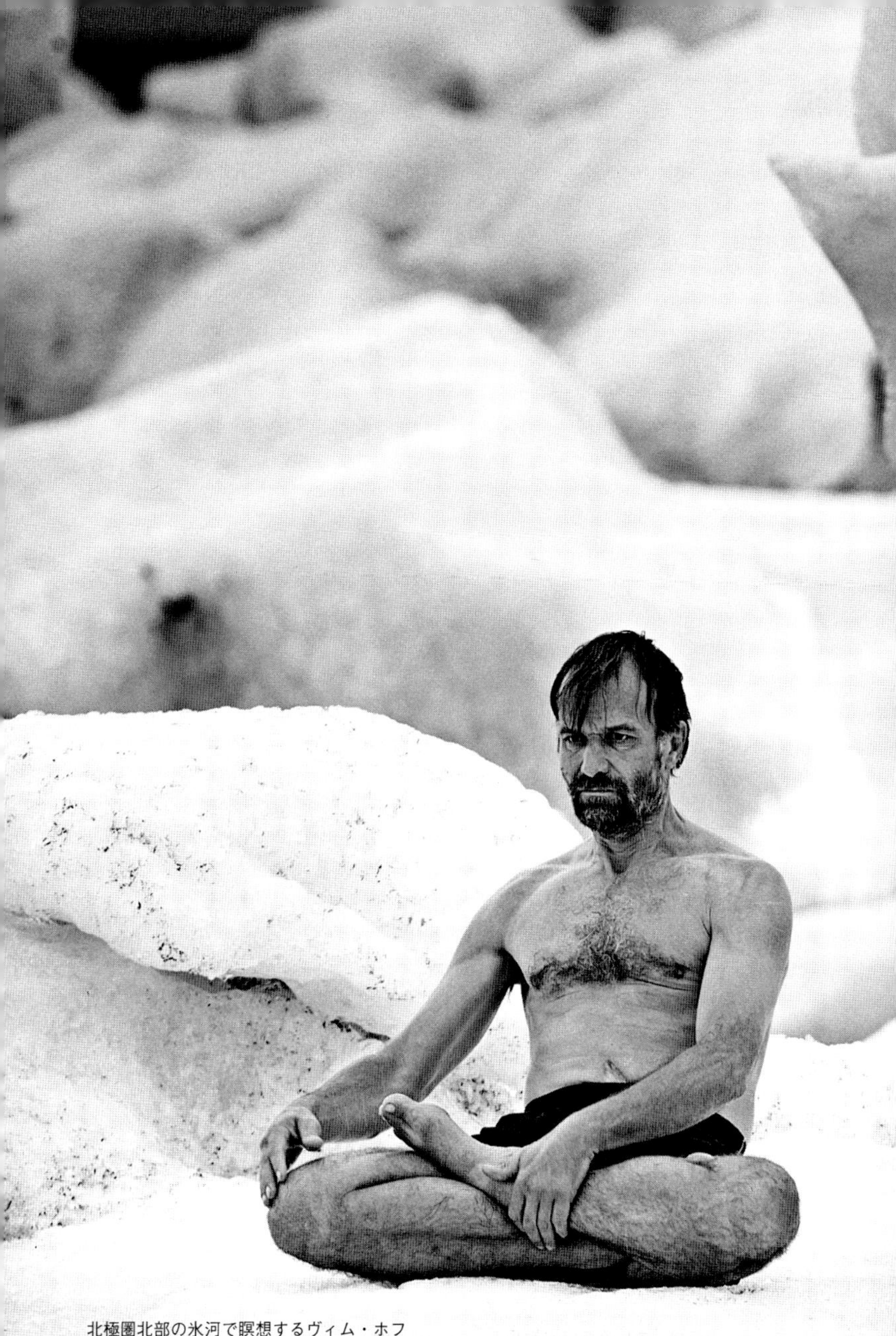

北極圏北部の氷河で瞑想するヴィム・ホフ
Photo by Henry Boogert

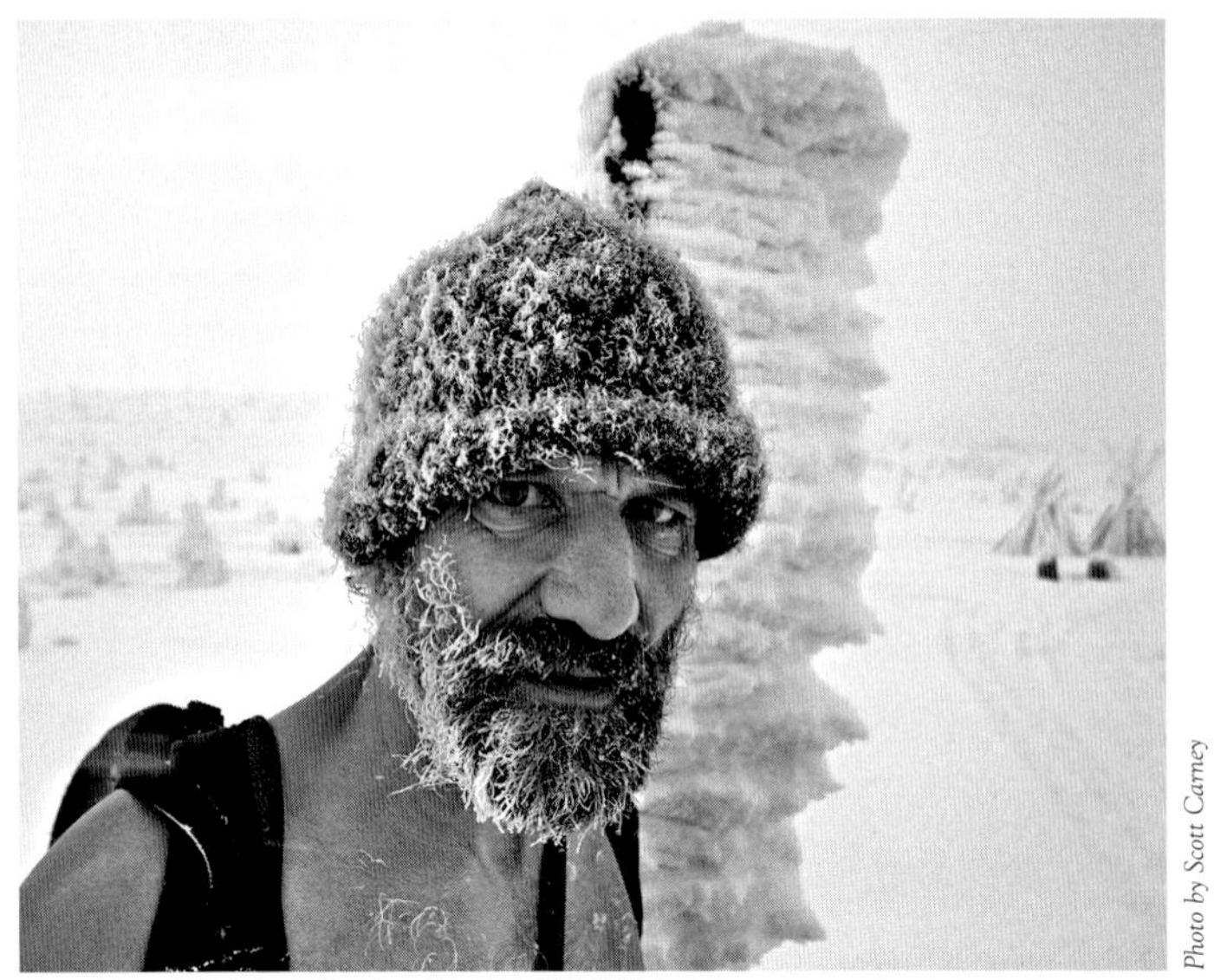

Photo by Scott Carney

スニェシュカ登山中、ヴィム・ホフの皮膚は紅潮する。

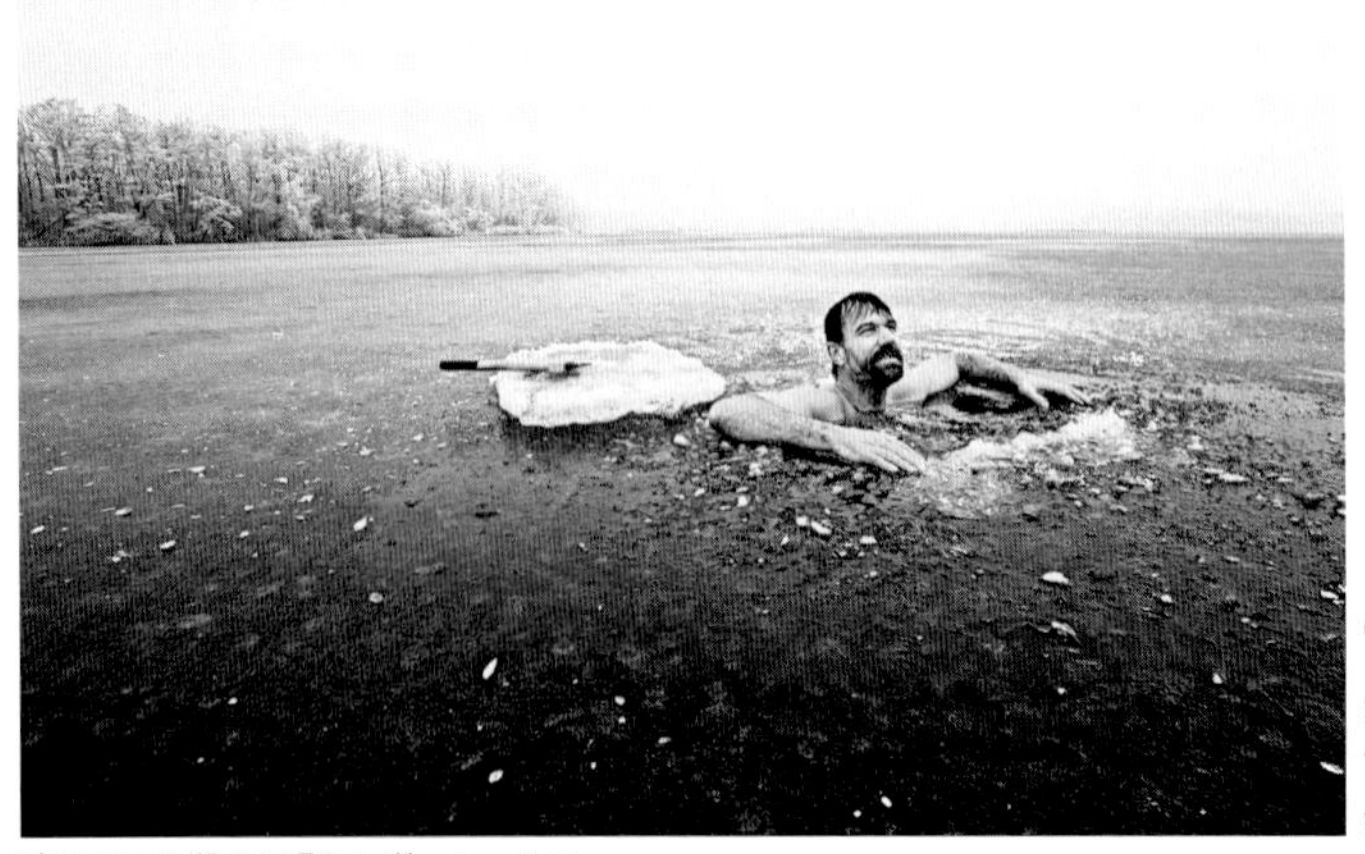

Photo by Henry Boogert

凍りついた湖から現れるヴィム・ホフ

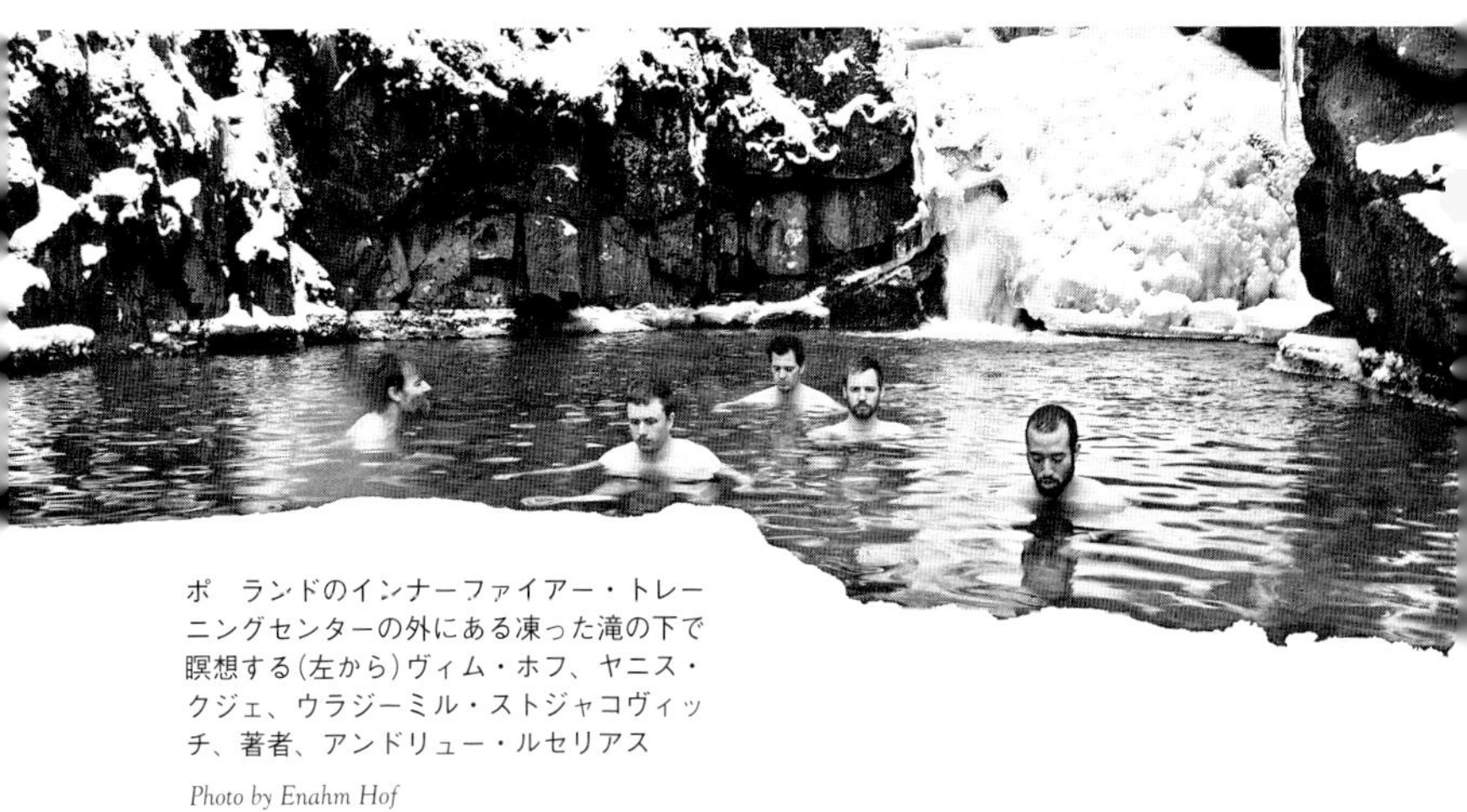

ポーランドのインナーファイアー・トレーニングセンターの外にある凍った滝の下で瞑想する（左から）ヴィム・ホフ、ヤニス・クジェ、ウラジーミル・ストジャコヴィッチ、著者、アンドリュー・ルセリアス

Photo by Enahm Hof

Photo by Laura Krantz

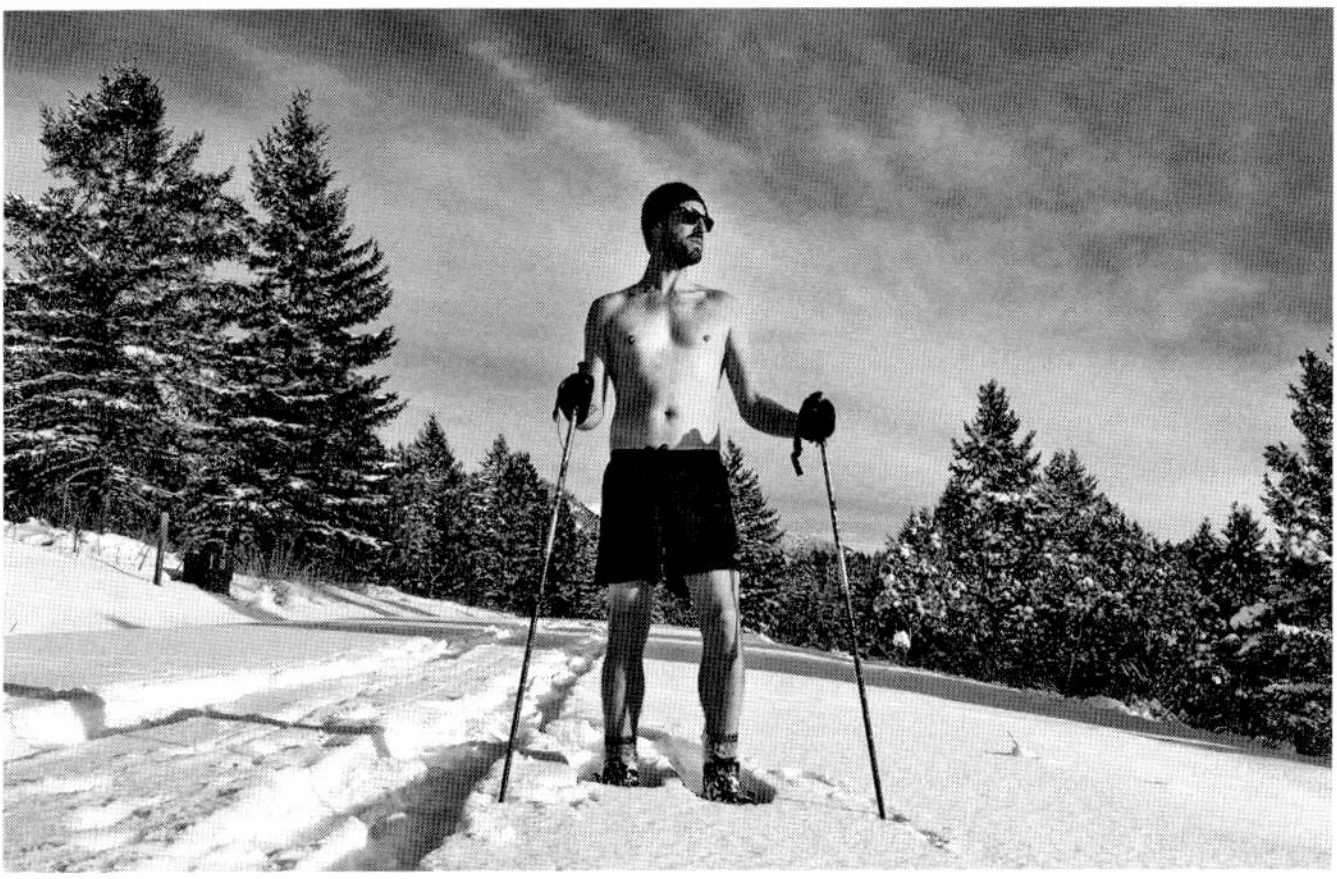

アイダホ州の山中で雪靴を履いた著者

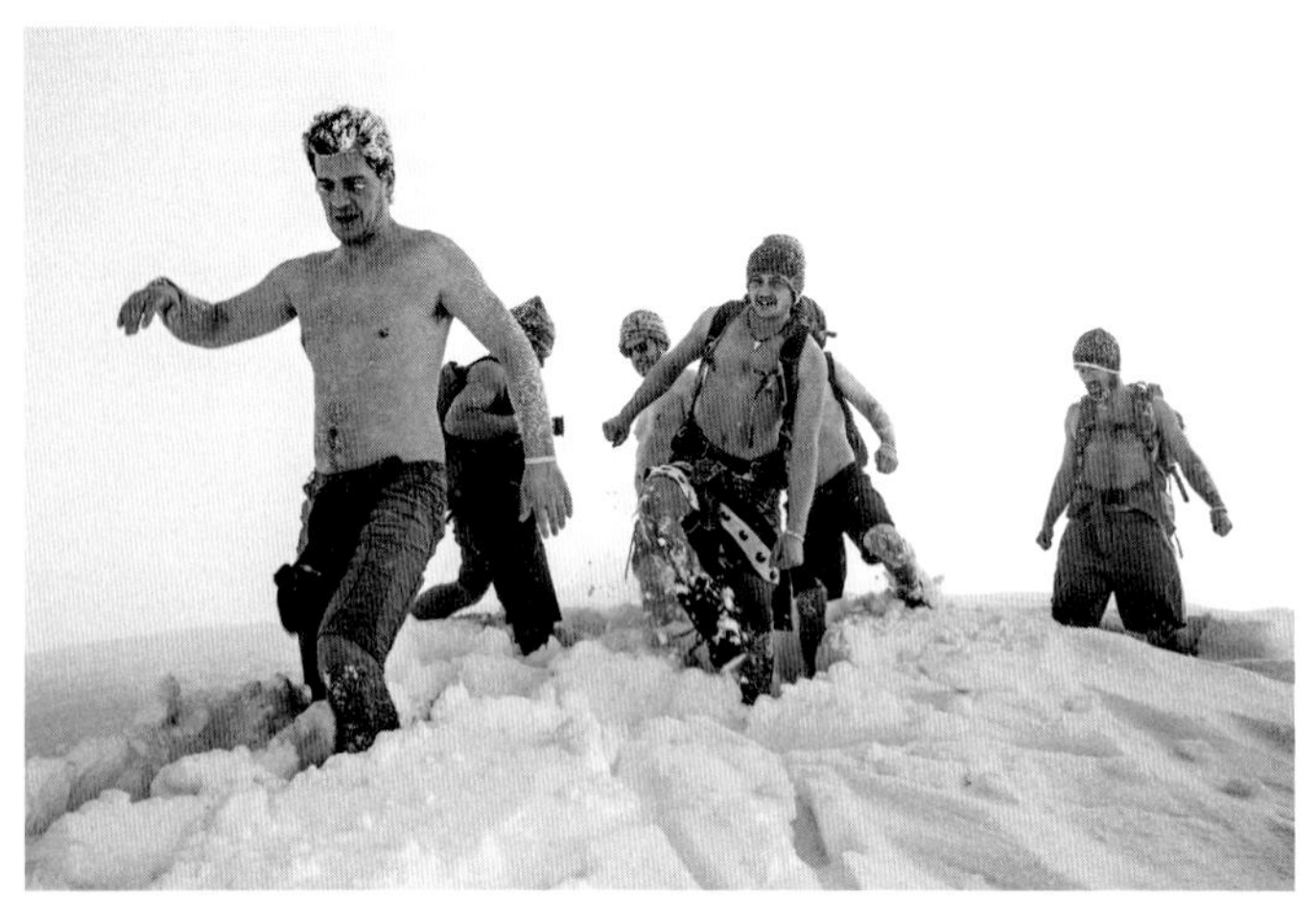

上半身裸で斜面を根気強く登った末にたどり着いたスニェシュカ山頂にて

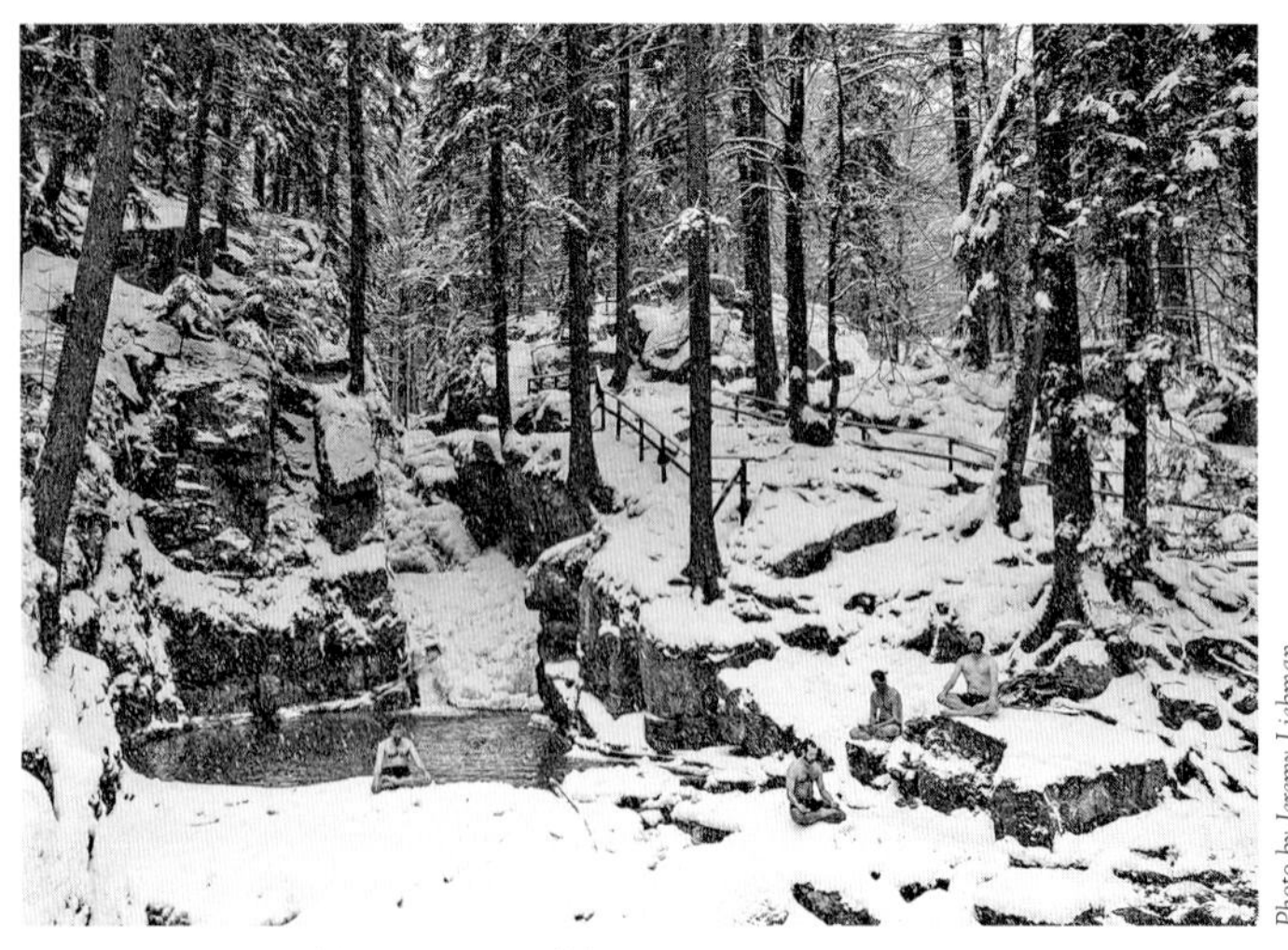

Photo by Jeremy Liebman

ポーランドの川岸で座禅を組むホフと著者、ほかの受講者たち。やがて体熱で周囲の雪が解ける。

Photo by Scott Carney

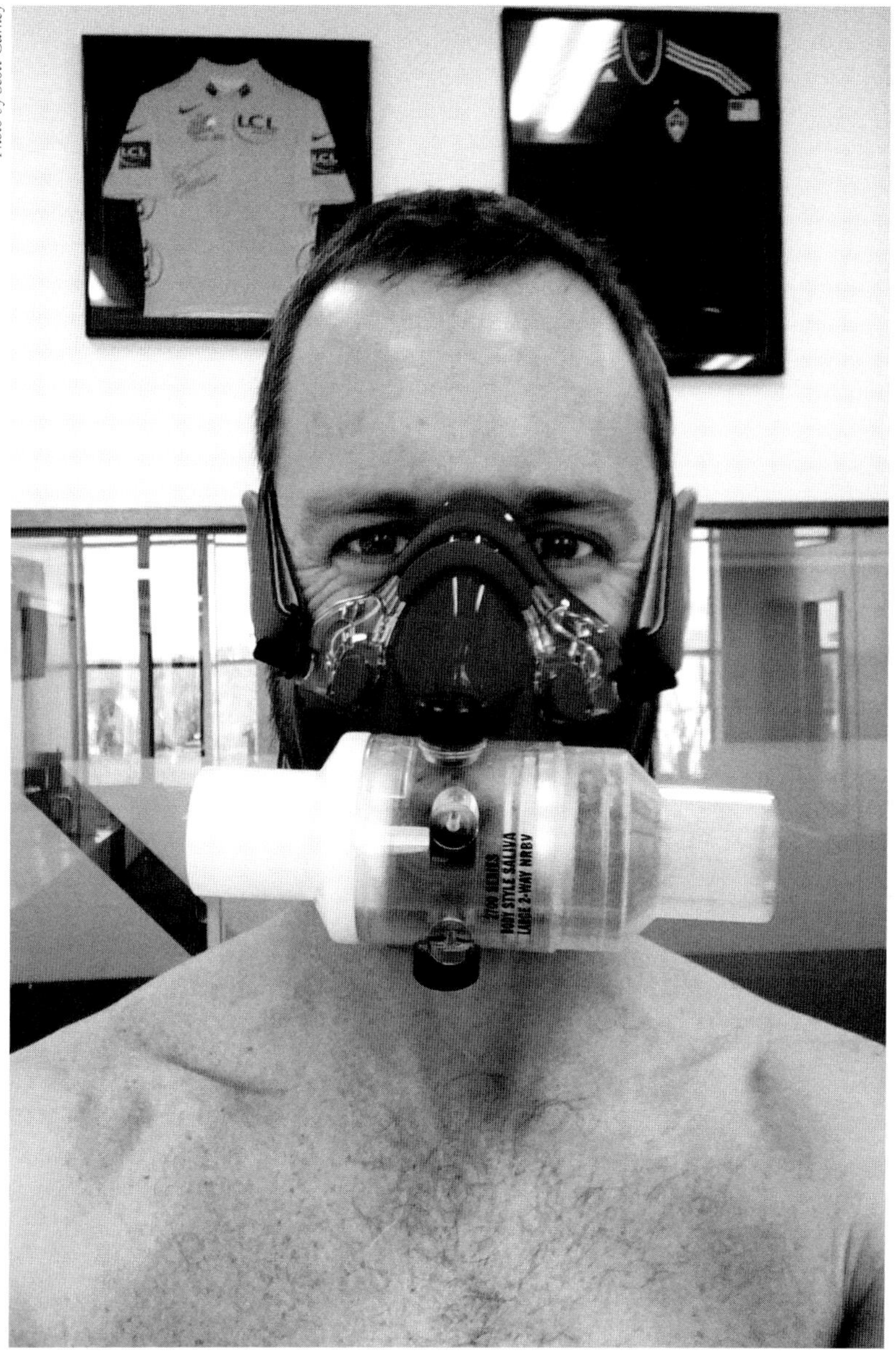

コロラド大学スポーツ医学パフォーマンスセンターで、炭水化物と脂肪の燃焼能力を調べるためにマスクを装着した著者

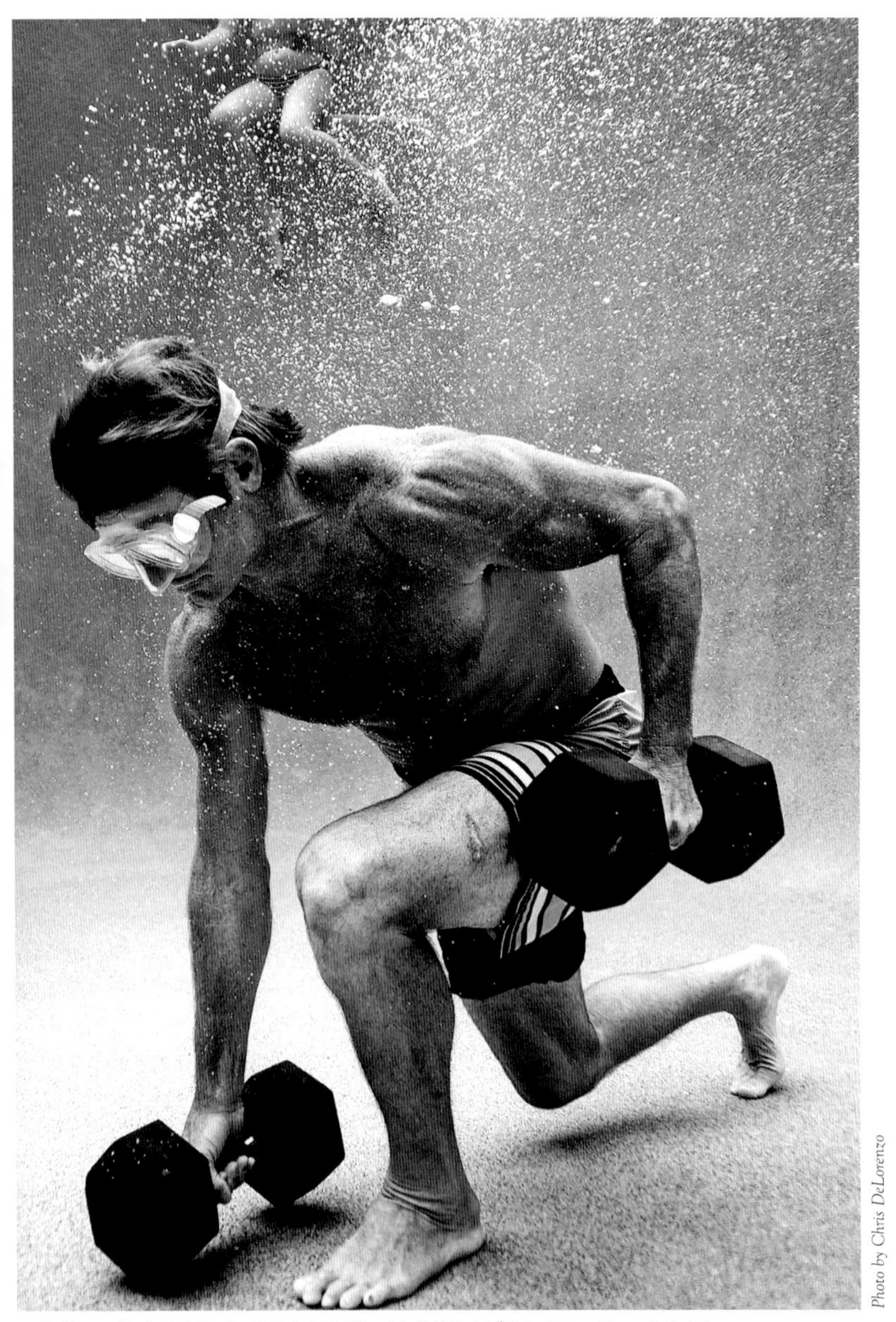

Photo by Chris DeLorenzo

マリブヒルズにある自宅プールの水中でダンベルを持ち上げるレイアード・ハミルトン

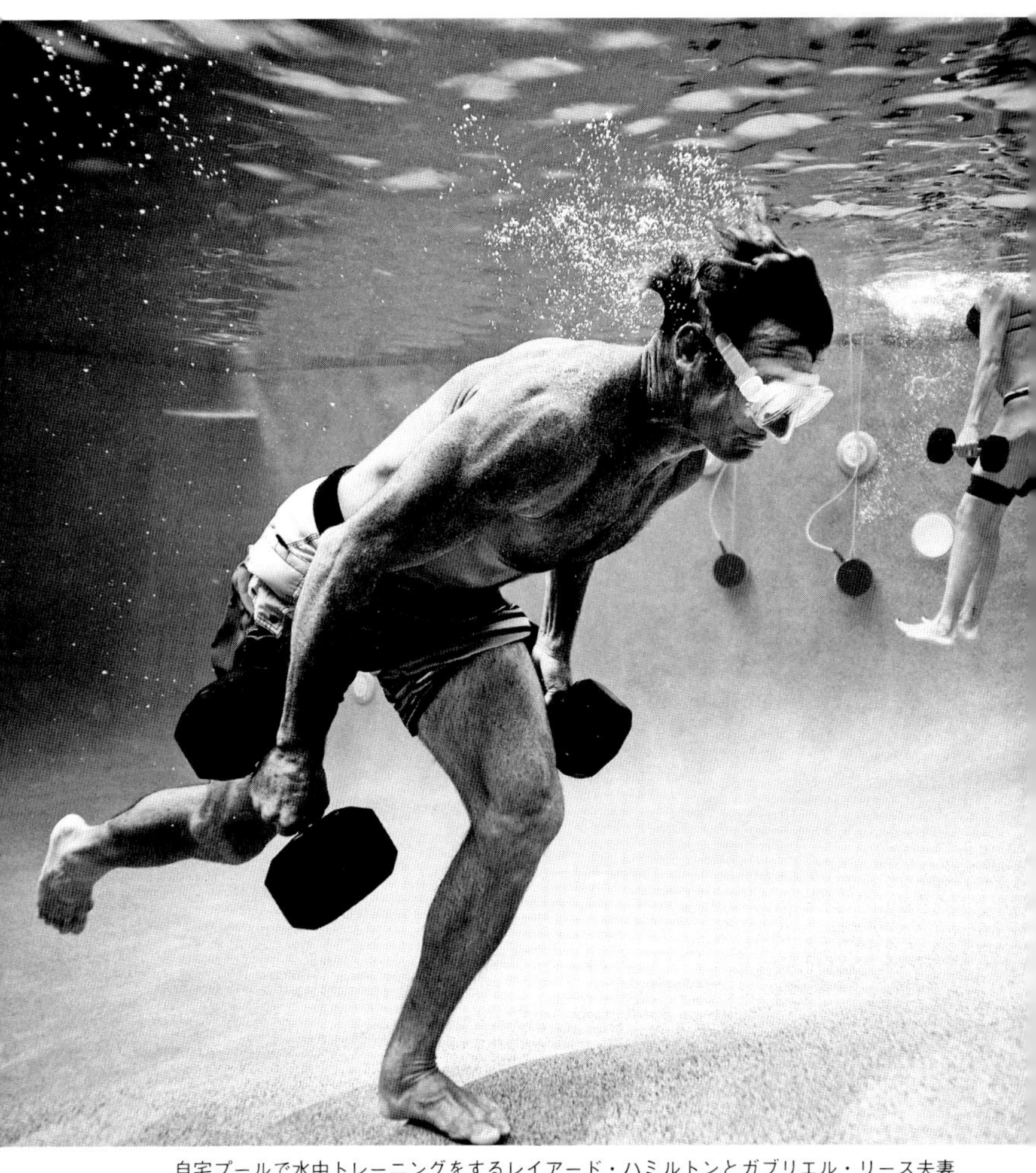

自宅プールで水中トレーニングをするレイアード・ハミルトンとガブリエル・リース夫妻

Photo by Chris DeLorenzo

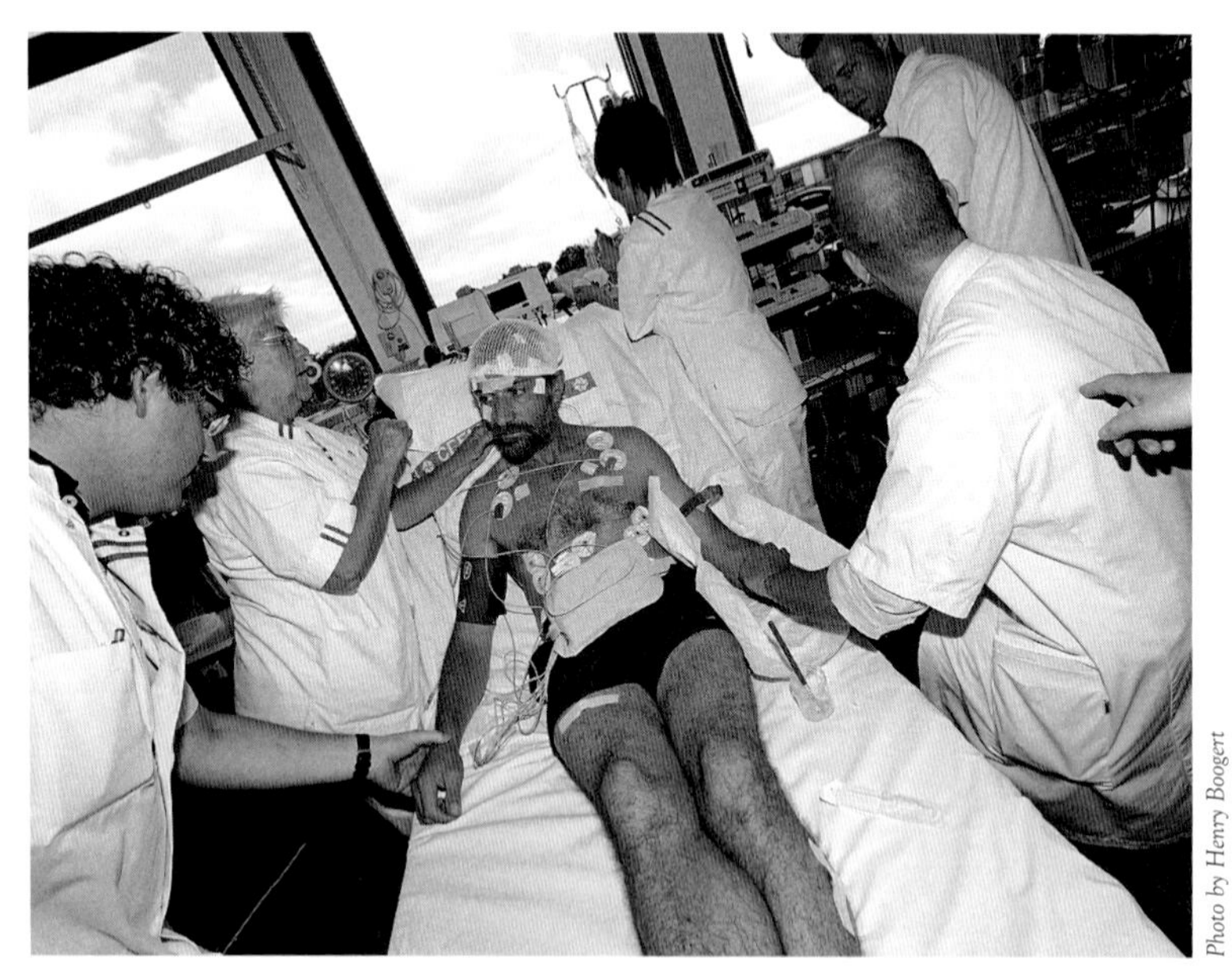

Photo by Henry Boogert

オランダのラドバウド大学でヴィム・ホフ(中央)にエンドトキシン注射の準備をする科学者マタイス・コックス(左端)とピーター・ピッカーズ(右端)。 自分の免疫システムを意識的に抑制できるというホフの主張を詳しく調べるのがねらいだ。

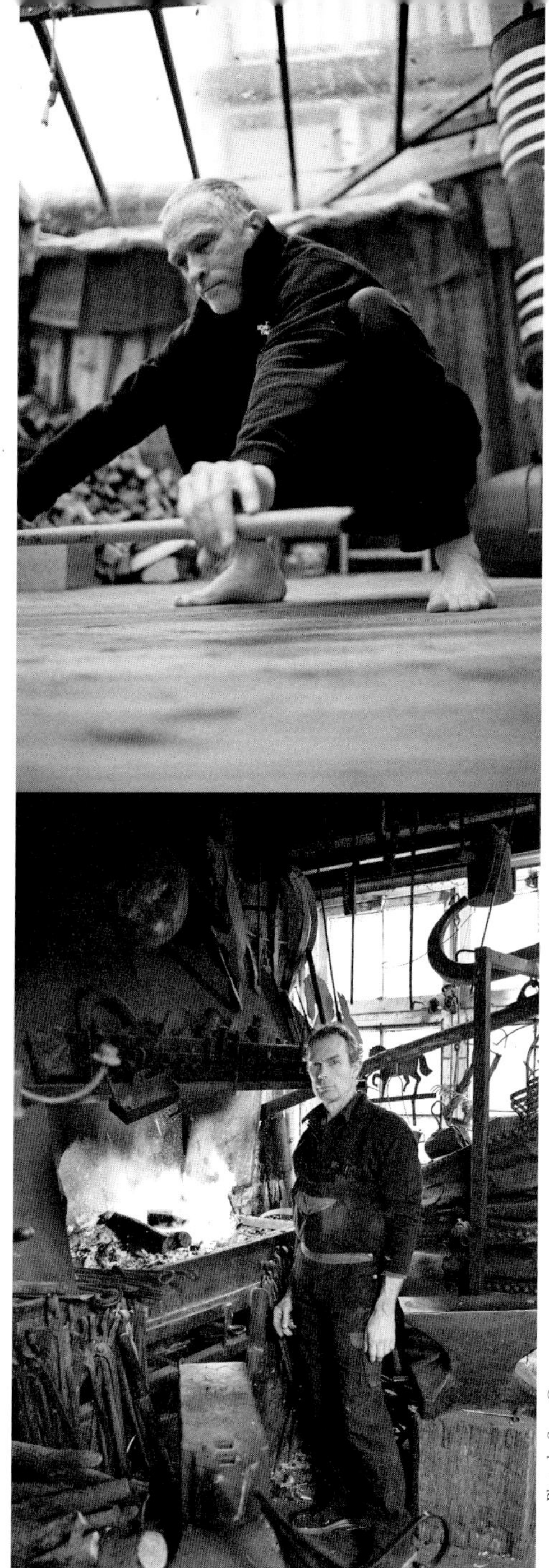

ハンス・スパーンスは十数年前からパーキンソン病を患っているが、ヴィム・ホフ・メソッドのおかげで薬の量を大幅に減らすことができていると主張する。写真は朝の日課にしている体操の前にスクワットしているところ。

ヘンク・ファン・デン・ベルフは体の自由が利かなくなるリウマチ性関節炎にかかり、一時は自宅で寝たきりになった。だが氷風呂と厳格な呼吸法を日課にして以来、症状は劇的に好転している。

Photo by Scott Carney

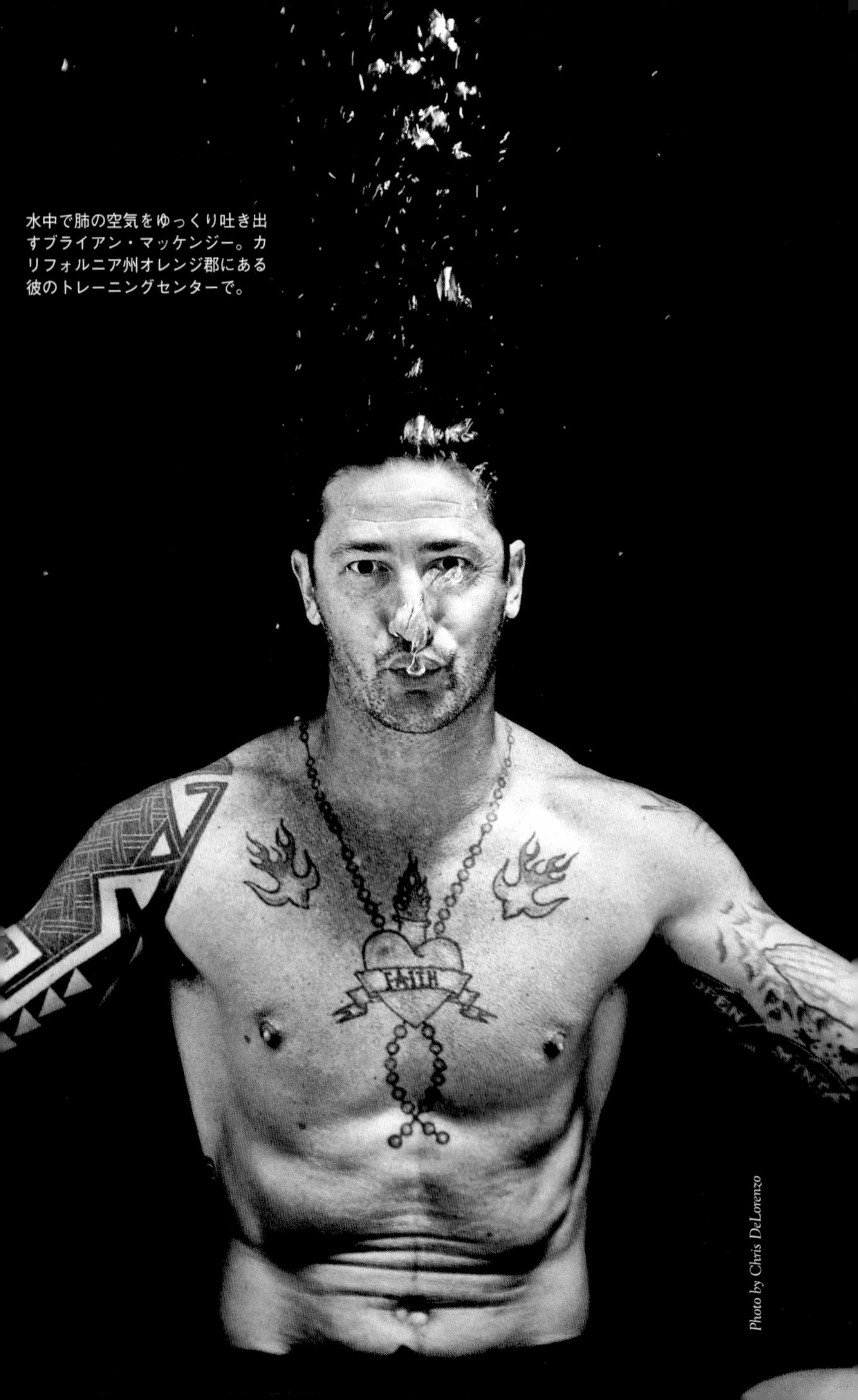

水中で肺の空気をゆっくり吐き出すブライアン・マッケンジー。カリフォルニア州オレンジ郡にある彼のトレーニングセンターで。

Photo by Chris DeLorenzo

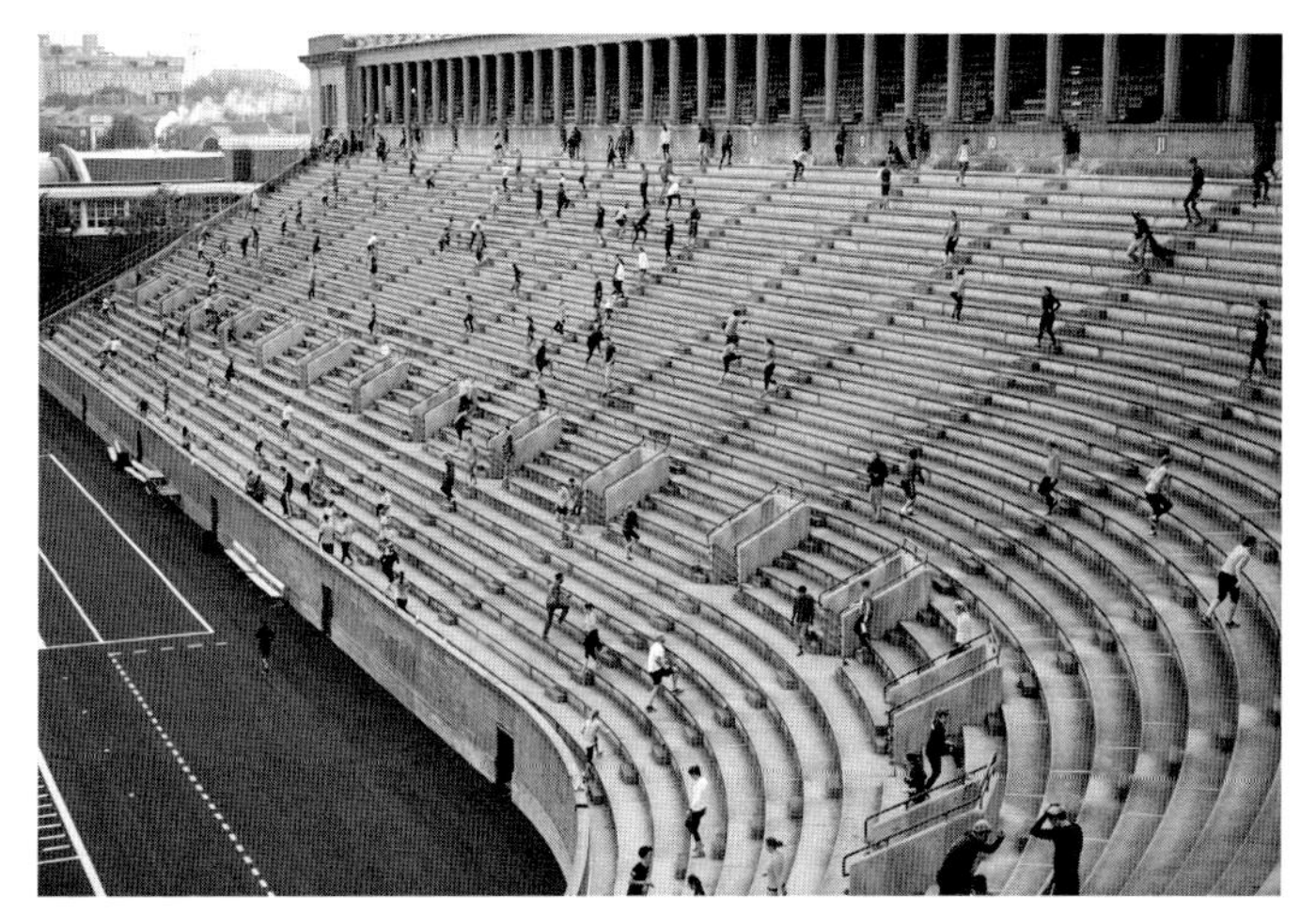

2015年10月、ハーヴァードスタジアムを占領するノヴェンバー・プロジェクト

Photo by Scott Carney

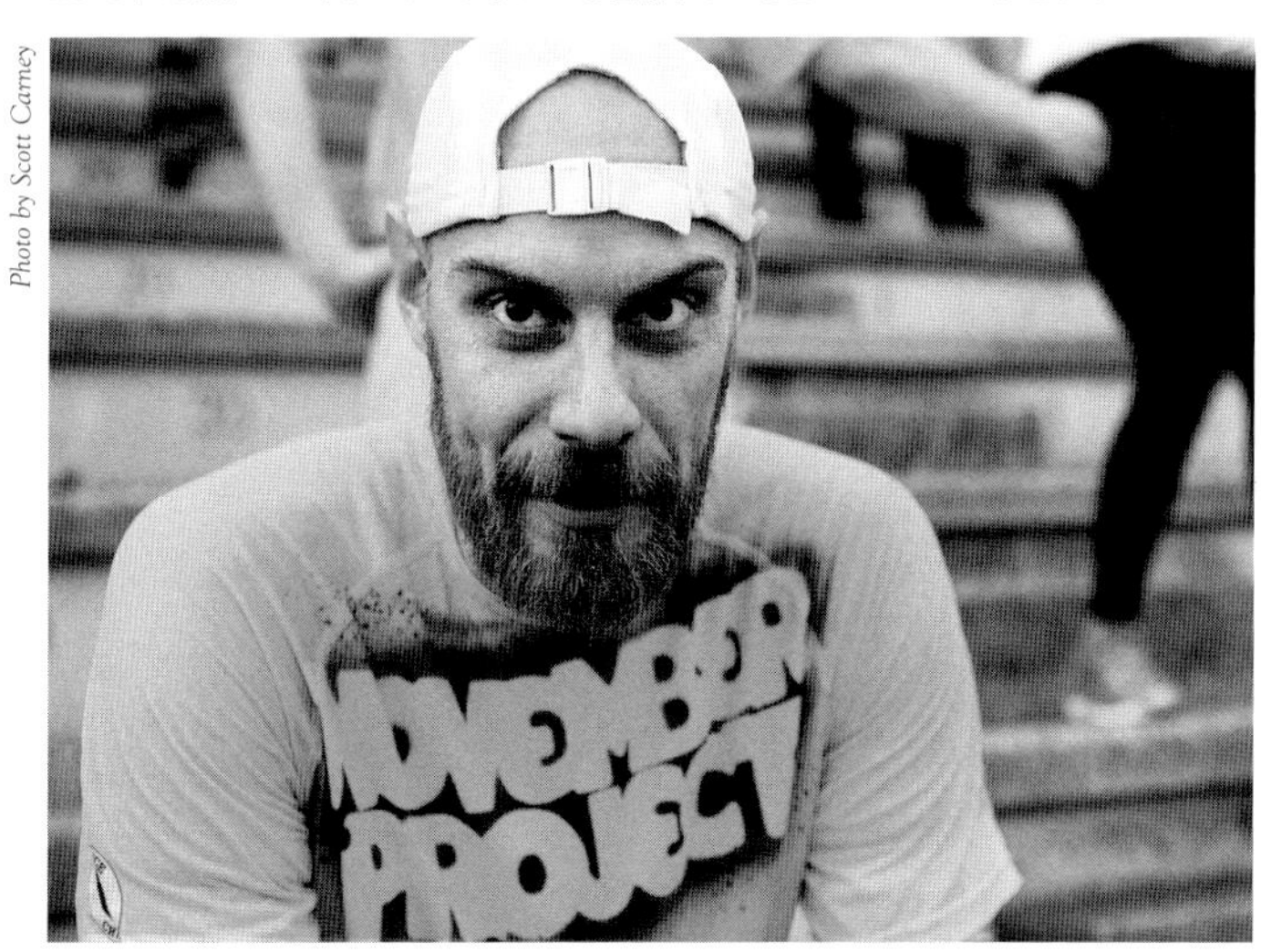

秋の集中ワークアウトを終えて休憩するノヴェンバー・
プロジェクトの共同創設者ボージャン・マンダリッチ

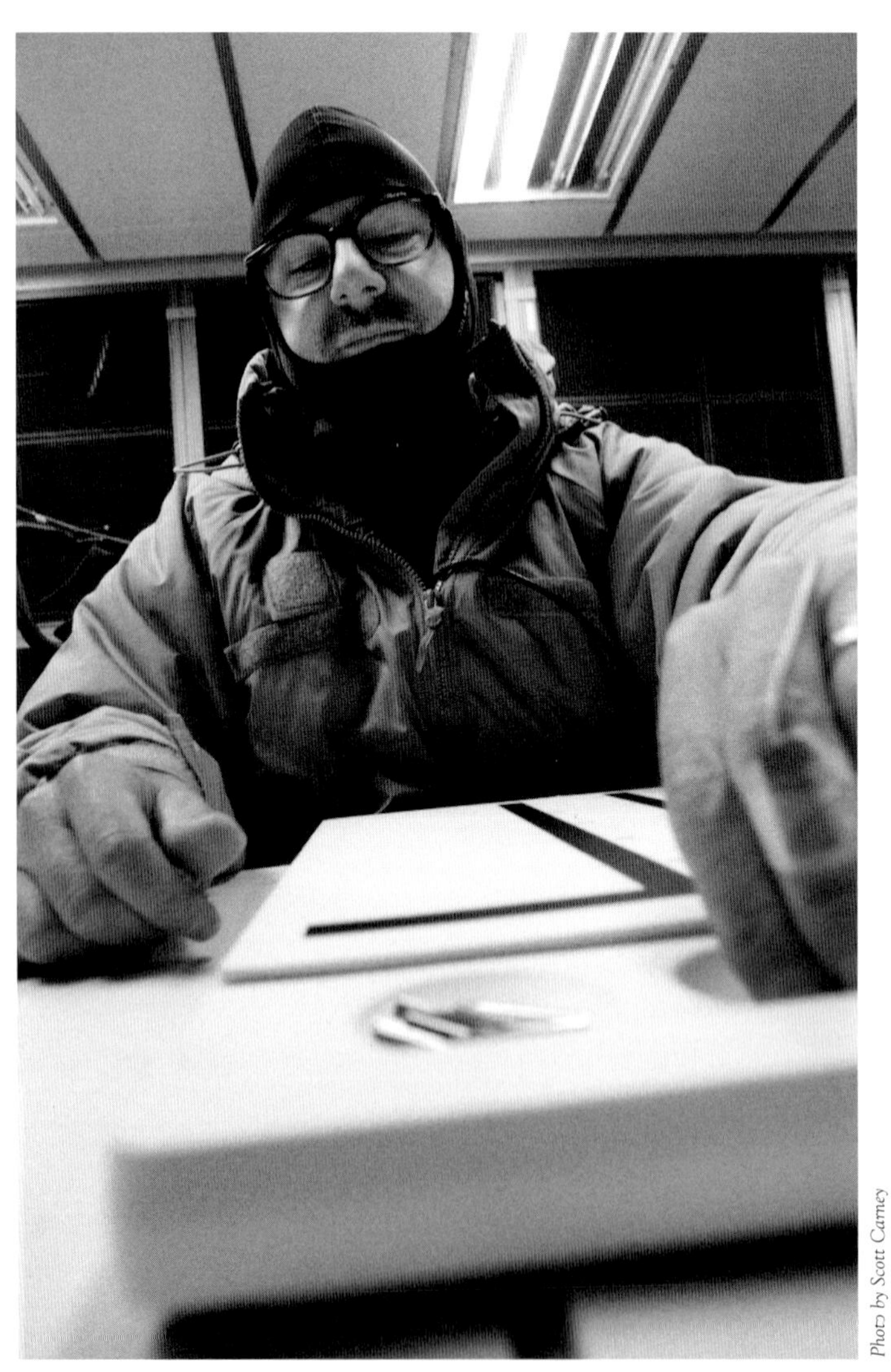

Photo by Scott Carney

軍の研究者ジョン・カステラーニ。マサチューセッツ州ナティックにあるUSARIEMで、目出し帽をかぶり、パーデュー・ペグボードを使って手先を器用に動かせるかどうかを調べているところ。

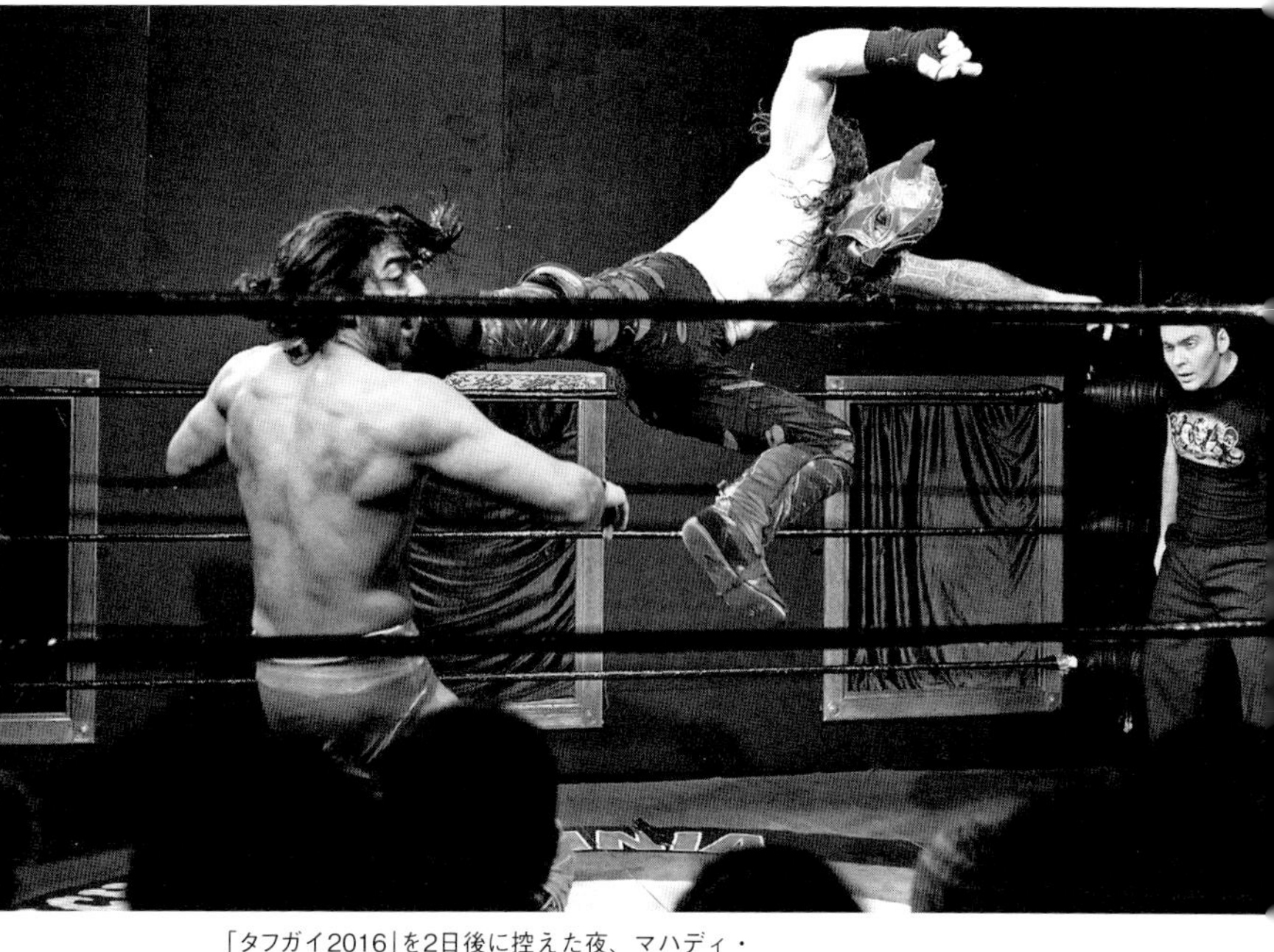

「タフガイ2016」を2日後に控えた夜、マハディ・マリクに跳び蹴りをお見舞いするエド・ゲームスター（「エル・ノルディコ」に扮している）

Photo by Niklas Halle'n

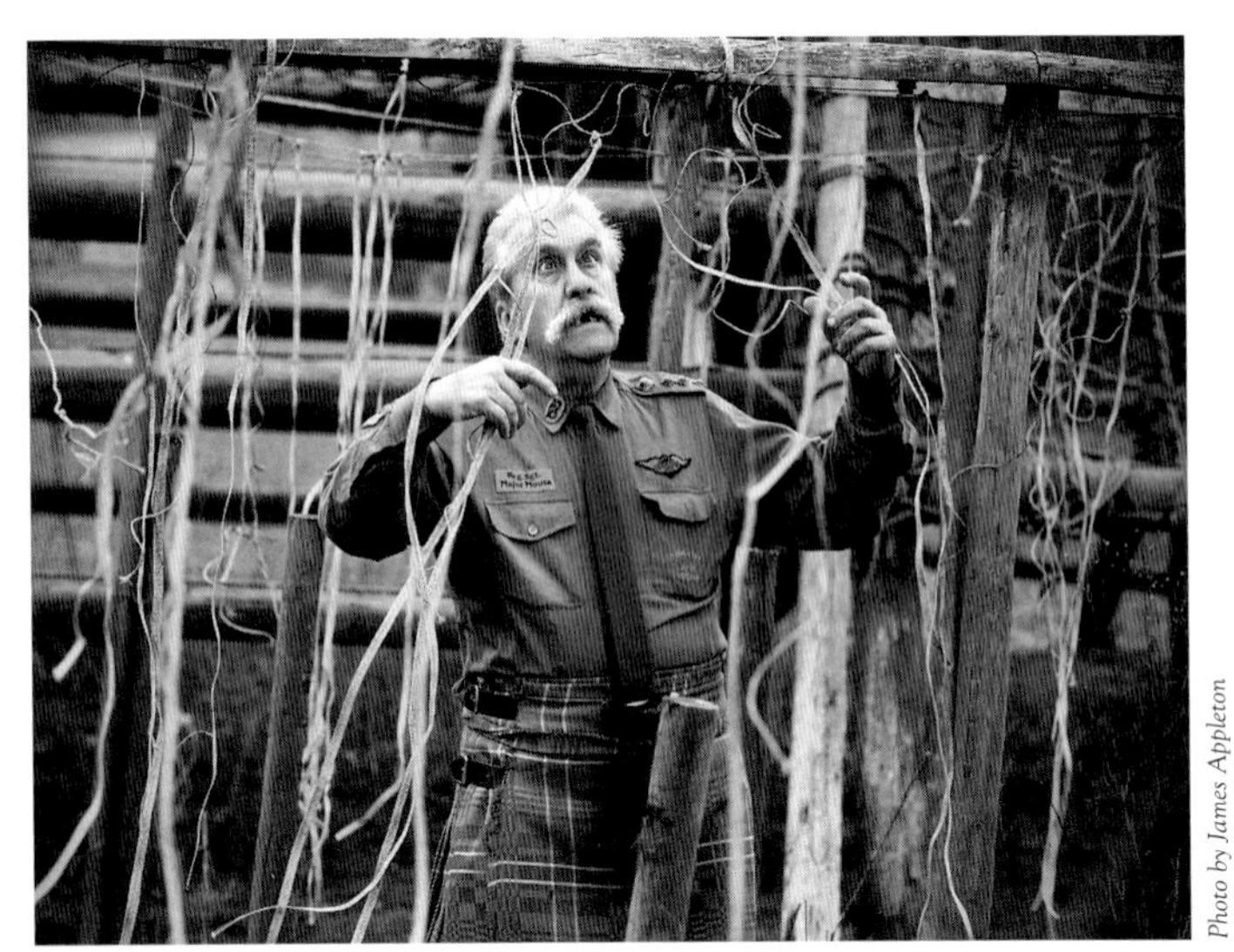

Photo by James Appleton

「タフガイ2016」のレース前に電気ワイヤーを点検するミスター・マウスことビリー・ウィルソン

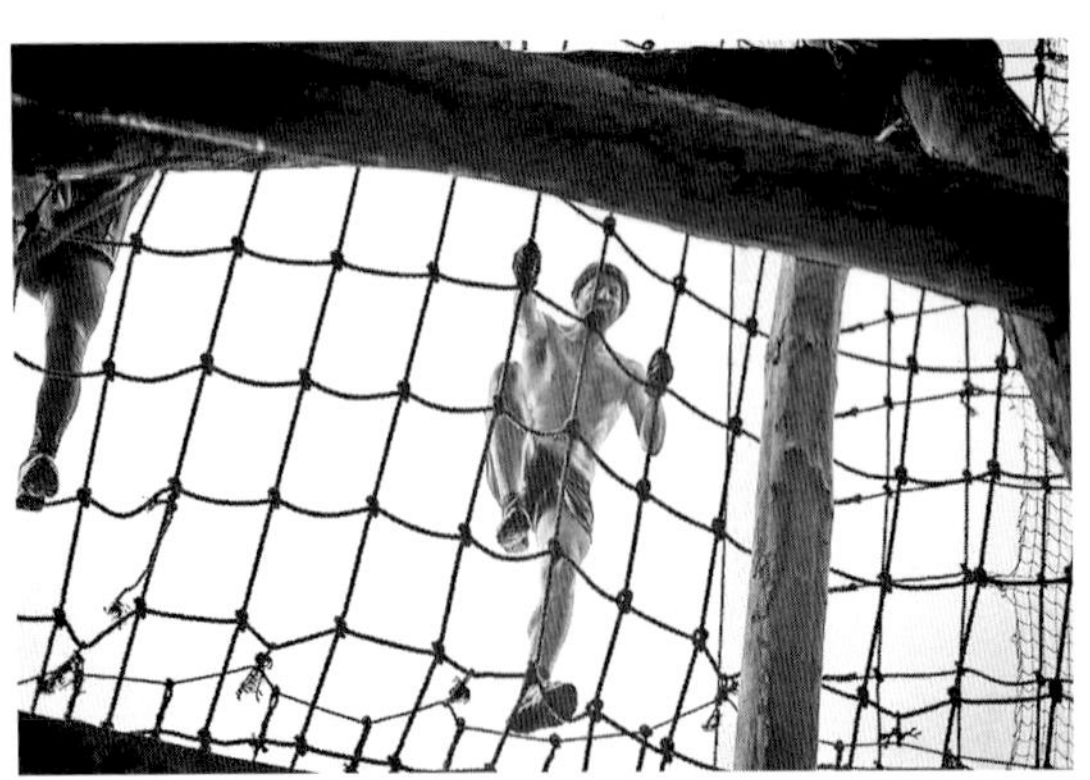

「タフガイ」レースで貨物用ネットを登る著者

Photo by James Appleton

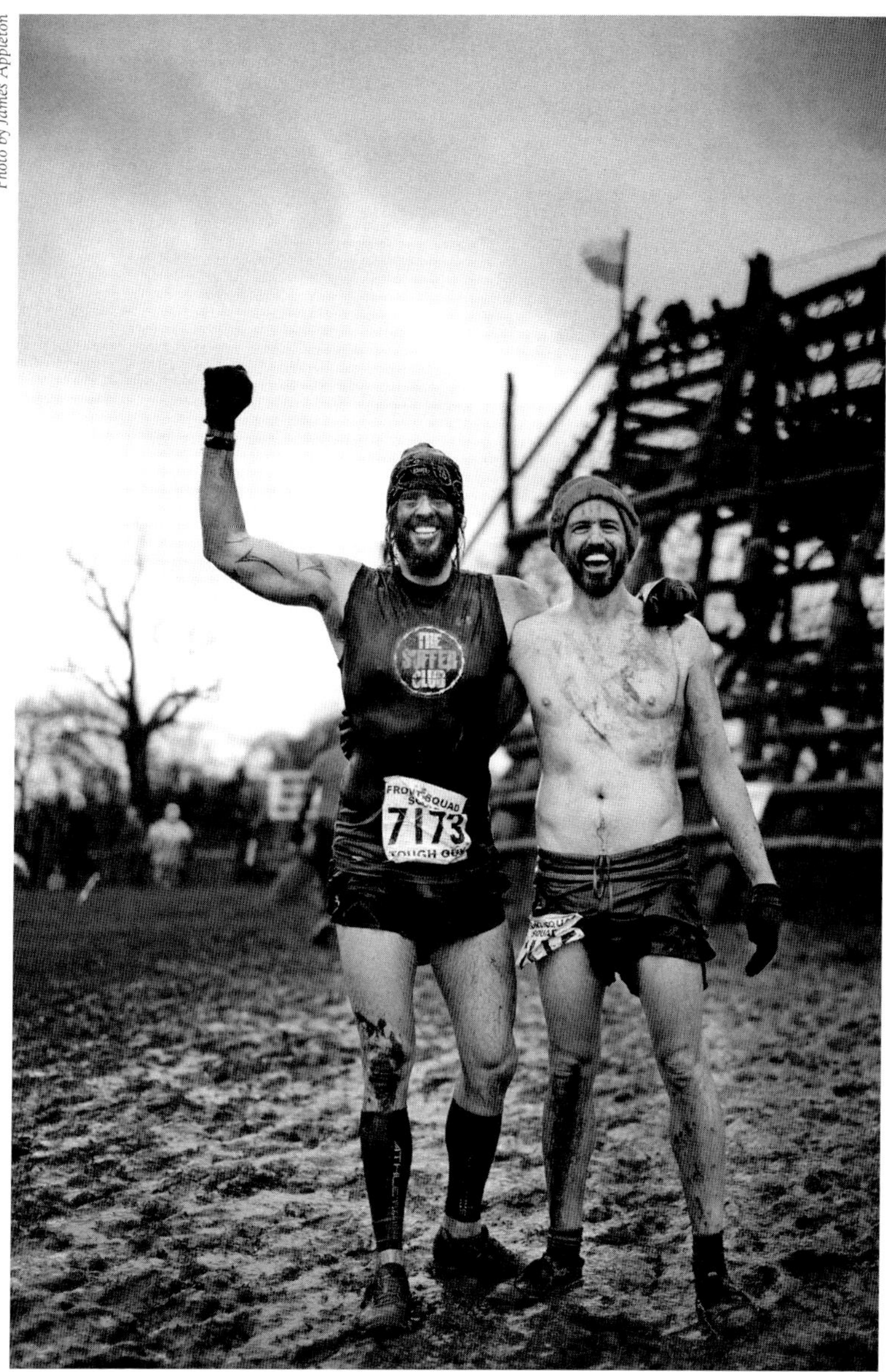

「タフガイ」レース中にカメラに向かってポーズをとる
映画プロデューサーのスコット・キニーリーと著者

MOUNT KILIMANJARO
CONGRATULATIONS
YOU ARE NOW AT
GILMAN'S POINT 5685M/18652Ft AMSL

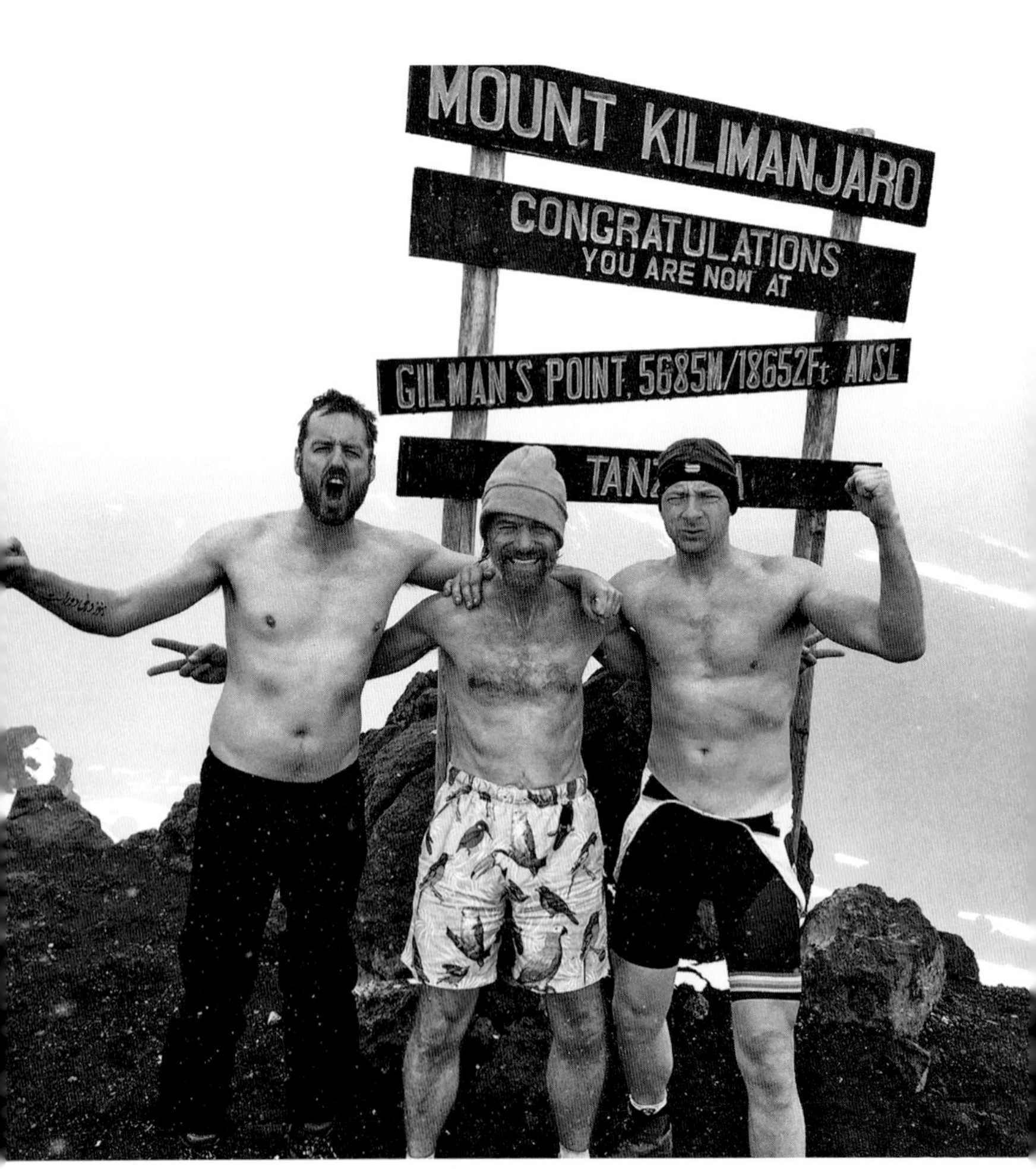

キリマンジャロ山のギルマンズポイントに立つ、（左から）著者、ヴィム・ホフ、デニス・ベルナールトス

Photo by: Salim Hamis Ngonye/Scott Carney

が大きすぎる。その部分は陸上でやるほうがいいとハミルトンは考えていた。

人は死んだらどうなるか、その究極の真実をハミルトンが突き止める必要があろうとなかろうと、自分よりも大きな存在を信じる気持ちがあればこそ、ハミルトンは水上での数々の冒険で生死にかかわりかねない状況をくぐり抜けてこられたのではないだろうか。オンラインで出回っている多くの動画で、豆粒大のハミルトンが船に曳かれて荒波の頂点に運ばれ、切り立つ波の壁の中に消えていくのをのぞき見て、それから自分が彼のサーフボードに立っているところを想像してみよう。あの波の圧倒的なエネルギーが、行く手にあるものすべてを途方もなく大きな自然の力にさらす。その力の前には人間の夢も目的も野心もすべて取るに足りない。こちらが生きようが死のうが波はお構いなしだ。自然の純然たる無慈悲さを受け入れることが、そもそもビッグウェーブに乗るカギなのだ。

プールでのエクササイズを終えた数時間後、マリブヒルズの海を見下ろすハミルトンの自宅の外に彼と二人で腰を下ろした。目を細めて遠くの嵐雲を見つめるハミルトンに私は尋ねた。波の中に落ちる前、命を落とす可能性に彼はどう向き合ったのか。

「波に乗るんだ。波を征服するんじゃなく」とハミルトンは言う。「生き延びるこつは相手のほうが上だと知ることさ」。自分のサーファーとしての功績は、自然と謙虚につながり、単に波に乗っているだけでなく実際はサーファーも波の一部だと気づいたおかげでもあるという。「波には始まりも終わりもない」とハミルトンは言った。「むしろ、サーフィンには時間を超越したようなところがあって、乗る波の一つ一つが永遠に続く波の一部だ。本当に優れたサーファーは海と通い合うものがあって、自然に最高の波に巡り合う。海と戦って打ち負かそうとするサーファーは海と通い合うものがなく、いい波も来ない」

それでも、ハミルトンが二〇〇〇年のミレニアムウェーブに乗って以降、チョープー礁で命を落とした五人が、海とつながっていなかったと言うのは当たらないだろう。サーフィン界では転覆やけがは当たり前で、ハミルトンは体に残る縫合痕が一〇〇〇に達した時点で数えるのをやめたほどだ。これまでに肋骨と指を骨折し、鼓膜が破れ、コースを外れたサーフボードの先端が頬骨に突き刺さったこともある。ということはつまり、ハミルトンも失敗の結果と無縁ではないわけだ。ハミルトンにとって成功するカギは、クラッシュする、あるいは死ぬ可能性さえ受け入れることだ。彼の挑戦はすべて、まず失敗したらどうなるかを考えることから始まる。それがサーフィン以外にも多くのことに使える成功の秘訣だと、ハミルトンは言った。どういう意味か、大まかに説明してくれるよう私は彼に頼んだ。

これからいよいよ波に乗ろうというとき、ハミルトンは自分がうまく波に乗る姿を思い浮かべるという。完璧な角度で波に入り、どんな抵抗する力が働こうと、それを乗り切る方法を見つける。後はとにかく「ためらわず、やれると信じる」そうだ。そのシンプルな信念だけで、たいていは無事に海岸にたどり着ける。だがそれ以外の場合も、こうした成功する考え方のおかげで、トラブルが起きたときにも前に進めるという。

手に負えない状況に陥ったと気づいたら、瞬時にどんな状況になるかを予測し、ダメージを最小限に抑える方法を考える。それが体を丸めることであれ、サーフボードからのダイブであれ、それ以外の、たまたま目の前に置かれた何であれ、コントロールのようなものを取り戻すチャンスは必ずやってくるとハミルトンは信じていた。それを待つに限る。逆巻く波も圧倒的な力も結局はただの力にすぎない。寄せては引くことを繰り返し、感情抜きで障害だけでなくチャンスももたらす。クラッシュの際は、水が全身に押し寄せ、自らの意思を主張する。激流にのまれ、四肢の自由は利かなくなる。水や岩や自分のサーフボードや流れてくるあらゆるものが体にぶつかる。こうした完全に無力になる瞬間、ハミルトンは抵抗せずリラックスする。嵐の真っただ中では自然の意思に委ねるほかない。殺されるか、手足の自由を失うか、放免されるかは自然次第だ。

混乱のさなかの禅は謙虚で、息を止めている数分間に刻々と進めることができる。ハミルトンの肺は焼けるように痛み、体は周囲の渦に痛めつけられるだろう。ハミルトンが言うには「でも、ある程度のところまで頑張れば、自分をとらえていた力がそのうち緩む。それまではチャンスが来ると信じて意識を冷静に保つ必要がある」。そして実際に力が緩んだら、体内にためていたエネルギーをすべて使って行動を起こす。そのとき闘争・逃走反応に身を任せるのだ。びっくり箱みたいにバネの力を利用し、体内のエネルギーを残らず振り絞ってふたたび生に向かって跳び出す。このやり方でこれまで無事に生還してきた。

成功するための四つのルール――コミットし、クラッシュし、身を委ね、脱出する――は人生のどんな失敗に対しても青写真になるとハミルトンは言った。四つのルールは、ハミルトンが普通なら生き延びられないものを生き延びることを可能にし、水の外でもあらゆる挑戦の指針となってきた。「新しいビジネスや新しいトレーニング法を始める前はいつもこの心構えで臨む」とハミルトンは言う。四つのルールを一つのくさびにして、意識と自律神経による無意識のコントロールとの間に打ち込むのだ。くさびは彼自身の本来の限界と、彼が周囲の世界に対して発揮し得るコントロールとを分ける。ハミルトンの考え方は、精神性をエクササイズおよび環境によるコンディションづくりと組み合わせていた。外部の人間なら全体論（ホーリズム）と呼ぶかもしれない。

こうした普遍の秩序に対する包括的解釈を耳にすると、私はときどき自分の懐疑的な見方を記事にせずにはいられなくなる。ハミルトンのような世界屈指のサーファーが、カリフォルニア州を舞台にしたペテンと一時的なエクササイズブームの御用達業者でもあるのだろうか。ハミルトンが成功した理由をよりシンプルに説明すれば、結局、西海岸で最高のトレーニング施設が使えて、彼が死をものともしない芸当に挑み、そのたびに生き延びてきたからだといえるかもしれない。しかし、科学的な解釈と主張も全体論的解釈と同じくらい謎めいている。そして全体論的世界と科学的世界がいかに衝突してきたかを例示するのに、最近の褐色脂肪研究のゴールドラッシュにまさるものはない。

7 手榴弾で蚊をたたく

過去数百年、手軽なカロリー摂取や空調、加工食品の普及は、肥満の世界的な蔓延と糖尿病の急増を招いてきた。アメリカだけで糖尿病は年間医療費全体の二四五〇億ドルを占める。アメリカでは国民の三五パーセント近くが肥満で、アメリカ以外でも状況はたいして変わらない。アメリカを除く世界の人口の三九パーセントが医学的に太り過ぎだ。(*) 私たちは短期集中ダイエットに大金をつぎ込み、それがうまくいかなければ腎臓移植や透析にさらに何十億ドルもつぎ込むはめになる。この危機を食い止めるため、私たちはありとあらゆる方法を試みてきた――脂肪の吸収を抑える薬を発明することから、代謝を促進するアンフェタミン、さらにわざとサナダムシを寄生させる方法まで。にもかかわらず、そのどれ一つとして人類の胴回りの着実な拡大ペースを鈍化させられずにいる。

二〇一一年、ハーヴァード大学の研究者らが、褐色脂肪は人類の進化の過去にしまい込まれた単な

(*) 医学的には「太り過ぎ」は体格指数(BMI=体重〔キログラム〕÷身長〔メートル〕の二乗)二五以上と定義されている。BMI三〇以上は肥満と見なされる。

る退化した組織ではなく、人間なら誰もが作り出して使用する可能性を秘めていることを突き止めた。それは暗く容赦ない蔓延のさなかに差し込んだ、一筋の希望の光だった。それから一年足らずで、米国立衛生研究所（ＮＩＨ）が新たな研究指示を出して、褐色脂肪組織（ＢＡＴ）の基本的メカニズムに関する基礎研究への資金援助を命じた。研究の長期目標は、実際に誰かを寒さにさらすことなく褐色脂肪のあらゆる特性を最大化する薬をつくり出すことだった。アメリカ人のほとんど座りっぱなしの生活はそのままで、ＢＡＴの脂肪を吸収する特性を活性化する新薬が開発できれば、その製薬会社は公共の利益に大いに貢献し得るだけでなく、その過程で巨額の利益を上げることになるだろう。かくして特効薬開発競争が幕を開けた。

最初の課題はＢＡＴのメカニズムを正確に理解することだった。ＢＡＴが人間の体内にも存在するとわかったのは最近で、基本的なメカニズムについてはまだはっきりしない部分もある。それでも大まかな仕組みはかなり単純なようだ。皮膚の神経細胞が寒さを感知すると、寒いという化学信号がニューロンを伝わって脳にある自律神経の中枢に届き、そこから体を温める準備をするようメッセージが送られる。脳がこの情報に対処する選択肢はいくつかある。信号を無視し、体内に蓄積された白色脂肪で十分保温できると判断して深刻な脅威を認識しないため、何もしない可能性。あるいは、さまざまな筋肉の震えを引き起こし、自動的に体を温める可能性。もしくは、代謝を強化し、褐色脂肪に指示して体内に蓄積された白色脂肪を吸収・燃焼させ、熱エネルギーを生み出させる可能性。それから、以上三つすべてを組み合わせる可能性もある。

感覚神経が信号を脳に伝えるので、このメカニズムには意識的な部分もある。人は寒さを肌寒さとして認識し、その結果、意識が自律的意思決定に優先して、何かエクササイズを始めたり、温度自動調節器の設定温度を上げたり、服をさらに着込んだりするかもしれない。何が起きても、もっとも微小なレベルでは、信号と感覚はすべてホルモンと神経伝達物質の連鎖的な分泌に細分化されて皮膚の神経から脳まで達し、何らかの方法で体を温めようとする。理屈の上では、脳がこの伝達経路を使って送り出す、BATを活性化する神経伝達物質に似た薬を開発すれば、褐色脂肪の活性化プロセスを短縮できる。錠剤を服用するか注射を打つだけで、寒くて不快な思いをいっさいせずに、通常の白色脂肪を燃やすことができる。

厄介なのは、神経伝達物質と伝達経路の正しい場所を特定することだ。ボストンのある企業は白色脂肪細胞を褐色に変える特殊な幹細胞株を作成し、受動的な熱産生を促すのに十分なBATを患者の体内に作り出すことをめざしている。ヒューストンの某企業は、開発中の新薬が正しい神経伝達物質をまねてBATを作動させる可能性を秘めていると確信している。サンフランシスコのベイエリアの研究者たちは、どんなプロセスによってかはまだわかっていないが、一定の環境条件下で体が白色脂肪を「ベージュ」(カーキ色を思い浮かべるといい)に変えることを突き止めた。

最近の成功のなかにはとくに驚くべきものもある。ベイラー医科大学のケヴィン・フィリップス助教(分子細胞生物学)は、齧歯類が冬眠の準備で体に蓄積された白色脂肪を褐色脂肪に変える特殊な能力を持つ理由について考察した。フィリップスらの研究チームは、人間は甲状腺の活動が過剰になれば暑さに弱くなり、逆に活動が低下すれば寒さに敏感になることを踏まえて、褐色脂肪を活性化するカギは甲状腺そのものにあるのではないかと考えた。そこで褐色脂肪内のタンパク質UCP1の生成を促進する合成甲状腺ホルモン、GC-1を作成した。UCP1はBATが白色脂肪細胞を分解して熱に変えられるようにする決め手となる。フィリップスは遺伝子操作によって肥満になるようプロ

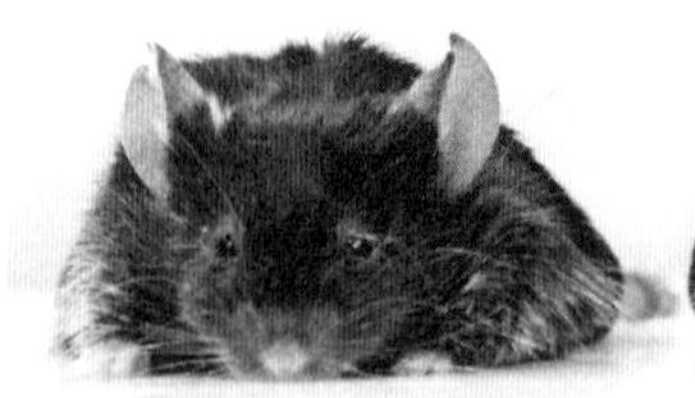
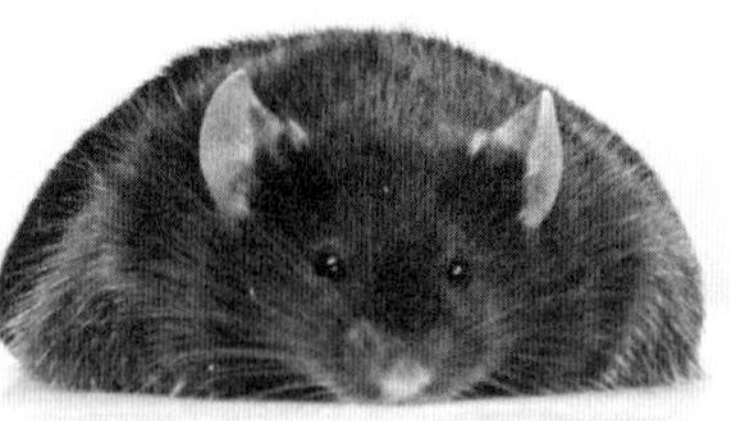

Photo by Kevin Phillips

この遺伝子的にはまったく同じ２匹は、寒い部屋に数日間置かれていた。左のマウスは褐色脂肪の生成と活性化を促進する薬GC-1 を投与された。右のマウスは比較実験のための対照群。実験結果は、褐色脂肪が減量促進のカギであることを示している。

グラムしたマウスを見つけて（科学研究の場ではどんな状態のマウスでもオーダーメードで簡単に手に入るらしい）、その半数にGC−1を注射する実験を行った。二〇日後、GC−1を注射したグループは白色脂肪が半分近く減少し、注射しなかったグループは実際には体重が増加した。変化を示すため、フィリップスはオンライン科学誌『セル・リポーツ』二〇一五年十一月号に二匹のマウスの写真を掲載した。一匹は悲しげな様子の丸々とした毛の塊で、腹部が白いテーブルに広がっており、隣のもう一匹はその半分の大きさだった。

ＢＡＴが活性化したマウスは、驚くほど体重が減少したのに加えて寒さにも強かったが、そうでないマウスは違った。フィリップスは耐寒性試験で二つのグループを四度に温度設定した冷凍ケージに入れて体温を測定した。八時間後、肥満グループの深部体温は低下して命にかかわる低体温症の状態になった。一方、GC−1を投与したグループは一五時間経ってもまったく消耗した様子は見られなかった。フィリップスは結果を『セル・リポーツ』に発表。これで褐色脂肪の強力なエネルギーを詰め込んだシンプルな特効薬ができるかもしれないと、主流メディアは大々的に報じた。フィリップスはまずヒト以外の霊長類で追跡研究を行い、それが成功すれば人間で研究する予定だ。

将来、薬で肉体改造（ボディーハック）して褐色脂肪を大量に作らせることが可能になるかもしれないが、それを現代病に対する解決策と言い切るのはまだ早い。どんな薬も、たとえ世界屈指の研究者らが慎重に設計したものであっても、不器用で特定の細胞だけに作用するのが関の山だ。神経システムの伝達チェーンは少しパズルのピースに似た仕組みで、ニューロンが隣のニューロンとの隙間（シナプス）に特殊な化学物質を分泌して隣のニューロンを活性化する。このプロセスが鍵穴（受容体）と鍵（伝達物質）の完璧な組み合わせで何百万回も繰り返されて、既定の生物学的プロセスを活性化する。薬というのはこの「鍵」の形を正確に再現した合成ホルモンを全身に行き渡らせて、伝達チェーンを改造しようとする。問題は、伝達チェーンのねらった場所にピンポイントで入るわけではないという点だ。残念ながら、体内の受容体とそれに対応する形の数は限られていて、そのため、たとえば褐色脂肪を活性化するタンパク質が体の別の部位では大きく異なるプロセスで重要な働きをする可能性もある。通常は化学物質が不足しても、経路は分かれていて個別に活性化されるので問題ない。しかし、薬によって本来は血液中に存在しない分子が行き渡れば、どんな結果になるかわからない。たしかに、BAT経路上の正確な場所を見つける可能性はあるが、違う場所に結びついて、その過程で混乱を引き起こすおそれもある。言い換えれば、どの薬にも副作用の可能性はつきまとう。薬によるアプローチは蚊をたたくのに手榴弾を使うようなものだ。たしかに蚊は殺せるが、蚊のほかにも何が爆発の巻き添えを食うかわからない。

研究者たちは実験と臨床試験を通じて副作用を最小限に抑えるか、なくそうとしている。それでも、製薬市場に関する医学文献を何かしら読んだことがあればわかるとおり、想定外の反応が起きる可能性は常につきまとう。

だが、薬でBATを活性化する方法が期待外れに終わりかねない原因はほかにもあり、やはりほとんどの実験室での研究と人間が実際に経験することの複雑さとの根本的なギャップがからんでいる。生物は感覚を通して世界を認識する。私たちは圧力、寒さ、痛み、温かさを感じる。ものを見たり聞いたりすることができ、こうした感覚は周囲の世界を頭で判断するのに役立つ。しかし医学的に見れば、これらの感覚を具体的に特定する方法はない。顕微鏡や探針(プローブ)で思考に触れたり痛みを突っつくことができないのと同じで、今のところ科学的手法では頭と体のギャップを埋めることはできない。

著述家でもあるテキサス大学のゲイラン・ストローソン教授(哲学)が二〇一六年五月の『ニューヨーク・タイムズ』への寄稿で鋭く指摘したように、一七一四年にはすでにドイツの哲学者ゴットフリート・ヴィルヘルム・ライプニッツがこのギャップを非常に鮮やかに説明した。意識とは「機械的法則、すなわち形状や動きでは説明できない」とライプニッツは書いている。「考え、感じ、意識することのできる構造になっている機械があるとする。その機械が大きくなり、人間が中に入れるようになったとしよう。中に入れば、部品が押し合っているのが見えるだけだろう――意識のある状態を説明できるものは何も見つかるまい」

科学的手法は感覚と思考を化学信号および身体的プロセスと同一視する。この手の還元主義は経験に意味を持たせることをほぼ不可能にする。さらに、単一の孤立した神経経路をクローズアップするせいで、身体的相互作用と環境との組み合わせが生物学的な全体図を生み出す点を見落としがちだ。フィリップスの研究でわかったように、甲状腺は間違いなく人間が周囲の温度とどう作用し合うかに関係している。寒さは褐色脂肪生成の引き金になり得るが、ほかにも、そのときに適切と思われる生物学的戦略に応じて、数多くの反応を全身でスタートさせることができる。言い換えれば、褐色脂肪を増やす薬に副作用がないとしても、褐色脂肪の生成だけが寒さに身をさらすメリットだと考える理由はない。

オランダのマーストリヒト大学のウーター・ファン・マルケン・リヒテンベルト教授（エネルギー論・健康学）は、人間がさまざまな環境にどう適応するかという問題を科学的に究明しようとしてきた。私は彼に連絡をとろうとしていたが、なかなかスケジュールが合わなかった。数カ月後にようやく携帯電話で、接続が途切れがちながらもつかまえたとき、彼は自宅から自転車で研究室に通勤しているところだった。ハイウェイの高架下のどこかで止まったらしく、電話越しにブレーキのきしむ音が聞こえた。「今、洞窟だ、嘘じゃない」。彼はそう言って暗闇の奥をのぞき込んだ。「コウモリもいるらしい」。ぴったりのロケーションだった。オランダは冬で、彼の周りにいるコウモリたちは冬眠の真っ最中だった。コウモリなどの小動物は、冬の間エネルギーを温存するため、体を震わせるのではなく白色脂肪を燃焼させて体温を保つ。「身震い以外の熱産生方法に関心を持って一〇年近く、少なくともそれだけの時間をかけて代謝エネルギーを薬にする方法を探してきた」とファン・マルケン・リヒテンベルトは言った。

彼の研究のねらいは、環境が体をどう変えるかを理解することだ。製薬会社は特定の身体的プロセスに的を絞って特定の急性疾患を治療するよう微調整できるかもしれないが、ファン・マルケン・リヒテンベルトは糖尿病と肥満の二重の蔓延を熱力学の観点でとらえている。どちらも体にエネルギーがあり余っているせいで起きる。あるシステムに余計なエネルギーがあれば、そのシステムはうまく機能しなくなる。物理学の問題なのだ。それを解決する方法は実は三つしかない。体内に入ってくるエネルギーの量を減らすか、体のエネルギー吸収率を下げるか、逆にエネルギー消費率を上げるかだ。ほとんどのダイエット法は最初の方法に沿っている。体重を減らすには、食べる量を大幅に減らすだけでいいというわけだ。方程式のインプット側を変えれば短期的にはある程度うまくいくだろうが、たいていはカロリー制限に苦労し、しばらくするとリバウンドするはめになりがちだ。いくつかの薬は第二の方法に沿っており、体が実際に食べたものを処理する効率を変える。一九二〇年代、さまざまな雑誌がサナダムシを飲み込んで寄生させる方法を売り込んだ。サナダムシの助けを借りれば、食べたいものを好きなだけ食べても減量できるというわけだ。しかし寄生虫は人間の最良の友ではなく、この方法は往々にして重い貧血や栄養失調を招いた。サナダムシダイエットと同じ発想で最近登場したのがゼニカルという薬だ。ゼニカルは食事で摂取する脂肪の吸収率を人工的に制限する。ビル・クリントンが大統領になってからビッグマックをどか食いした後に実行したとされるダイエット方法だ。この薬は吸収できるカロリーの量を制限するには効果的だが、ひどい副作用が一つある。余分なエネルギーはすべて即座に油分たっぷりの老廃物と化すのだ。具体的に言えば、ほんの少しの脂肪分で、いちばん近いトイレめがけてよろめきながらダッシュするはめになる。最後の選択肢はもちろん代謝を上げることで、そのためには運動と寒さに体を慣らしていくことを組み合わせるのがいちばんだとファン・マルケン・リヒテンベルトは考えている。

糖尿病はいわば血液中の糖分の量に体が対処できない状態だ。血糖値が上昇すれば、健康な人の場合はインシュリンの生成量が増えて上昇を抑える。しかし2型糖尿病の患者はインシュリンに抵抗性ができて血糖値が上昇する。この糖分過多の状態は体内で混乱を引き起こす。手足は腫れ上がり、潰瘍性の病変ができ、末端部分が麻痺し、最終的には腎臓がやられる。医師たちが「砂糖の癌」と呼ぶ病気だ。二〇一五年、ファン・マルケン・リヒテンベルトは五十代後半で太り過ぎの2型糖尿病の男性患者八人を探し、短期間の寒冷刺激が体をどう変えるかを調べた。男性たちは短パン姿で寒い部屋に座った。室温は約一四度、震えがきてどうしようもなくなる気温をわずかに上回る程度だった。寒い部屋で一日六時間、連続一〇日間過ごし、その間のインシュリンの生成と血中濃度を医師がモニターした。研究の最後に、患者たちの褐色脂肪のレベルをPET／CTスキャンを使って測定。案の定、終了時の糖代謝は大幅に向上していた――寒さによって血液中の糖分を処理する効率が実験開始時より四三パーセント向上したのだ。

言い換えれば、寒さに身をさらすことによって糖尿病の症状が二週間足らずでほぼなくなったわけだ。BAT研究の先駆者の一人として、ファン・マルケン・リヒテンベルトは、代謝の変化はそれに応じたBAT量の変化によるものではないかと予測したが、PET／CT検査の結果を見ると、実験開始時のBAT量は患者たちのほとんどが同じだった。寒い環境は患者たちの基本的な状態を変えたが、ファン・マルケン・リヒテンベルトがとらえようとしている強力なパワーはどこか別のところから生じているに違いなかった。そうなれば考えられる結論はただ一つ、患者たちの体は寒さに適応するため、彼の予想とは違う方法を見つけたのだ。したがって、この研究は糖尿病をどう治療するかについては膨大な示唆を含んでいたはいたものの、基本的なメカニズムは依然として謎に包まれていた。

BATの驚異的な性質は、体が寒さから身を守るための多くの戦略の一つにすぎない。極端に太り過ぎで保温の役割を果たす白色脂肪の層が厚い人は、必ずしも寒さに対処するために代謝を強化しなくてもいい。短時間であれば脂肪の層だけで十分寒さから身を守れる。(*) しかし余分な脂肪のない人たちは、生き延びるために体にBATを生成させて、低温に対してはるかに早く反応する可能性がある。BAT以外で患者たちの役に立った可能性のあるメカニズムを突き止めるべく、ファン・マルケン・リヒテンベルトは生検を実施し、普通の筋肉も条件が整えば変化してほかの細胞内のミトコンドリアを強く刺激し、活性化したBATと同じ結果を出せることを突き止めた。人体の神秘は複雑で、たとえ結果は同じでも、個人と寒さへの身のさらし方に大きく左右される。だが何より、この実験からわかるように、薬で特定の経路を活性化して熱を生成し、余分なカロリーを燃焼させることはできるかもしれないが、その薬を実際に投与するのは最善の解決策ではない可能性がある。体を異物で刺激するのではなく、環境を利用して正確かつ予測可能な反応を引き起こすほうが、おそらくより効率的だろう。

公正を期するために言えば、褐色脂肪は重要である可能性を秘めてはいても、必ずしも代謝を大規模に変化させる唯一のカギとは限らないことに、ファン・マルケン・リヒテンベルトはうすうす気づいていた。オランダの生物学者はみんなそうらしいが、彼も早くからヴィム・ホフの体の興味深いメカニズムを研究するチャンスに恵まれた。

ホフのメソッドを調べている研究者にとってとてつもなく幸運だったのは、たまたまホフに一卵性双生児の弟アンドレがいるとわかったことだ。ヴィム・ホフの体のメカニズムを調べた過去の検査結果によれば、ホフ本人は同年齢の人たちに比べてBATがはるかに多いことがわかっている。ホフのBAT量は典型的な二十代とほぼ同じだ。ヴィム・ホフは信じられないくらい活動的だが、アンドレは違う。トラック運転手でほとんどの時間を暖房の効いた運転席で過ごしているアンドレは、ほぼ座りっぱなしの生活だ。見かけはそっくりだが、ヴィムは常に寒さに身をさらしているためBAT量がアンドレよりもはるかに多いのではないかとファン・マルケン・リヒテンベルトは考えた。ところがヴィムとアンドレをPET／CTスキャンで調べてみると、なんと二人ともBAT量はそっくり（高密度）だった。それでも、生理メカニズムは似ているにもかかわらず、寒さに耐える能力はヴィムのほうが間違いなく高かった。BATはホフの活発な代謝に一役買っている可能性が高いものの、厳密な基本的メカニズムを突き止めるのは予想に反して難しいことがわかっている。

これらはすべて、それにヴィム・ホフ・メソッドに関するもっとも衝撃的な発見も、ホフの代謝とは無関係だ。二〇一一年、ホフはオランダのラドバウド大学で免疫学者のピーター・ピッカーズおよびマタイス・コックスと対面した。ホフは当時、自分の免疫システムを思いどおりに抑制あるいは強化できるというとんでもない主張をしていた。そんなことは当然ながら不可能だった。自律神経と体性神経（感覚神経および運動神経）とは壁で隔絶されているというのが、当時の医学界の通説だった。それでもコックスとピッカーズは興味を引かれ、自分たちがホフの言い分を検証するしかないと考えた。このときまでピッカーズはキャリアの大半を免疫抑制剤の有効性評価試験の開発に捧げていた。免疫システムを止めるのは普通は好ましくないが、一部のケース、たとえば腎臓移植を受けて拒絶反応を起こすおそれのある場合や、自己免疫疾患の患者などは、そうしなければ生き延びられない。二〇一一年、コックスはピッカーズの指導のもと、博士課程を修了して医学界で名を上げようと考えていた。二人が考案した試験のねらいは、免疫システムを騙して致死性のある大腸菌に感染したと思い込ませることだった。通常、免疫システムは大腸菌を感知すると抗体を作って急速な熱反応を起こ

（＊）フィリップスの実験でGC-1によってBATが活性化したマウスは、おそらく脂肪の層で保温しただけの場合より、はるかに長い時間寒い環境で持ちこたえた。

し、感染の拡大を防ごうとする。一方、薬物や病気のせいで免疫力が落ちている人の場合は、何も反応は起きない。そこでピッカーズはホフのためにシンプルな試験を考案した。それは死んだ細菌をホフに注射して反応を見るというものだった。

「1 アイスマン来たる」で触れたように、二人がホフの血液中に溶液を注射した際、反応はほとんど見られなかった――二人にとっては驚きの結果で、コックスが抗炎症反応経路に関する博士論文で賞を獲得するのにも一役買った。研究結果が専門家による精査をクリアすれば、自己免疫疾患に苦しむ人びとに多大な影響を及ぼすはずだった。しかし科学界は医学の進展や医学書の修正をなかなか認めようとしなかった。ピッカーズとコックスの研究に対する批判の筆頭格は、ホフは遺伝子的な例外だというものだった。たしかに、ホフは自分の免疫システムに影響を与えられるかもしれないが、おそらく例外にすぎない――本質的にどこか変わっているのであって奇跡を起こす人物ではない、というわけだ。そこで二〇一二年、ピッカーズとコックスは第二の実験を計画した。このときはホフが実験対象ではなかった。ホフのテクニックを他人に伝授させ、伝授された相手でも実験結果が同じになるかどうかを調べることにしたのだ。

感染すれば九九パーセントがひどい思いをする細菌を進んで注射しようという人間を三〇人見つけるなんて、さぞ大変だろうと思うだろう。ところが実際は、オランダの研究者たちが大学での差し迫った実験について告知し、ヴィム・ホフとの実験に参加できるチャンスがあると学生たちに話すと、さばききれないほどの志願者が殺到した。実験では志願者を二つのグループに分けた。対照群の一二人はオランダでいつもどおりに生活し、もう一方のグループの一八人はポーランドに飛んで、一〇日間ホフの氷風呂と呼吸法のテクニックを学んだ。案の定、誰も対照群(ポーランドに行かないグループ）には入りたがらなかったので、ホフが対照群には実験終了後にメソッドを指導すると申し出た。
私がスニェシュカ山に登頂してポーランドを発った一週間後、インストラクター三人が自主的にホフの農場を訪れ、ホフから基本的なテクニックを教わった。雪の中で寒さに身をさらすこと、第三の目で瞑想に意識を集中すること、過呼吸の後に全身の筋肉を収縮させていくことだ。三人は私と同じ山に登り、私と同じサウナに入った。帰国後も独自に五日間トレーニングを続けた後、ピッカーズとコックスの研究室にやってきて監視のもとで注射を受けた。その結果は驚くべきものだった。

非常に短期間のトレーニングだったにもかかわらず、積極的に訓練を受けたグループは血液中の抗炎症分子の量が増加し、エピネフリン（アドレナリン）濃度も高かった。対照群に比べて発熱のような症状は少なく、ストレスホルモンのコルチゾールの濃度もはるかに早く正常値に戻った。後日『米国科学アカデミー紀要（ＰＮＡＳ）』は次のように伝えた。「これまで自律神経と生まれつきの免疫システムは自分の意志では変えられないシステムだと見なされていた。今回の実験結果は、短期間で学んだ実践テクニックによって、交感神経と免疫システムに自発的に影響を与え得ると証明するものだ」。この短い宣言によって科学界は免疫システムに関する理解を一から見直さざるを得なくなった。記事は科学誌『ネイチャー』のウェブサイトでも紹介されてネット上で話題を呼び、ヴィム・ホフのトレーニングプログラムに科学的信憑性を与えた。実験結果が今後も科学的検証に耐えれば、自己免疫疾患から糖尿病や細菌による感染症、食物アレルギーなど、実に多様な病気に影響を与えそうだ。こうした病気を実際に治すわけではなくても、環境刺激は人間の病の治療全体に新風を吹き込む。

一年後、ピッカーズらの実験と関連性はあるが独自の解剖学上の発見が、免疫システムを意識的に制御する仕組みに光を当てる一助となった。たいてい、免疫システムには体内に侵入した異物を発見して破壊する標準的なプロセスがある。ウイルスや腫瘍や細菌、あるいは過去六〇年間に関しては移植された臓器を見つけ出すと、白血球を送り出して病原菌を食べさせたり、病んだ細胞を破壊したりする。そのプロセスは全身のどの部位でもほぼ同じだが、脳だけは別だ。感染症が脳関門を破れば（髄膜炎など）、体は侵入した細菌を防ぐ方法がない。原因はおそらく進化にある。脳はもろすぎて免疫システムが介入できなかったのだ。何より、脳と免疫システムとの間には隔離壁がある。解剖学の教科書では免疫システム（より具体的にはリンパ系）と脳は完全に別個のもので物理的なつながりはまったくないと断定されていた。

しかし二〇〇五年、ヴァージニア大学の神経科学者ジョナサン・キプニスは、免疫システムの機能が著しく低下したマウスは、重篤な認知障害にも陥ることに気づいた。T細胞の数が減少したマウスは、以前は苦もなく通過していた迷路の通り方を忘れることがわかった。一方、免疫システムを活性化させれば知的能力が向上することもわかった。このことから、キプニスは免疫システムと脳機能全般には関連があるに違いなく、ひょっとすると健康を害することがＨＩＶ患者や認知症患者の認知機能低下の原因ではないかという仮説を立てた。しかしこの発見はキプニスを戸惑わせた。脳と免疫システムは別個のものだという考え方と矛盾していたからだ。脳が免疫機能の低下にうまく対応していないことは証明できても、それを立証する解剖学的根拠はなかった。そこでキプニスは彼の立場に置かれた優秀な生物学者なら誰でもすることをした。マウスの解剖だ。

二〇一四年、キプニスはマウスとヒトの脊椎にＴ細胞が中枢神経と接触する入り口がないか調べ始めた。すると本来はそこにあるはずのない、液体で満たされた小さなリンパ節が見つかった。医学文献には記載がなく、キプニスは自分が大発見をしたことに気づいた。現代では解剖学上の新発見は非常にまれだ（医師たちは遅くともレオナルド・ダ・ヴィンチの時代から人間の体を解剖し、内部の構造を調べてきた）が、これらのリンパ節は脊髄に直結しており、中枢神経システムからリンパ液を排出する役目を果たしていた。二〇一五年、世界でもっとも権威ある科学誌『ネイチャー』はキプニスの発見を掲載し、医学文献を修正するよう呼びかけた。「中枢神経システム内に機能的で典型的なリンパ管システムが存在することは、脳の忍容性と免疫特権に関する現在の定説を修正すべき可能性を示唆している」。史上初めて、脳と体は結局それほど違わないことが明らかになったのだ。

両者を隔てる壁がないのであれば、どんなに控えめな研究者でも、人が意識的に自分の免疫システムに影響を及ぼすことは少なくとも可能ではあると認めざるを得ない。実際、キプニスが当初考えていたように、統合失調症のほか、精神的ストレスのような軽度なものでさえ、人を免疫がらみのトラブルに陥りやすくするという例が、医学文献には溢れている。その逆の作用があってもおかしくはないはずだ。つまり、楽観的でバランスのとれた環境にいる人は免疫の面で恩恵に浴すことができるはずである。

何より妙なのは、医学界だけがこうした科学的発見に「画期的」だと大騒ぎしていることだ。世間はみんなとっくに知っていたのだが。

8 雨が降っている

天井に最初の水滴がにじんできたときは誰も気づかなかった。私は朝にホフの冷たいプールに浸かった後、二階で熱いシャワーを浴びて温まっている最中だった。そこはアイスマン関連のビジネス用にホフが手に入れたばかりの新居で、まだいくつか手直しが必要だった。その一つが浴室の床の真ん中にある排水口で、ごみで詰まりやすくなっていた。気づかないうちに浴室中央にできた水たまりが、やがて敷居の大理石のタイルを越えて廊下に溢れ出た。そこから重力に任せて床板の隙間を擦り抜け、下張り床と下の階の天井の間に染み込んだ。空間にたまった石鹸混じりの水は、しまいに下の階の天井に染みわたった。

ホフが浴室に駆け込んできたとき、私はてっきり、自分がシャワーで温まろうとしたことを知って、私を叱りつけ、神経システムを刺激して従わせるためにシャワーの水温を下げさせに来たのだろうと思った。ところが、ホフは私に向かってオランダ語と英語でわめいてから、シャワーを止めた。私はオランダに着いてまだ二日目だというのに、彼が手に入れたばかりの家を水浸しにしたのだ。私は被害状況を自分の目で確かめるべく、タオルを体に巻き付け、うなだれて階段を下りた。

天井には無数の水滴がぶら下がり、今にも落っこちそうになっていた。その一つ一つが徐々に細長くなり、ついに自らの重みに耐えられなくなるとリビングルームの中央に落下し、水しぶきとなって飛び散るのだった。水しぶきはソファやホフのギターやテレビに飛び散った。ホフの愛犬ジーナが突然の豪雨にうれしそうに吠えた。リビングにいたのは三人、私とホフ、それにアントン・ニコラという赤い髪をしたアメリカ人だ。アントンは初心者でポーランドでの冬季トレーニングを修了したばかりだった。私たちは協力して家具を移動し、クローゼットからかき集めてきた布切れやタオルで水を拭き取った。数分後、豪雨はむしろ激しさを増した。天井が崩れるかもしれないと気づいて、私は胃のあたりが締めつけられた。何もかも私のせいだったが、ホフのほうを見ると彼は降り注ぐ水滴の真っただ中に立ち尽くして両手を頭の上にかざしていた。そして満面の笑みを浮かべて叫び始めた。

「奇跡だ！ 家の中で雨が降ってるなんて。すばらしい！」。ホフは雨だれの中で小躍りし、水滴がどこに落ちようとお構いなしで、錯乱状態に陥った雨の神か何かみたいだった。思いもしなかった反応で、私がホフの立場だったらそんな反応はしなかっただろう。しかしホフにとっては、自分の家が壊れるのはいわく言いがたい喜びの瞬間らしかった。

話をその数日前に戻そう。その日はブラックフライデー、つまり感謝祭の翌日で、アメリカでは誰もがバーゲンの誘惑に勝てず、財布の紐を緩めて散財する。それまでの一カ月間、私は自宅の室温を常に約一六度と、前の年に比べてちょうど五・五度低くしていた。前の年は小型ヒーターをつけて書斎にこもってぬくぬくと過ごし、妻からよく叱られたものだ。初めてホフに会ってから四年が過ぎていた。この夏以降はましになってはいたが、実を言えば、ポーランドでホフに初めて会って以降、私のトレーニング計画は不規則もいいところだった。朝起きて、息を止める呼吸法に始まって冷水シャワーに終わるいつものトレーニングにすんなり入れる日もあれば、眠気を払いのけ、コーヒーをカップに注いで、何かほかのことを始めるほうがはるかに楽な日もあった。一回怠けて、それがずるずる何日も続けば、トレーニングを再開するまで一週間かかることもあった。いや、実を言えば、一カ月かかったたっておかしくなかった。ホフに会いに行くべく航空券を予約したのはそのためだ。自分に活を入れる必要があった。

かくして私はデンバー空港の滑走路で、旅客機の機内から窓越しに、雪になるかみぞれになるか決めかねている空を眺めていた。旅客機のエンジン音が響くなか、ディストピア的な未来からやってきたロボットのように、除氷車の一団が機体に近づいてきた。除氷車といっても要は除氷剤の入った金属製ジョッキみたいな容器に細長い油圧アームが付いていて、先端の小さなガラス張りの作業台に作業員が乗っている。この奇妙な機械が翼の上から除氷剤を散布する。それが四台がかりで機体を除氷剤で覆ったので、機体に光沢が出て、翼に空港の黄色いライトの光が反射していた。運悪く翼に触れた雪片は蒸気となって消えた。人類の自然との闘いには常に新たな前線が出現する。除氷剤を散布しなければ着氷によって機体の繊細な空力形状が損なわれ、大西洋に墜落するはめになりかねない。では、私自身の氷との闘いはどうなるだろうかと、私は考えた。九時間後にロンドンで乗り換えた後、スキポール空港に到着すると、ホフの息子でビジネス責任者のエナム・ホフがにこやかに私を出迎えてくれた。

エナムに案内されてアウディの小型スポーツカーに乗り込むと、彼はハイウェイに車を走らせながら、無秩序で何が何だかわからない状態だった父親の教えをどうやって理路整然とした――かつ儲かる――インナーファイアーというビジネスに変えたかを解説した。二〇一二年に初めて会ったとき、ヴィム・ホフはまだ国際的な名声を手にしてはいなかった。だがその後、ケーブルテレビ局ＨＢＯの大人気ドキュメンタリーシリーズ『ヴァイス』、数え切れないほどのポッドキャスト、ニュース記事が、それにたぶん『プレイボーイ』に掲載された私自身の記事も、世界中にホフのメッセージを広げた。弟子入り志願者たちがどうしたら氷の中で彼のような芸当ができるのかを学びたがり、ヴィム・ホフ・メソッドで自律神経を乗っ取ることができるというホフの主張を裏づける科学文献も増加していた。

このようににわかに関心を集めるカギとなったのは、ホフのテクニックが比較的簡単に習得できることだった。精神力と肺の筋肉をほんの少し鍛えるだけでいい。しかし、どんな秘術をもってすれば、氷風呂と精神集中と深い呼吸によって自律神経システムに入り込むことが可能になるのか。科学的説明はときとしてわかりづらく、つじつまが合わない場合さえある。私は自分自身でヴィム・ホフ・メソッドを体験したにもかかわらず、相変わらず出来すぎた話に思え、ひょっとしたら実際に作り話かもしれないと疑う気持ちも捨て切れずにいた。たぶん私がまだ理解していない秘密の、奥義のようなものがあるのかもしれない。いや、あるに違いない。もともと卓越した能力を持ちながら、ヴィム・ホフ・メソッドによってさらにレベルアップできると主張するアスリートたちに会うのと、自分自身でそのレベルに到達するのとは別の話だ。ポーランドのちっぽけなスキー場では不十分だった。私は自分のエヴェレストを求めていた。自分独りの力で克服でき、克服した後はいくらか強くなって世界を見渡せるような、普通なら考えられないような超人的な偉業を成し遂げたかった。

ホフは一月にアフリカ最高峰、すなわち標高五八九五メートルのキリマンジャロに登頂することを計画していた。それもたった二日で、上半身裸で、だ。登山という観点からはそれほど難しくはないが、ホフのやり方でとなれば、人間としての強靭さが大きな試練にさらされることになる。キリマンジャロの恐ろしさは、岩崩れや長いロープ伝いに登らなければならないむき出しの岩壁ではなく、高所障害の発生率の高さにある。上に行くにつれて空気はさらに薄く、気圧はいっそう低くなる。しまいには空気が非常に薄くなって、酸素が全身に回りにくくなる。軽いうちはめまい程度だが、本格的な急性高山病（ＡＭＳ）になると心拍が乱れ、肺に水がたまって、最後には息ができなくなる。キリマンジャロでは毎年五人から一〇人が登山中に命を落とす。それを防ぐため、登山者は山頂までの間、無理のないペースで登り、体が赤血球を増やし、薄くなっていく空気に慣れることができるようにして、徐々に高度に順化していく。あるいはダイアモックスという高度順化を助ける薬を服用する場合もある。キリマンジャロ登頂には最低五日間、さらに下山するのに三日から四日かかる。そのペースでも登頂に成功するのは約四五パーセント止まりだ。精神を集中し、呼吸法を意識すれば、ほとんどの登山家が無謀だと言うペースで二〇人を登頂させられると、ホフは主張している。それでもやはり、トレーニングが実際に私を変えたと証明するには、私自身がまさにこうした試練を乗り越えなければならないと思えた。

しかし、私の計画は壁にぶつかった。登頂に参加させてほしいという私の望みは、何カ月か前に、どこか釈然としない理由でエナムによってたたきつぶされた。何度問い合わせても、なぜか登山隊は定員いっぱいで、これ以上は登録できないという返事が来た。単に定員だけの問題ではないような気がして、登山隊の一員として席を確保するという目的もあって、私はオランダにやってきた。

アムステルダムからホフの自宅兼トレーニングセンターまでは一時間近くかかった。エナムは渋滞しているハイウェイにアウディを走らせ、大衆車の間を縫うようにしながら、彼のようなスピード違反を監視するための自動カメラの近くでは抜け目なくスピードを落とした。トレーニングセンターはストルーという小さな村のすぐそばにあり、ほんの数週間前にインナーファイアーのものになったばかりだった。センターは過去四年間にヴィム・ホフ関連の一切合財が飛躍的な成長を遂げたしるしの一つにすぎなかった。トレーニングをするようになって間もないころ、ホフは相次いでマネージャーたちとまずい契約を交わし、カメラの前で離れ業を披露してメディアの見出しを飾ったが、そのせいで世間からは、非凡な代謝能力の持ち主というより、むしろ見せ物的に受け取られた。裸足でエヴェレストの山頂までもう少しのところまで登り、パンツ一枚で北極圏を走っても、収入の大部分はマネージャーたちの懐に入った。

二〇一〇年にエナムが父親のビジネスを引き継いでインナーファイアーを創設し、離れ業を披露する回数を減らして、体を科学的研究に提供するよう促した。かくしてヴィム・ホフにまつわるあれこれはファミリービジネスとなり、エナムの采配のもとでインナーファイアーは一〇週間のオンライン動画コースを製作し、それがオンラインのフォーラムで、さらにフェイスブックに何万もアップされて、急速に拡散した。父と息子は力を合わせて標準的な指導者育成プログラムを創設し、修了者にヴィム・ホフ・メソッドのインストラクターの資格を与えて、ホフ自身が直接監督しなくてもメソッドのメッセージを伝えられるようにした。私がオランダに来た翌日からの数日間、インストラクターのうち一〇〇人がストルーで中間試験を受け、私が数年前に修了した例のポーランドでのコースを受講できるかどうかが決まることになっていた。

今では、「アイスマン」はオランダでは有名人だ。彼のワークショップは募集開始から数分で満員になり、定員六〇〇人のレクチャー会場はすぐに埋まる。毎月約一〇〇〇人が一〇週間のオンラインコースに申し込む。エナムが手綱を取っていなかったら、ここまで大きくなっていたとは思えない。エナムの指示のもと、インナーファイアーはオランダ、ポーランド、スペインから、大西洋を渡ってアメリカ大陸にまで事業を拡大した。しかしヴィム・ホフについて書こうとしているジャーナリストにとっては、エナムは立ちはだかる壁になりかねない。エナムはメソッドにまつわるメッセージを脱線させないこと、つまり、科学的説明に絞って、ヴィム・ホフにつきまとう混沌としたイメージはできるだけ排除することも視野に入れている。ホフが有名でなかった時代も知っている私のような人間は、エナムにしてみれば少々厄介なのかもしれなかった。あるいはひょっとしたらエナムは単に、私が山頂にたどり着けないのではないかと思い、そうなればヴィム・ホフのイメージには絶対にプラスにならないと気を揉んでいる可能性もあった。そうした事情を念頭に、私は努めて軽い話題を選んだ。ちょうど太陽が沈むころ、車は砂利を敷いた私有道路に入った。

ホフの新居兼トレーニングセンターは金属加工場を改造したもので、ニューエイジの道場への移行はまだ完了していなかった。二階建ての建物の壁には前の持ち主の子供が掛けた絵がそのままになっていた。玄関の広間の向こうに床暖房付きのがらんとしたキッチンがあり、犬の毛だらけのソファが置いてあった。壁のあらゆる割れ目からかび臭いにおいが漂って部屋中に充満し、リビングルームは、家具といえばカウチと液晶テレビと幅広い葉の茂った観葉植物の鉢植えくらいだった。「これがすっかり変わる」。エナムが改修途中の建物について言った。「数日中に建築家と会議をするんだ」。私の目の前に広がる光景は、せいぜい完成途中の仕掛品といったところだった。自分がどこで寝ることになるのか見当もつかず、エナムに尋ねると、彼は肩をすくめて手振りで上の階に行くよう指示した。

二階の四つの部屋に家具は一つだけ——中央のバネが壊れたベッドが一台だった。その脚の部分にホフの私物がひとまとめになって置かれていた。汚れた服を詰め込んだごみ用の白いポリ袋、あきれるほどしわくちゃになった白いブレザー、オレンジ色の水着、タオル数枚。それらが山積みの状態で、染みのついた茶色のカーペットの上にほったらかしになっていた。私はそれをしばし見つめた。こんな質素なところで一週間過ごすなんてどんな気分だろうかと憂鬱になる一方、トレーニング帝国がらみの世界的名声や富と、ヴィム自身が選ぶ生き方とのギャップに感嘆してもいた。ヴィムは多様な面を持つ人物だが、世俗的な虚飾には無頓着なタイプであることは明らかだった。

エナムが階下から叫んだ。「親父はたいていカウチで寝るだろう。君はたぶん親父のベッドを使っていいと思う」。そこで私はスーツケースを床に置いた。エナムがいなくなってから一時間ほど過ぎた真夜中ごろ、ホフの黄色いフォード製ヴァンが外に停まった。ヴィムはTシャツに看護師が着るような医療衣、黒の上着という格好で家に入ってきた。続いて入ってきたのはアントンという、長身で、アメリカのコメディアンのキャロット・トップみたいな赤い髪をしたアメリカ人だった。アントンはヴィムのメソッドを一定期間学んだ後、ヨーロッパ各地を旅していて、ヴィムのところに泊めてもらう代わりに雑務を手伝っていた。設備の簡素さを考えると、一つしかないベッドをアントンと取り合うことになるのかと私は思った。

「スコット・カーニー、このくそったれ（マザーファッカー）!」。ヴィムが陽気な笑顔で小さい部屋に向かって叫んだ。褒めているつもりらしかった。この英語の罵り言葉は彼の覚えたての「武器」で、「息をしろ、マザーファッカー!」というスローガンが、会社のロゴ入りのTシャツに何度も繰り返しプリントされてきた。ヴィムは見栄や建前とは無縁で、ときどきインストラクターたちに自分のコースを修了した人間にはＭＦ（マザーファッカー）の学位を授与するんだなどとおどけている。私は普通ならこんな侮辱的な呼び方をされたら怒ったかもしれないが、このときは思わず笑顔になった。実はこのマザーファッカーに会うのはしばらくぶりだったからだ。

それまで数時間、ヴィムはスケートリンクを裸足で歩いた人数のギネスブック世界記録に挑戦していた。イベント会場はオランダの反対側にある小さな村だった。終了するころには集まった人たちの体温で氷の表面が解けていた。ヴィムは自分の周囲に女装したゲイや学生たちのグループや後を絶たない支持者たちが引き寄せられてくる光景に、まだ興奮さめやらぬ様子だった。

遅い時間だったにもかかわらず、ホフは彼の年齢の四分の一のティーンエイジャー並みに元気だった。私たちは二人でカウチに腰を下ろして数時間雑談をした。この数年で、ホフは無名の人間から世界的に名を知られたカリスマ的指導者となり、本人によれば、偶像にして年商数百万ドル規模のビジネスのトップであるとはどういうことかを理解しようともがいているという。ひっきりなしの講演やワークショップ、メディアへの出演は、ホフの性に合わなかった。何かの権威と崇められるより変わり者扱いされるほうがはるかにましだと彼自身は思っていた。だが影響力が大きければその分責任も重くなるので、ホフはできる限り大勢の聴衆を夢中にさせられる、的を絞ったメッセージに集中した。彼は試しに、あるスローガンを私に披露した。それはたった三つの単語でできていた。

「ヘルシーに、ハッピーに、強靭に」。ホフは誇らしげに言った。「とにかくシンプルなやつがいい」

いい人生を送るにはこの三つが必要だとホフは言った。呼吸法と寒冷刺激の科学的説明、氷水の不快極まりない感触、息を止めて何回腕立て伏せができるかなんてことは、しばらく忘れろという。そんなものはみんな、よく生きたいというより大きな欲望の象徴にすぎない。そこから私たちはいい人生を送るとはどういうことかについて、さらに詳しく話し合った。ホフは興奮したように早口になった。小さな昆虫を追い払うみたいに空中で両腕を振り始めた。「社会は病んでいる」とホフは言った。「ウサギが薬局とか病院とか精神病院に行くのを見たことがあるか?」ホフが大げさに言った。「ウサギなら薬なんかに頼らない。自力で治すか、でなけりゃ死ぬかだ。でも人間はそう単純にはいかない。本来のありようにテクノロジーを介入させる」。そういう考え方に私はあれこれ思いを巡らせてきたが、どうもしっくりこない部分もあった。たしかに現代社会には欠点があるが、自然だって残酷になり得る。そこで私はホフの糾弾をさえぎった。

「でもウサギはオオカミに食べられる」

ホフはすぐさま反論した。「ああ、動物たちは闘うことと逃げることを知っているんだ。オオカミがウサギを追いかけ、ウサギは死ぬ。でも、あらゆるものはいずれ死ぬ。ただし、人間の場合はオオカミに食べられるわけじゃない。捕食動物がいない代わりに、癌や糖尿病や自分自身の免疫システムに食われる。オオカミから逃げる必要がないから、体が自分で自分を食うんだ」

この考え方は言うまでもなく、ホフの哲学の中核を成している。闘うべき対象がなければ、体は自分自身と闘うだろう。この言葉についてはこれから一週間かけて考えることになる。よろよろと立ち上がってベッドに向かおうとしたとき、ホフが、翌朝オランダの反対側で二〇一六年の夏季オリンピックの準備をするセーリングのオランダ代表チームにレクチャーする予定なので、付き合わないかと言った。天候に関係ない強さとはどういうことか、どうすればピークを維持できるかがテーマだという。その八時間後、私は初めてシャワーを浴びてホフの新居に豪雨を降らせたのだった。

ホフのダンスがようやく終わるころには、天井から降り注いでいた雨はペースダウンして、水滴がしたたり落ちる程度になっていた。幸い、実際には家は崩壊しなかった。ホフは時間を忘れて一時の歓喜に浸っていたせいで、気づいたときには約束の到着時間まで一時間を切っていた。私は彼の愛犬と一緒に黄色いヴァンの助手席に座った。一、二分後には、ヴァンは普通なら一時間かかるところを四〇分で到着するべく、ハイウェイを猛スピードで走っていた。「何も心配いらない」ホフは青い目を路面から離さずに微笑んだ。「きょうは選手たちに忍耐についても学んでもらおう」

　目的地に着くまで話す時間があったので、私はそれとなく、キリマンジャロ登頂に自分も参加できたら楽しいかもしれないと伝えた。登頂チーム（二六人に増えていた）は全員、ホフのメソッドを半年間実践し、数週間おきに集まって呼吸法とアムステルダムの運河や浅い湖に飛び込むトレーニングをすることに同意していた。たしかに私は仲間意識をはぐくむという点では出遅れたが、彼らより高地で暮らし、ホフと一緒にスニェシュカ山に登頂した後も、ときおりメソッドを実践してきた。今回のキリマンジャロ登頂もそれほど困難とは思えなかった。

　ホフの対応はすばやかった。「もちろん」いつものように熱っぽく言った。「一緒に来て当然、来なくちゃ駄目だ」ホフは携帯電話のキーをたたき、路面から目を離して、ヴァンが隣の車線にそれるのも気にせず、エナムの電話番号を探した。

　電話越しにオランダ語で短いやりとりがあり、ホフの推薦さえあれば私は登頂チームのリストに入れるらしかった。「スコット・カーニーも一緒に来る」。ホフは英語で強く主張した。短い口論の後、最後にはオランダ語訛りの英語で「問題ない」と言われた。私は笑みを浮かべ、自分が未知の領域に足を踏み入れたことに気づいた。その未知なるものが――数千ドルに加えて――登山隊に参加する代償だった。

ほどなく私たちはハーグ郊外に到着し、GPSがルートの見直しに入った。GPSが勧めたのは、ハイウェイを降りて橋を渡り、北上するルートだった。ホフはハンドルを急に切ったが、何とか違う道に入った途端、GPSはふたたびルート変更モードになり、Uターンするよう指示した。私たちは内心、恥を知れとGPSへの怒りをくすぶらせた。今度は南下するはめになったが、GPSは詫びる気配を見せなかった。一〇年前ならあり得なかったことだが、アイスマンといえども最新テクノロジーの便利さには弱いのだ。「こういうのは嫌いなんだが、これなしではもうどこにも行けない」。ホフはそう言って、ヴァンをUターンさせた。

一〇分後、ホフがありふれたレンガ造りのビルの前にヴァンを停めた瞬間、灰色の空から雨が落ちてきた。ホフはドアを開けて車から飛び降り、建築現場に忍び込んで用を足した。その最中に何か思いついたらしく、キリマンジャロ登山の前に是非ともヘルト・バイジェに会えと私に向かって叫んだ。二年前にキリマンジャロ登山隊に参加した医師だ。ヴィムによれば、バイジェは私がこれから直面するものを誰よりも知っていて、たぶん高度の本当の危険性をうまく説明できるだろうという。それから気合を入れ直して五輪代表チームとの対面に備えた。それまでにも数え切れないほど行ったレクチャーだったが、もともと金メダリストだらけの代表チームはそれでもブラジル五輪で優位に立つヒントを求めて熱心に耳を傾けた（実際、十分ヒントになっただろう。二〇一六年のオリンピックでオランダのセーリングチームは二つの金メダルを獲得した）。

私は会場の後ろに座り、バイジェに思いを巡らせていた。ホフの指導でセーリング選手たちが呼吸法を実践し、レクチャー後にブルーのビニールプールで氷風呂を体験している間に、私は来るべきアフリカへの旅についてバイジェから情報をもらえないかと思って、彼にメールを送信した。

翌日ヘルト・バイジェはアムステルダムの外れにある瀟洒なホテルで泡立つカプチーノをすすりながら私を待っていた。私は最初、彼がわからなかった。数時間前にオンラインで彼のレジュメを一読し、業績一覧から定年間近というイメージを持った。医学博士号と博士号を持つ整形外科医で、ボストンのマサチューセッツ総合病院の外傷センターにも勤務経験があり、高地登山、靭帯再建、引用ミスをする傾向といったテーマの研究成果を査読制の学術誌に発表してきた。趣味は登山だ。リストは数ページにわたっていたので、私より三〇歳以上年上に違いないと思った。だから三十代半ばのハンサムな男性に目が留まり、相手がこちらに向かって手を振ったときは驚いた。

「ちょうどあなたのことをググっていたところです」。彼はそう言って、パソコンのスクリーンに表示された私の顔を指さした。「あなたとは話すことがきっとたくさんある」

二〇一四年、バイジェはホフとほかの二三人に加わって、私がやろうとしているのと驚くほどそっくりな登頂を経験した。高度順化をいっさいせずに、わずか数日でキリマンジャロに登頂したのだ。当初は単なる参加者の一人で満足していたが、医師としての資格を持っていたことから結局、登山隊の専属医師としてうってつけの候補になった。エナムからこのときの登頂について学術論文を書いてはどうかと打診された。

二〇一四年のキリマンジャロ登山はバイジェに恐ろしいほどの責任を突きつけた。登山隊の半数以上が何らかの慢性疾患を抱えていた。癌の男性が一人、重い心臓病や慢性関節炎、さまざまな免疫疾患に苦しむ人たちもいた。以上はすべて急性高山病（AMS）にかかるリスクが高いことをはっきりと示していた。バイジェはほかの登山家の助言を求めて、オランダのある登山クラブに連絡をとり、より詳しい情報を得ようとしたが、登頂はあきらめたほうがいいと警告された。「誰か死ぬだろうと言われました」。バイジェはそう言ってから、考え直したようだった。「実際には、みんな死ぬだろうと言われたんです」

思っていた以上に厳しい意見を突きつけられて、バイジェは学術的文献にセカンドオピニオンを求めた。医学誌『ニューイングランド・ジャーナル・オブ・メディシン（NEJM）』で、わずか五日間でのキリマンジャロ登頂を試みた三一二人を分析した記事を見つけた。バイジェたちの計画にもっとも近いもので、違うのはバイジェたちはたった四八時間で、しかもその大半を上半身裸で、登頂することをめざしている点だけだった。それでも論文の数値は厳しいものだった。分析対象の三一二人のうち登頂に成功したのは六一パーセントのみで、七七パーセントがAMSを発症し、もっとも重篤な高所低酸素血症を発症したケースも数件あった。地元登山クラブの警告はけっして大げさとは思えなかった。

高所低酸素は厄介な状態だ。地球の大気は高度に関係なく酸素が二一パーセントを占めるが、高度が上昇すれば全体の気圧が下がる結果、上に行くにしたがって一回の呼吸で取り込める酸素の量は減少する。飢えで死ぬまでには長い時間がかかる可能性があるが、酸素不足に陥れば数時間で非常に重要なシステムが次々に停止し、体に大混乱を来す。軽症の場合の典型的な症状は、頭痛、吐き気、倦怠感、不眠、めまいなどだ。重症化する――ラテン語の病名がつく――と、平衡感覚が失われ、水分が末端部分に集まり始める。重症の症状が現れたら高度の低いところに移動する以外、回復する道はない。

論文の内容はことごとくホフたちの登山が自殺行為であることを示していた。「みんなに警告するのは私の務めだと思いました」とバイジェは言った。ホフたちの登山計画はリスクが高いばかりか、愚行に近かった。登山隊の唯一の強みは、速い呼吸と半年がかりで体を寒さに慣らすことが理論的には一定の防御になると、彼らが信じている点だった。登頂時に全員が意識的に呼吸をすれば、高度が上昇するにつれて全体の酸素の量が低下しても相殺できるかもしれない。結局のところ、ダイアモックスという高山病予防薬もそれと同じ仕組みだった。この薬は呼吸のペースを受動的に早めることで高地での酸素飽和度の低下に対処する。理論的には、ホフの呼吸法は薬を使わずに同じ基本的な効果を生むだろう。とはいえ、ホフのメソッドがほとんどのメンバーに効果があったとしても、誰か一人が具合が悪くなったら？　救助活動をしながら同時に精神を集中して意識した呼吸法を続けられるだろうか。最悪の場合、全員がドミノ倒しのように次々と病に倒れていくことになりかねなかった。一人が別の誰かを助けようとして同じ環境要因の前に共倒れになり、その繰り返しで、しまいにはチーム全員が身動きできなくなるおそれがあった。そう考えると悪夢だった。だが、もしも全員が無事に登頂に成功したら？　簡単な呼吸法だけでＡＭＳを克服できれば、高度上昇に伴うトラブルに悩む世界中の登山者の役に立つ可能性があった。

そこでバイジェはある計画を立てた。この手の難題に挑む初の救急救命治療士として、独自の安全手順を設けた。メンバーにメールとテキストメッセージを送って、彼らを待ち受ける危険について強調し、ほかのメンバーから心配性だと言われるようになった。「問題の深刻さをみんなに理解させる必要がありました。登山の楽しさばかりが先に立って万事うまくいくと考えがちだ。少し脅しておく必要があったんです」とバイジェは言った。

結局は彼の主張が通った。メンバー全員が、二人一組になってパートナーに互いに責任を持つシンプルなバディシステムに従うことに同意した。バイジェは高山病の評価基準として使われる「レイクルイーズ・スコア（ＬＬＳ）」を見つけた。自己評価式で、高度が上昇するにつれて登山中に注意すべき症状をまとめた定型フォーマットになっている〔二〇一八年に改訂版が発表された〕。

高山病の症状には個人差があるため、ＬＬＣは高度の上昇に伴って考えられるさまざまな合併症をランク付けしている。症状ごとに点数をつける――軽い頭痛は一点、ひどいめまいは三点、四肢の軽いむくみは一点（片方の手や脚ごとに一点で最高四点）という具合だ。五点になったらその時点で登山を中止して、症状が治まるまでその場所で待機することに全員が同意した。七点以上になればバディと一緒に下山する。遠征後にバイジェが採点結果を分析して論文にまとめることになった。

おかげで、登山前の心配をよそに、キリマンジャロ遠征は大成功に終わった。ヴィム・ホフ・メソッドのとくに重要なテストケースとして歴史に刻まれた。遠征から数カ月後、バイジェは『ウィルダネス＆エンヴァイロメンタル・メディシン』の編集長に宛てた公開書簡で、登山隊二五人のうち重症になったのは一人だけだったと主張した。心臓疾患のある男性で、早い時点で下山を余儀なくされた。それ以外は全員、火口付近まで到達した。そのほぼ全員が終始上半身裸だった。九二パーセントという成功率は医学文献では前代未聞だった。あるいはバイジェが書簡の中でよそよそしい医学用語で記しているように、「このメソッドは自律神経システムに直接生物学的影響を与えるようで、さらに精査するに値する。（中略）今回の驚くべき結果は、継続的かつ制御された呼吸亢進が低酸素症の程度を軽減することによって説明できる可能性がもっとも高い。しかしながら、その結果生じる呼吸性アルカローシスが、めまいや視覚的混乱といった症状を引き起こす可能性がある。今回のメンバーにそうした症状が現れなかったのは、長期トレーニングの効果である可能性がもっとも高い」。

つまり効果はあったのだ！　これは大きな成功であり、ホフは一年後にも別のグループでふたたび

◉急性高山病（AMS）判定基準「レイクルイーズ・スコア（LLS）」自己評価式質問票

症状	程度	点
頭痛	なし	0
	軽い頭痛	1
	中程度の頭痛	2
	激しい頭痛	3
胃腸の症状	なし	0
	食欲不振や吐き気	1
	中程度の吐き気／嘔吐	2
	激しい吐き気／嘔吐	3
倦怠感 脱力	なし	0
	軽い倦怠感／虚弱	1
	中程度の倦怠感／虚弱	2
	激しい倦怠感／虚弱	3
めまい ふらつき	なし	0
	軽いめまい	1
	中程度のめまい	2
	激しいめまい	3
不眠	よく眠れた	0
	いつものように眠れなかった	1
	何度も目が覚めた、睡眠不足	2
	まったく眠れなかった	3

合計点

各症状の程度を自己評価により回答し、その合計点数で評価。
3〜5点は中程度、6点以上を重症とする。

［訳注：上記の自己評価項目のほかに四肢のむくみなど、他者による評価項目も用意されている。2018年改訂版では「不眠」を除く4項目となった。］

成功を収めた。私はほっとした。しかしバイジェは今回の遠征も同じようにうまくいくと保証することをためらった。たしかにこれまではうまくいったが、どの要因が成功に結びつくのかは特定しづらかったのだ。それは依然としてとても危険な問題だった。「ヴィムのまねをして死んだ人はいないというわけではなさそうです」と、バイジェは思い出したかのように付け加えた。

ホフが突然国際的に認知されて、その結果生じた思わぬ副産物の一つは、何万人もの人びとがホフの偉業を自分なりのやり方で実践したがったことだった。ホフ自身が長年にわたって怖いもの知らずの冒険の代償として身体的ダメージを負うこともあったが、それでも彼は常に笑顔で生還を果たしてきた。一方、彼のメソッドに従った人のなかにはそれが果たせなかった人もいる。前年の冬、オランダの男性二人がホフの呼吸法をＹｏｕＴｕｂｅの動画で学び始め、冷たい水に入るのを大いに気に入った。強い寒冷前線の影響で運河の水面が凍結したとき、二人は互いに凍った部分の下を泳ぐことに挑戦した。以前ホフが同じようなことに挑戦して、氷に開けた穴の位置がわからなくなり、角膜が凍結したときは、万一に備えて待機していたダイバーに救助されたが、この二人はそういった備えをしておらず、ホフほど幸運でもなかった。その結果、一人は溺死した。

男性の死はインナーファイアーに暗い影を投げかけた。後日その件について尋ねると、エナムは言った。「ヴィムに触発されて極端な行動をしたと主張する連中に、いちいち責任を負うわけにはいかない。そんなことは不可能だ。とにかく要因が多すぎる」。エナムの言うとおりだ。ホフのメソッドが人間にできることの限界を広げるのは確かだが、しょっちゅう試していれば最後は自然が勝つ。

その夜、私は安い小型のレンタカーを運転してひと足先にストルーに戻り、がらんとした家でホフの帰りを待った。五十六歳という年齢にしては彼のスケジュールはきりがないように思える。午前中と夕方はレクチャーがあって、会場にはホフのメソッドを使って、より優秀なリーダーを養成したいという企業の重役たちが詰めかける。加えて、消耗性疾患に苦しみ、ホフのメソッドが最後の希望だという人びとからの依頼も絶えない。その日ホフは私に、国外で特別な仕事があるので帰りは遅くなるというテキストメッセージを送ってきた。

夜も更けたころ、ようやく外の砂利道からホフが運転するヴァンのタイヤの音が聞こえてきた。低いエンジン音を響かせたまま、数分間、ホフは運転席で考えごとをし、意識的に呼吸して精神を集中させようとしていた。ようやくホフがドアを開けたとき、私は彼のしわだらけのコートが朝見たときよりもさらにしわだらけになっているのに気づいた。私は例の男性が氷の下で命を落としたいきさつについて訊きたかったのだが、今はまずいだろうと思った。ホフは私に力のない笑みを向けた。

「女性の命を救ってきた」。ホフは静かに言った。しばらくして彼は私に、ブリュッセルまで四〇〇キロ近く往復してきたばかりなのだと話した。ある女性から電話がかかってきて、ホフが最後の希望で、それでも駄目なら自殺するしかないと言われた。ホフは助ける努力だけはしてみるしかないと判断した。「女性は傷ついていた――子供のころに腰と骨盤を骨折し、それからは痛みしか知らないというんだ。だから、きょうは彼女に付き添って感情を吐き出させようとした」のだという。ホフは女性に、痛みを和らげて気力を保つ方法を教えた。

「彼女にとってまだ先は長く、確信は持てない」とホフは言う。「でも彼女は大丈夫だと思う」

私もキリマンジャロについて同じように感じ始めていた。私たちはあと二週間ちょっとでタンザニアに向けて飛び立つ予定だったが、ホフは私の中に芽生えた遠征への不安以外に、考えることがたくさんあった。彼は足を引きずるようにしてキッチンに行き、その日初めての食事をこしらえようとあり合わせの食材をあさった。マヨネーズと、容器に入った貝の酢漬けを見て思案している。朝に雨の降りしきるリビングで踊っていた男は、食事を口にしてうなずく。「まあまあだ」と言っているかのように。

9 パーキンソン病、骨折、関節炎、クローン病

真夜中、ハンス・スパーンスは枕に顔を押し当ててうなり、じわじわと広がっていく筋肉の痙攣に耐えていた。太股、背中、ふくらはぎ、腕の筋肉が容赦なく硬直していく。身がすくむような痛みに体はひどくこわばっているが、それでもまだ声は出せる。そこで、口をつくままに罰当たりな言葉を枕に向かって吐き出している。叫びは一秒ごとに力を増していったが、しまいに怒りと苦悩の叫びはささやきに変わった。不思議と怒りをパワーに変えて、彼はよろめきながらも立ち上がり、若いころに武術を学んだのかと思うように荒々しく、枕を二つ三つ、部屋の中で蹴り回した。それから、怒りが薄れるにつれて、同じように筋肉の痙攣も消えていった。体はまた動くようになった。スパーンスがパーキンソン病と診断されてから一四年間に何かを学んだとすれば、それは罵倒によって症状を抑えられる場合もあるということだ。

すべてが始まったのは二〇〇二年、当時スパーンスはまだＩＴ企業ユニシスのオランダ子会社でアウトソーシング・コンサルタントとして働いていた。「何もかも手に入れたい、それも今すぐに」、そ

して「不可能なんてない」をスローガンに、放埓で猛烈な人生を送っていた。当時スパーンスは四十一歳、ペースを落とそうとか、より安定した生き方をしようなんてまったく考えもせず、注目を浴びるプロジェクトなら超過勤務も平気だった。独身生活を謳歌して、スポーツカーを乗り回し、オランダの湖や運河にヨットを走らせ、冬の間はずっとスキーを楽しんだ。

その年、カナディアンロッキーのバンフ一帯へ一人でスキー旅行に行った際、スパーンスは斜面で転倒した。左手小指を骨折し、右股関節を損傷した。痛みはあったが、素人判断でけがは軽く、そのうち自然に治るだろうと高をくくっていた。だがまもなく左腕の感覚が薄れ始めた。それから一カ月間、周囲からいつもと様子が違う、姿勢が変わってきたと言われ続けた。歩く際には、もはや左腕が動かなくなった。二〇〇三年になっても足取りと腕が何となくこわばったままなので、ようやく医師の診察を受けることにした。

最初は重症の手根管症候群が疑われたが、手首を検査してもとくに異常は見つからなかった。続いて腕を検査し、考えられる原因を一つずつ消していった結果、医師たちは最終的に根本的原因は脳のどこかにあるに違いないという結論に達した。結局、放射性薬剤を注射して、神経変性とドーパミン生成の減少の特徴的なしるしがないか、特殊なスキャンで調べることになった。ドーパミンの減少はパーキンソン病の紛れもない徴候の一つだ。パーキンソン病の多くのケースは同じように始まることがわかっている。小さいけれども極度のトラウマがきっかけとなって筋肉のこわばりの連鎖が起き、それが次第に全身に広がって、最後には神経が徐々に侵されて回復不能になる。やがて体の末端部分と中枢神経との相互作用がほとんど停止するおそれもある。

とはいうものの、パーキンソン病がどんな経過をたどるかには個人差がある。俳優のマイケル・

J・フォックスとジョージ・H・W・ブッシュ元大統領はどちらもパーキンソン病患者だが、抱えている障害は同じではないようだ。だが一般には、軽度の運動症状と脱力から、やがて神経が完全に機能不全になり、体は常に痙攣して、どの筋肉も弛緩しなくなる。病気の最終段階は恐ろしい。肉体に閉じ込められて、焼けつくような痛みに耐えるしかない。パーキンソン病患者は、若いころどんなに元気いっぱいだった人でも、そんな運命に見舞われる可能性がある。その悲劇的な例が伝説的ボクサーのモハメド・アリで、晩年はほとんど麻痺状態で過ごした末に二〇一六年に世を去った。

診断結果を受けて、スパーンスは先のことをくよくよ悩むのではなく、残された時間を最大限に生かすことにした。医師に処方された薬は飲むが、ライフスタイルは一つたりとも変えるまいと決意した。吹っ切って行動し、病気にならなかった場合より少しばかり生き急ぎ、そしてたぶん少しばかり若く死ぬことになるのだろうと考えた。しばらくはそれでうまくいった。症状の進行を抑えると医師が保証するとおりに、服用するたびに少しずつ耐性も増していくと知りながら、次第に薬の量を増やしていった。しまいには薬が効かなくなって車椅子で生活するはめになることを、スパーンスは承知していた。

初期の段階では、薬は彼の擦り減っていく神経にドーパミンを補充し、症状をうまくカムフラージュしていた。しかし症状の緩和は代償を伴った。大量の薬が投与され、筋肉を騙して動かす効果は徐々に失われていった。

二〇一一年三月のある朝、自宅のコンピューターに向かって仕事をしているとき、両手がそのまま動かなくなった。筋肉に指示してキーボードに触れようとしたが、いくらやっても駄目だった。立ち上がろうとしたが、やはり筋肉が思いどおりに動かなかった。スパーンスはついに主導権を失い、彼の体は苦痛に満ちた痙攣の塊と化した。ゲームオーバーだ。

のちにスパーンスは当時のことをユーモアを交えて振り返ったものだ。「笑っちゃうよ。何かの像みたいに椅子に腰かけたまま、痛みにさいなまれる能なしみたいになって、病気で休むと連絡を入れなきゃって、そればっかり考えてた。実際は、たぶん二〇〇四年の時点で何もかもやめて、自分の体のことだけを考えるべきだったのかもしれない」

どのくらい身動きできなかったのか自分でもはっきりわからないというが、続いて起きたことはスパーンスの人生を変えた。こわばりと痛みは波のように全身に押し寄せ、最後には精神そのものを打ちのめした。スパーンスは椅子から転げ落ちた。それから、ＩＴ企業勤務のプレイボーイは苦痛の塊となり、体は揺れて震え、そのはずみで体が宙に浮いて、それから床に放り出された。まるで電気ショックで生き返っている人間のようだった。

このときの発作は一分間近く続いた。それから、痛みはあっけなく消えた。スパーンスは主導権を取り戻した。彼は何事もなかったかのように立ち上がった。

この発作は二つのことを意味していた。第一に、もう仕事はできないこと、第二に、病気の症状をもう薬で抑えられなくなったということだ。担当医はまだ医学的に治療する望みを捨て切れず、さらに極端な方法で体のメカニズムに侵入してはどうかと提案した。脳深部刺激療法と呼ばれるもので、外科手術によって脳に電極を埋め込み、うまくすればあと何年か、生活の質を満足のいくレベルに維持できるという。

それは心惹かれる提案ではあったが、症状をさらに隠すだけで根底にある問題と闘わないことになりはしないかと、スパーンスは懸念した。彼は子供のころカンフーとヨガをやっていた。必ずしも自分の状態を治せると確信していたわけではないが、代替療法なら薬をそれほど使わずに体調を管理できるかもしれないと考えた。

私が初めてスパーンスと会ったのはポーランドで、そのときには彼はすでに、自分の不自由な体を癒すのにヴィム・ホフが手を貸してくれると信じることに決めていた。当時スパーンスはホフのプログラムを実践してまだ数カ月で、エネルギーのレベルは低かったが、氷風呂と呼吸法は効果を挙げているようだった。彼以外は私も含めて全員がトレーニングに集中できたが、スパーンスは毎日四時間がやっとで、後は部屋に戻って病気の症状に苦しんでいた。彼に話しかけるには勇気が必要で、何か話しかければ言葉にしようと努力することにエネルギーを消耗して、ほかは何もできなくなるようだった。それでもホフのメソッドの何かが効いていると、スパーンスは考えていた。

「こういう病気を抱えていると自分の体をすごく意識するようになる」と、当時スパーンスは言った。パーキンソン病のせいで彼の脳は手や足とのコミュニケーションをとりにくくなった。それでもスパーンスは苦痛にただ耐えるのではなく、痙攣や震えの一つ一つを自分の神経システムとの対話だと考えるようにした。体は環境の一部であり、体の不調は脳が筋肉に強力な信号を送れなくなったのが原因だというホフの考えに基づいて、スパーンスは逆に環境を利用して自分の皮膚から脳へ信号を伝え、その信号を次第に強めていこうとした。指令の役割をする外からの刺激の的確な組み合わせを突き止められれば、脳はまた言うことを聞くようになるかもしれない。それは大きな賭けだったが、負けてもスパーンスにはもう失うものなどなかった。彼はゆっくりとだが、確実に学んでいた。

「ヴィムの話では寒さは感情と同じだそうだ」とスパーンスは言った。そのとおりだとスパーンスには思えた。ときには自分の無力さに対する強い怒りが原動力になって、脳が筋肉とコミュニケーシヨンするのを妨げている神経学的な障害物を突破できることもあった。しかし、怒りには自滅的な面もあった。怒りに任せて行動すれば自分が嫌になり、自分の体調に腹が立った。一方、冷水シャワーと氷風呂でも同じくらい強力な信号を生み出すことができ、かつ、感情的な試練をくぐり抜けずに済んだ。必要に応じて氷風呂に入る計画を立てるだけでよかった。

回復のためのトレーニングを始めるに当たって、スパーンスは薬の服用量と「効果持続時間」を表に記録し、それを「チャレンジング・パーキンソンズ（パーキンソン病に立ち向かう）」と題するフェイスブックのページにアップした。それから数週間足らずで、毎日一定時間苦痛から解放されても薬の総服用量は減少したことを証明できた。

出会ってから三年後、アムステルダム市外にあるスパーンスの自宅に様子を見に行った。発症から一四年生きていること自体がすごいことなので、普通と変わらない生活をしている部分も多いなんて思っていなかった。車椅子やスロープなど、進行性の病気に対処する場合に付きものの医療用品があるものと思っていた。戸口で出迎えたスパーンスは、私との約束をもう少しでキャンセルしなければならないところだったと打ち明けた。前の晩は体調が悪く、明け方まで枕に向かって叫ぶはめになったのだ。じきに震えがきて、全身がまた痙攣するだろうと言う。出直そうかと訊いたが、彼は手振りでとにかく家に入るよう促した。「様子を見よう」とスパーンスは言った。

スパーンスにとって、パーキンソン病になったささやかなメリットは、いくつか趣味を見つける暇ができたことだ。私が予想していたような医療用品は見当たらなかった。それどころか、リビングにはアジア芸術とギターのコレクションが混在していた。そして家の裏手には予想外の傑作があった。発作が始まると、スパーンスは家の増築をすることにしていた。武術の道場と瞑想用ホールを兼ねる部屋にするつもりだった。そして実際にやり遂げた。陶器の火鉢では香りのよいハーブが焚かれ、出窓にはインドネシアの仮面が飾り釘で吊り下げられていた。「暇なときに造ったんだ」とスパーンスは言った。「一日に板一枚打ち付けるのがやっとというときもあったが、そのうち完成したよ」。その日は「不調日」だったが、それでもスパーンスは天井からソーセージのようにぶら下がっているサンドバッグを蹴ってみせた。私なら脚が届かない高さだった。

「こんな病気に負けてたまるか」とスパーンスは言い、それから私にコーヒーでもどうかと尋ねた。イエスと答えると、コーヒーを淹れながら午前中の日課について話した。朝はいつも最悪で、起きたときは体ががちがちにこわばって手足はほとんど思うようにならない。そこで日が昇る前に、ホフから教わった深呼吸を始める。たいてい一時間近く深呼吸と息を止めるトレーニングを行って、ようやく、筋肉が弛緩してくる。十分しなやかになったら、冷水シャワーを浴びて神経を目覚めさせる。こんなふうに考えればいい。本来、脳は四肢に指令を出すはずだが、パーキンソン病になると脳が四肢とのつながりを徐々に失っていく。スパーンスはヴィム・ホフ・メソッドを利用して、環境からの信号を強化し、衰えていく神経機能による自動制御を解除しようとしていた。治療ではなく、管理するためのトレーニングだ。二〇一五年、スパーンスは毎日一一時間半の「好調な時間」を満喫する一方、一日の「好調な時間」が平均七時間未満に落ち込んでいた二〇一一年に比べて投薬量は減少していた。そして、その進歩はそれまでどんな医師が与えたよりも多くの希望をスパーンスに与えた。それは型破りなアプローチで、担当医ならプラセボ効果にすぎないと考えるだろうが、少なくともスパーンスはまた自分の将来について話せるようになった。

オランダでホフのメソッドを利用して複雑な症状に対処しているのは、もちろんスパーンスだけではない。私がオランダで会った、病気が原因でホフのメソッドを学んでいる人たちはほぼ全員が同じような経験をしていた。まず処方薬の服用を開始した当初は効果があるように思えたが、時間とともに効かなくなっていった。彼らはそれぞれ最後の手段としてホフにすがった。ヴィム・ホフ・メソッドはどの病気にも効く万能薬ではないが、私がオランダ滞在中の数週間にもっとも驚異的な回復ぶりを示したのは、自己免疫疾患に苦しむ人たちだった。彼らの経験をいくつか紹介しよう。

ハンス・エミンクの第一印象は大柄な男だ。大きくて厚い胸板、ゆったり動く長い腕、それに立派な腹。首には長さ七、八センチのワニの歯がぶら下がったロープを巻いている。だが見かけによらず、エミンクはふんぞり返って人を怒鳴りつけるのではなく、力いっぱい抱き締めそうなタイプの男でもある。二〇一〇年、エミンクはそこまで堂々としてはいなかった──それどころかほとんどの時間、消化器官全体に生じた、痛みを伴う潰瘍に打ちのめされていた。単に痛いだけではなかった。トイレに行くたび、便器が血で溢れた。「初めて見たときはぎょっとした」。ホフのトレーニングセンターの近くで会った際、エミンクは私に言った。初めて便器が真っ赤になった後、担当医に電話したところ、大腸内視鏡検査を受けるように言われた。ヘビのようなカメラで大腸全体を検査するものだ。カメラのレンズがとらえたのは数センチおきに点在する真っ白な潰瘍だった。潰瘍は無数にあった。クローン病──世界各地で増加している自己免疫疾患だ。疾病管理予防センター（CDC）によれば、アメリカでの患者数は一六〇万人を超えるという。その約半数がいずれ外科手術によって炎症・損傷の激しい消化管を切除せざるを得なくなる。治療法はないが、多くの自己免疫疾患と同じで、大量の投薬、たいていはステロイドによって、最悪の症状は食い止められることが多い。食事制限によってグルテンを制限・排除することが有益なケースもあるようだ。

エミンクにとってクローン病は悪夢そのものだった。口の中にできた潰瘍が食道、胃、大腸、小腸、それから駄目になった結腸へと広がった。関節はひどく痛んで、ほとんど仕事はできなかった。医師からは一般的なステロイド剤のプレドニゾンを処方され、当初は症状が和らいだ。毎日のようにまともな生活ができていたが、効果があったのは数カ月だった。あっという間に薬に耐性ができ、まもなく下血がぶり返した。そこでエミンクはグーグルが使える人間ならみんなやるように、クローン病の実験的かつ代替的な治療法を検索した。そうした治療法はオンライン上で無数に紹介されていたが、傑出していたのはラドバウド大学のピーター・ピッカーズの当時としては最新の論文だった。ピッカーズの研究によれば、ホフは自分の免疫システムを外部の毒素に対して抑制できたばかりか、そのスキルは単なる進化上の気まぐれではなく、他人に指導もできることが翌年の追跡研究によって証明された。オンラインでは、免疫疾患にメリットがあるかもしれないとされていたので、エミンクは見つけた最初のコースに申し込んだ。

「不思議なことに、初日から気分がましになった」とエミンクは言った。彼にとってクローン病の最悪の部分は、ほぼ絶え間なく襲ってくる痛みで、そうした症状にはホフの呼吸法だけで十分対処できた。より多くの酸素を吸い込み、痛みを吐き出しているところをイメージすると、それだけで痛みが消える気がした。何かが起きているとすぐさま確信したエミンクは、冷水シャワーを浴びて毎朝二〇分瞑想するのを日課にした。「体が反撃しているのを感じた。……驚いたよ」。エミンクはステロイド剤の服用も中止した。

一五カ月後、エミンクは最初に無数の潰瘍を見つけた医師の診察を受けた。今度は、潰瘍は一つも見つからなかった。医師は驚いていたものの、健康上の奇跡が起きたという受け止め方には乗り気ではなかった。むしろ、肩をすくめて、症状が小康状態になることもあるが、病気が治ったわけではないとクギを刺した。症状が再発した場合に備えてステロイド剤の服用を勧めたが、エミンクは断った。「薬を飲み続けていたら、崖から落ちてばかりになっていたはずだ。悲惨な体調で毎日下血していただろう」とエミンクは言う。

似たような経験の持ち主がヴィム・ホフの周囲にはいたるところにいて、なかには理屈では説明がつかないケースもある。私はわずか数日間に、ホフに命を救われたという人に一〇人以上会った。それでもどこか疑心暗鬼で、そうした人びとの奇跡的な回復の具体的な原因を指摘するのをためらっている。エミンクの担当医がいみじくも指摘したように、医学文献には不思議と逆境に打ち勝った人たちの事例研究がいくらでもある。説明はさておき、とにかく回復する場合があるのだ。要はプラセボ効果なのかもしれない。すなわち、偽りの治療を受けた人たちがその効果を信じるだけで改善の兆しを示す、驚くべき現象だ。回復の物理的根拠はない場合も多いが、回復するのは事実だ。プラセボ効果は医学にとって非常に厄介なので、本当に厳密な科学研究では、医学的な治療のほうが体の持つ不可解なまじないより実際にいいと証明したい場合、プラセボ効果との比較検証を試みる。臨床試験では対照群を設定し、一方の被験者には効果のある薬を、もう一方には砂糖の錠剤を与える。実際の薬のほうが偽薬より有効だと証明されれば、科学的に承認されて世界中の薬局に置かれることになる。

それでも、薬の効果が崇められる一方で、偽薬についてはそれ自体で信じられないほど強力になり得ることは忘れられがちだ。アメリカ国立癌研究所の二〇〇三年の報告によれば、癌治療薬の臨床試験で、主要な臨床薬の有効率は三〇パーセントだったのに対し、偽薬の有効率は二〇パーセントに達することが証明された。つまり薬の物理的有効性は、謎に包まれた自己治癒力をわずか一〇パーセント上回るだけなのだ。

癌治療薬の臨床試験だけではない。たとえば育毛剤のミノキシジル。一九九〇年代に世界的にロゲインという商標で知られるようになり、テレビで繰り返し流れた「ヘアクラブ・フォー・メン（男性のためのヘアクラブ）」というコマーシャルで有名になった。臨床文献では、この育毛剤を投与された男性の六三パーセントで実際に育毛効果が認められ、偽薬を投与されたグループでは三五パーセントで同様の効果が認められた。つまり、前向きな考え方、あるいは、よくなるかもしれないと考えた際に起きる不思議な現象によって、ミノキシジルの実際の育毛効果の半分以上が説明できるわけだ。

しかも、プラセボ効果のもっとも奇妙な部分はほかにある。理由はともかく、現代人は実際に偽薬に対してよく反応するようになっているようだ。モントリオールのマギル大学の研究では、鎮痛薬の臨床試験終盤で、プラセボ効果のほうが薬の効果を上回り、失敗であることが証明された。一九九〇年から二〇一三年に実施された慢性疼痛治療を対象とする八四の臨床試験を調べた結果、有効な鎮痛薬と偽薬の差は当初は二七パーセントだったが、二〇一三年にはわずか九パーセントに縮まっていた。理由はまだ解明されていないが、文化的な要因が働いているらしい。北米ではなくヨーロッパで同じ薬を試したところ、プラセボ効果はマギル大学の研究結果の半分だった。

散発的な事例はあるものの、一握りの臨床研究を除いて、ヴィム・ホフ・メソッドのほうがプラセボ効果より有効とはおそらく断言できないだろう。私がオランダで会った人たちは、飛び抜けてうまくいったケースにすぎないのかもしれない。結局のところ、私が会ったのは、数日でメソッドをやめた人たちではなく、トレーニングがプラスになると考える人たちである可能性が高いと考えるほうが理にかなっている。したがって、肯定的な結果に目が向きがちになるのは言うまでもない。それでも、一部の体験談は自分一人の胸にしまっておくにはあまりにも驚異的だ。

カスパー・ファン・デル・メウレンはレース中、六頭の臆病そうな馬の群れに追い越された。そのうち一頭が跳ね、蹴り上げた後ろ足がファン・デル・メウレンの体を直撃した。蹴られた瞬間は記憶になく、腕の骨が折れた音も聞こえなかった。気づいたときには耳の中で心臓の鼓動が大きく響いていた。下を見ると前腕の下に出っ張りがあり、何か深刻な事態が起きているのは明らかだった。最低でも片方の腕が折れていた。不思議なことに、少なくともそのときは実際には痛みは感じなかった。十分な量のエンドルフィンが全身を駆け巡っていたので、気分はいたって普通だった。だが馬に乗っていた女性が気が動転した様子で駆け寄ってきて、どこか折れていないかと尋ねたときには、病院に行かなければならないと悟った。「自分は医者じゃないが……」。ファン・デル・メウレンはねじれてうまく動かない腕をぶらぶらさせたまま、言いかけた。女性はそれを無遠慮に見詰めて、彼の言わんとしていることを察した。

ファン・デル・メウレンは無事だったほうの手でマラソン用のチョッキから携帯電話を取り出し(レース用に準備したピーナッツバターサンドイッチと一緒に入っていた)、妻に電話して迎えに来てくれと告げた。電話越しの声は冷静だった。あまりに冷静だったので妻は何かがひどく悪いのだと察し、馬の話をしないうちから涙をこぼした。車に飛び乗り、夫のもとへ急いだ。妻とは数キロ離れているのがわかっていたので、ファン・デル・メウレンは呼吸法に集中した。ついに痛みが襲ってくるときに備えて先手を打っておきたかったのだ。

ファン・デル・メウレンはホフが自分のメソッドを教えていいと認めたインストラクターの第一期生だ。ホフはときどき自分のテーマに没頭するあまり、細菌との戦いに勝つだの、普遍的な愛の重要性だの、往々にして際限なく脱線しがちだが、ファン・デル・メウレンの場合は、あるテーマの根底にある原則を理解し、それらを平易なオランダ語（と英語）で表現できるのが強みだ。大学卒業後の最初の仕事が理科教師だったことも役に立っている。複雑な考えを中等学校の生徒が理解できるよう細かくかみ砕く必要があった。しかしその前は、十代のほとんどをマリファナを吸って家でテレビゲームをして過ごした。食習慣もひどいもので、手っ取り早いものを何でも口にした。二十四歳のころにはひどく体調が悪く、一キロはおろか、数百メートル走るのもやっとだった。心拍は乱れ、血圧は常に高すぎるようだった。何より、身長一八五センチに対して体重約一〇九キロでは、今にも塀から落っこちそうなハンプティダンプティにちょっと似ていた。気分はすぐれなかったが、単なる鬱状態だと思い込んでいた。療法士から少し運動したほうがいいと言われて、彼はぞっとした。運動不足を指摘されたのはそれが初めてだった。だがその療法士はこう言い張った。「健全な肉体に健全な精神が宿る、って言うでしょう」

そこでファン・デル・メウレンはライフスタイルを少しずつ変えていった。まず自宅のある区画の周囲を短距離、息を止めて走った。次は公園の周囲を、同様に息を止めて走った。しっかり食べるのは一日二回だけで、それ以外は食べ物は口にしないことにした。そうすればインシュリン生成を安定させるのに役立ち、ヒトがたどってきた進化のパターンにより近くなると、何かで読んだからだ。ジムにも通った。それから三年足らずで体重は三〇キロ余り減った。そのころには近所を走るだけでなく、田舎道も週に九五キロ余り走っていた。新たな試練を克服することが彼の生き方になった。「困難なことを始めた途端、人生のあらゆることが楽になるとわかった」とファン・デル・メウレンは言う。ついにホフのことを知り、それですべてが腑に落ちた。ホフのメソッドは生まれ変わったファン・デル・メウレンにぴったりで、彼は体のメカニズムと始まったばかりの研究に関する文献を調べることに没頭した。

ファン・デル・メウレンはさらなる試練を求めてマラソンや障害物レースに出場し、約三二キロの山岳レース中に六頭のおびえた馬の群れに出くわしたのだった。ゴールまで一・五キロほどの地点で、ひづめの痛烈な一撃を受け、ファン・デル・メウレンは倒れて血を流し、ねじ曲がった前腕を押さえていた。やがてアドレナリンの急増が収まり、腕と胸に痛みが這うように広がり始めた。彼の息遣いが激しくなったのを見て、まだそばにいた女性は怖がっている様子だった。

「あなた、過呼吸してる」と女性は言った。気絶しないよう口に茶色の紙袋を当てなくては、と考えているに違いなかった。ファン・デル・メウレンは首を左右に振り、集中させてくれと言った。女性と一緒に一五分かかって救護所まで歩き、そこから妻の車で病院へ向かった。車を降りるころには実はなんだか元気になっていたくらいだ。

X線検査の結果はファン・デル・メウレンが察していたとおりだった。尺骨（しゃっこつ）という、手と肘をつなぐ小指側の骨が真っ二つに折れていた。外科手術が必要で、最後にねじで止めることになる。全治するまでは時間がかかるという話だった。さらに、大きな紫色の蹄鉄の形をしたあざが腎臓のあたりに広がっていた。手術を待つ間、看護師から痛み止めにモルヒネを勧められたが、断った。彼にしてみれば骨折は痛みをコントロールする練習のチャンスだった。看護師は驚いていた。これまで同様の状況でモルヒネを拒否した患者はいなかったが、彼は拒んだ。そのため、アドレナリンの鎮痛効果が何時間も前になくなってからは、ファン・デル・メウレンははるかに簡単に痛みを取り除く方法を捨てて、代わりに何時間も意識的に呼吸をし、肺から腕へ移動する光を思い描いた。

ファン・デル・メウレンは一時的にギプスをはめられ、四日後に外科手術を受けることになった。その夜は傷について瞑想し、翌日診察を受けに行くと、肋骨と腎臓のあたりに広がっていたあざは消えていた。どうして普通の人とは治り方が違うのか、看護師は不思議がっていた。

数日後にようやく手術室に入ったときも、ファン・デル・メウレンは薬を拒否した。医師たちは局部麻酔のみで切開して骨を固定した。数時間後、手術室から出てきた際、手首から肘まで半分のところまで黄色がかった切開痕が伸び、大雑把で無粋な縫い目があった。看護師から、抜糸できるのは二週間後だが翌日経過を見せに来るよう言われた。

それから四時間、ファン・デル・メウレンは呼吸法を実践し、腕に意識を集中して過ごした。彼からこの話を聞いたとき、どれだけの集中力を要したか想像がつかなかった。絶え間ない努力を続けたが、それだけの甲斐はあるように思えたそうだ。ついに疲れて、その夜ベッドに入ったとき、残っていたのは縫合痕だけだった。手術による腫れは見事に引いていた。その証拠にと、ファン・デル・メウレンは私に写真を見せてくれた。翌日、看護師は驚いていたという。

「まあ、早かったですね」。看護師はそう言ったと、ファン・デル・メウレンは振り返った。「二週間くらいで縫ったところがかゆくなってくるので、そうしたらまた来院してもらえば抜糸します」

しかし実際はそれほど長く待たずに済んだ。三日後、縫合痕にかゆみが出てきたが、病院に電話すると抜糸は早すぎると言われた。それで妻にキッチン用のはさみで抜糸してもらった。予約していた受診日に病院に行くと、看護師は彼の両腕を調べたが、けがをしたほうの腕がきれいに治っていたので、手術をしたのはどちらだったか見分けがつかず、本人に訊くはめになった。自分の目で確かめた医師は肩をすくめた。「あなたは間違いなく医学的な例外です」と、患者であるファン・デル・メウレンに言った。

だがファン・デル・メウレンにしてみれば、この体験もホフのメソッドを学んだほかの人たちの体験とたいして変わらない。それでも、彼の体験談はホフのインストラクター養成講座の定番だ。あるレクチャーで、ホフも客席で弟子たちを評価していたとき、ファン・デル・メウレンは生活のすべてを数週間放り出してひたすら呼吸法を実践し、腕がよくなるよう念じたと説明した。体力を消耗し、あらゆるものを網羅するプロセスだったが、実際に目に見えて効果があった、と。レクチャーが終わるころにはホフは涙を流さんばかりだった。メソッドを教える負担が重くなっていくなか、それを手助けしてくれるというだけでなく、どんなプロセスかを身をもって理解してくれた人物が見つかったのだ。それはホフが凍傷になった足を自分で治すときに使ったのと同じテクニックだった。「まったくそのとおり！」。話し終えたファン・デル・メウレンにホフはそう言葉をかけた。

苦難には意外なおまけもついてきた。ファン・デル・メウレンは腕に集中していた間、トレーニングをしなかった。だが骨折が治って二カ月ほど過ぎたころ、一一キロのレースに申し込んでいたのを思い出した。いつもなら集団の真ん中でゴールし、自分の前にも後ろにも数百人という成績だった。とにかく走れて満足だったが、頑張りすぎて転倒してまた手足をけがしないように、時間をかけて、呼吸に意識を集中し、景色を楽しみながら走った。ゴール付近には人が大勢いて、自分より先にゴールした人たちが勝利を祝っているだろうと思っていたが、ゴールした瞬間、自分が上位一〇パーセントでレースを終えたことに気づいた。一カ月トレーニングをしていなかったのに、自己ベストを更新したのだ。呼吸法のおかげで頑張り抜けたとしか思えなかった。

だが実のところ、ファン・デル・メウレンの成績はどのくらい目覚ましいものだったのか。医療関係者がいつも指摘するように、ファン・デル・メウレン、エミンク、スパーンスはたぶん例外なのだろう。エンドトキシンの実験の後にも、医療関係者はホフについて同じことを主張した。だからこそ、私はホフのとくに注目すべきサクセスストーリーをもう一つ、徹底的に調べなければならなかった。

先祖代々鍛冶屋だというヘンク・ファン・デン・ベルフは、鍛冶屋が今も存在するとはほとんどの人が思っていない時代に生きている鍛冶屋だ。一八三二年創業のファン・デン・ベルフ鉄工所はブラリクム有数の名所だが、町はオーバーオールの作業着を着た煤と油まみれの男たちよりも、むしろオランダの映画スターたちが暮らしていることで有名だ。それでもファン・デン・ベルフはとくに著名な住人となっている。体の自由を奪うリウマチ性関節炎から目覚ましい回復を遂げたからだ。さまざまな町民を集めてグループをつくり、一日二〇分、近くの湖に飛び込んでもいる。

子供のころ、ファン・デン・ベルフは母親がリウマチ性関節炎に全身の関節を蝕まれて次第に動けなくなっていくのを見ていた。運が悪ければ、彼も母親の遺伝学的体質を受け継いでいるかもしれなかった。一九八〇年代、二十四歳のとき、ファン・デン・ベルフは南太平洋のオーストラリアから世界一周の旅に出発した。旅のほぼ中間でアメリカに滞在中、両膝が腫れてきた。数日で歩くのもやっとになり、そのため、旅を続ける夢は急遽中止せざるを得なくなった。ちょうどエイズが猛威を振るっていた時期で、友人たちは彼がどういうわけか感染したに違いないと思っていた。ほとんど身動きできず、所持金も底を突いて、ファン・デン・ベルフは空路オランダに戻った。痛みは耐え難いほどになり、毎日ベッドに仰向けに寝たきりで、部屋から出るのは父親——樽のように太った大男だった——に抱えられて熱い風呂で関節の痛みを和らげるときだけだった。母親もほとんど同じ状態で、骨が内側から自分で自分を蝕み、結局、病気に負けて五十七歳で死んだ。ファン・デン・ベルフの場合は発症したのが母親よりもはるかに早かったので、自分は母親の年まですら生きられないだろうと思っていた。一生寝たきりになるよりは若くして死ぬほうがましだろうかと考えた。

「自分の体をパックマンのゲームみたいに考えるようになった」と、鉄工所でファン・デン・ベルフは私に言った。「骨はスクリーンのあちこちにある例の小さい点で、この病気はその骨をどんどん食っていくパックマンってわけだ」。彼は片手を顔の前に挙げて手首の一点を指した。ほとんどの人はそこに腕と手の境目となる小さなふしが出ているが、彼の場合は何もなかった。病気の進行を予防するため、骨を二センチ切除したのだ。「どうってことはない」とファン・デン・ベルフは言う。「パックマンが新しい出発点に立っただけさ」。ダメージもまだまだ終わらなかった。手術から数カ月後、人さし指の第一関節がプラム大に腫れ上がった。動かすことは不可能で、動かさなくても痛んだ。家業の鍛冶をこなすことはできず、その年は終始、医師たちから手術を勧められた。関節を切除して死んだ人間の指を移植するというのだ。

ファン・デン・ベルフのケースのようなリウマチ性関節炎では、免疫システムが関節を体に侵入した異物と見なすことが引き金になる。関節の空っぽの部分に白血球とリンパ液が集まり、骨と軟骨を内側から破壊する。体が文字どおり自分で自分を攻撃する状態で、医師がとり得る最良の選択肢は、骨を守るために免疫システムを完全に抑制する薬を患者に与えることだ。残念ながら、免疫システムを停止すれば、日常生活の普通の感染症と闘う能力がまったくない病人として生きることになる。世界一周の旅をしていたときに友人たちが予測したとおり、彼の状態は結局、エイズとかけ離れてはいなかった。

ファン・デン・ベルフは鉄工所二階の散らかった事務所で私に話した。私たちは傾斜のある低い屋根の下で、小さなコーヒーテーブルの前に腰かけた。油っぽい黒い埃の層に覆われた壁のいたるところに、彼自身に関する新聞記事がホフの写真とともに貼ってあった。ファン・デン・ベルフが指さした一枚では、ホフが明るいオレンジ色の帽子をかぶって果てしなく続く雪の中にいた。「この人がおれの命を救ってくれたんだ」とファン・デン・ベルフは言った。「でも最初はそんなことができるなんて信じてなかった」。ファン・デン・ベルフによれば、ホフがオランダの研究所で参加した免疫システムを抑制する実験の話を聞いた友人が、絶望的な状況に陥ったファン・デン・ベルフを、隣町で開かれた二日間のワークショップに引っ張っていったのだという。ファン・デン・ベルフは会場の後ろに座り、ホフが口にする一言一句を疑っていた。呼吸法には何の感銘も受けなかった。寒さには腹が立ち、苦痛を覚えた。腕立て伏せなんて生まれてこのかた一、二回やるのがやっとだった。翌朝、全員が息を止めて三〇回腕立て伏せができるようになるとホフが言うのを聞いて、ファン・デン・ベルフはもうたくさんだと思った。「いいかげんにしろ」と彼は思った。「楽しいひとときだったが、そろそろ帰るとしよう」。ところが立ち上がって出口に向かおうとしたとき、ホフが彼を呼び止め、なぜそんな疑るような顔をしているのかと尋ねた。ファン・デン・ベルフは憤慨して、カネを返してもらうべきかもしれないと口にした。しかしホフは近づいてきて、ファン・デン・ベルフの胸骨のあたりに人さし指を押し当てた。

「君は明日、腕立て伏せを四〇回やる」とホフは言った。「できなかったら、カネを持って帰ってい」。ホフは相手を挑発するこつを心得ていて、ファン・デン・ベルフもまんまと挑発に乗せられたのだった。

そしてファン・デン・ベルフがカネを取り返すことはなかった。翌日、彼はそれまでにやったことのないほど腕立て伏せをこなした。四〇回まではいかなかったが、不可能に思えたホフの主張を考え直すにはそれで十分だった。頭の中で閃光が走った。少し泣きさえしたかもしれない。わずか二日間のワークショップ一回でここまで肉体の限界を広げられるとしたら、毎日トレーニングをすればどうなるだろう。そこでファン・デン・ベルフはトレーニングにのめり込んだ。まるで自分の命がかかっているかのように毎朝冷水浴をし、呼吸法を実践した。午前六時一五分から村外れにある淡水湖に車を走らせ、小さな鉄製のスロープを下りて水に入った。首まで水に浸かって冷たさを受け入れ、全身に温かさが巡るのを感じた。「何だか自分自身より大きいものとつながっている感じがした」とファン・デン・ベルフは言う。「自分自身を上から見下ろしている気がすることもあった。自分の魂だけが宙に浮かんで、水に浸かっている自分の体を見下ろしているみたいだった」

毎日トレーニングをするようになって二カ月後、痛みは消え去った。数カ月後、プラム大だった人さし指は腫れが引いてブドウのような動かしやすい形になった。指を曲げて、物を握ることができた。全身が生まれ変わったように感じられた。ファン・デン・ベルフの朝の日課は町の噂になった。五十がらみの男が地元の湖で裸同然で氷風呂に浸かっていると聞いて笑う者も何人かいたが、それ以外は興味を引かれていた。ある朝、湖岸まで誰かが後をつけてきた。翌日、もう一人くっついてきた。まもなくブラリクム中の人間が、命を取り戻している鍛冶屋に夢中になった。集団は大きくなり、携帯電話でメッセージをやりとりし、冬の間ずっと集団で水に浸かる計画を立てた。まもなく常連が六〇人に達した。

ファン・デン・ベルフは今やヴィム・ホフのメッセージを広める伝道者だ。二階の事務所で話しているとき、彼はいら立ち始めた。英語があまり流暢ではないので、今の彼の暮らしを理解するには一緒に湖に行って水に入るのがいちばんなのだ。私たちは一階に下り、ものものしい、時代がかった鍛冶場を通り抜けて、鉄工所の外に停めてあるSUVに乗り込んだ。数分後、湖に近づいたが、湖水が見えてくるより先に女性たちの笑い声が聞こえた。水着を着た女性が三人、水辺の濡れた草を踏みしめながら、走ってくるのが見えた。ファン・デン・ベルフが手を振った。三人のことは知らないが、どういう人間かはわかるという。「リサイクルの前にウォーミングアップしてるんだ」。ファン・デン・ベルフは淡々と言った。

「リサイクル?」

「ああ、また水に入るのさ。二回目のほうがうんと冷たいんだ」

たしかに、波止場に向かう途中でもう一度彼女たちとすれ違った。彼女たちはペースを落とさず、そのまま水に飛び込んだ。彼女たちが息をのんでいる間に、私たちはズボンを脱ぎ、水着に着替えて水に入った。湖面は鏡のように凪いでいた。太陽は沈みかけたばかりで、湖面に穏やかな琥珀色の輝きを与えていた。オランダではまだ雪はなかったが、それでも水はとんでもなく冷たかった。私たちは笑顔で女性たちに自己紹介した。

ファン・デン・ベルフは深く息を吸い、目は遠くを見つめて、少し上の空のような、頭がいくらかぼうっとしているかのような様子だった。「おれがキリマンジャロに登頂したなんて信じてくれるか」

と彼は言った。もちろん、私は彼がホフとともにキリマンジャロに登頂したのを知っていた。最初の登山隊に加わった医師のヘルト・バイジェから、彼を紹介してもらったのだ。メソッドを学び始めてから、何が何でも絶対的な肉体の限界を突き止めたくなった、とファン・デン・ベルフは言った。人生の大半を障害者として過ごしてきたが、ホフに出会ってから大きく変わり、しまいにはアフリカ最高峰に上半身裸で登頂を果たすまでになった。「人生最良の二日間だった」とファン・デン・ベルフは言う。「二日間何も話さず、ひたすら息をしていた」。彼の話では、メンバーはほとんど精神的な絆で結ばれていたという。ほんの数週間後に私もホフとキリマンジャロに登頂するつもりだと言うと、ファン・デン・ベルフはほほ笑んだ。「本気にならなきゃ駄目だ」と言って、アドバイスをくれた。「山の断崖に風が吹きつけるときは、心の傘で目の前の空気を切り開いていくんだ」

「傘ですか」

「旅の間に身を守る鎧みたいに、目の前に傘を持っているところを思い浮かべればいい」とファン・デン・ベルフは言った。「それが実際に風を止めるのか、それとも自分が止めた気にさせるのかはわからんが、役には立つ。忘れずに荷物に入れておけよ」。まじないみたいだと思ったが、この旅でまじないでないものなんてあっただろうか。

水は心地よかった。皮膚がほてり、瞳孔が広がる。そのままもう少し満喫していたかった。最初のショックの後、エンドルフィンが駆け巡って快感がやってくる。冷水浴の問題点は、実際に不快なのは最初だけだということだ。だがファン・デン・ベルフは出ようと言い張った。二回目のほうが冷たいと、彼は請け合った。

それで一緒に急いで水から出て陸に上がり、ちょうど血がふたたび巡る程度に腕立て伏せをした。

私は指の感覚が戻ってくるのを感じた。ファン・デン・ベルフは湖のほうを指さして、また水に入る時間だと言った。私は数分前のすがすがしい冷たさと似たようなものだろうと思っていたが、実際は彼の言ったとおりだった。リサイクルのほうが強烈だった。腕立て伏せで緊張していた体がリラックスし始めて、血管がふたたび開いて血流がいくらか戻ってくる。水は弾丸のように私に当たり、二度目のアドレナリンの波が押し寄せてきた。私は凧のように高く舞い上がるが、水中でリラックスするのがさっきより難しくなってもいる。厄介なそよ風が吹いていて、外に出たらどんな感じがするだろうかと怖くなってきた。足元から額まで全身に震えが満ちてくる。自分ではどうしようもないが、とにかく水中にとどまった。私の命を奪うつもりはなさそうだった。数分後、ファン・デン・ベルフは私を水から出し、二人とも歩道に置いていた衣類を身に着けた。

「そうか、キリマンジャロか」。彼はほほ笑んだ。「呼吸を一つ一つ意識して、人生でいちばんすばらしい時間になるよ」

ファン・デン・ベルフは片手を挙げ、一度は駄目になった指を私に見せた。関節は楽に曲がった。「山がとにかく元気にしてくれるかも」。彼はそう言った。

10 全天候型インターバル

南カリフォルニアのごく一部のごみ処理のニーズに対応する市営の大型下水処理場の真向かいに、面白みのない倉庫と駐車場に車が数台停まっているだけのビジネスパークがある。外からは知る由もないが、ここはアメリカのアスレチックトレーニング界で有数の物議を醸している場所だ。ドアには猛犬注意の掲示があり、実際、ガラス張りの正面玄関に近づくと、威嚇するうなり声に続いて吠える声がして、私は足を止めた。ガラスをたたき、数分間落ち着かない気分で立っていると、ぴっしりタトゥーをした男が奥の部屋から現れ、かんぬきを抜いて、私を安心させようとした。

「すごく意地悪そうに見えるけど、害はないんだ」。ブライアン・マッケンジーは愛犬のピットブルについて説明すると、彼自身の著書や呼吸筋トレーニング用の特殊なトレーニングマスク、その他さまざまな商品で埋め尽くされたプロショップに私を招き入れた。

マッケンジーは四十歳のトレーナーで、かれこれ一〇年以上、従来の考え方に逆らい、長距離レースに備える最良の練習方法は、競技場のトラックや歩道を何キロも延々と走り続けることではなく、能力開発、人間の動作、そしてもっと短い、高強度ワークアウトに重点を置いたトレーニングだと主張してきた。彼のプログラムのもとで一六〇キロ超のウルトラマラソンに向けて準備を進めているアスリートたちは、目標に達するまで徐々に距離を伸ばしていく走り方はしない。むしろ、一分間ものすごく激しい運動をし、それから短時間クールダウンを行う。マッケンジーのプログラムは全身持久力の指標であるVO$_2$マックス（最大酸素摂取量）ぎりぎり、すなわち力尽きる寸前まで追い込むもので、短距離ランナーを耐久レースのアスリートに変貌させることができる。このメソッドは高強度インターバル・トレーニング（HIIT）と呼ばれ、ランニングに関する五〇年来の通説を打破するものだ。マッケンジーはいち早くHIITを採用し、そのメリットを世間に広める主要な役割を担ってきた一人だった。

フィットネス界の鼻つまみ者で、ときにはたたかれ役にもなるマッケンジーを、一部の耐久アスリートはいんちき呼ばわりする。世界クラスのアスリートを生み出すよりも、けがを招きそうなやつだ、というわけだ。それでもオリンピック出場選手数人——うち二人は金メダルを獲得した——と無数のプロのアスリートがマッケンジーの言葉を福音と受け止めている（マッケンジーは彼らのプライバシーを尊重して氏名は明かさなかった）。実は、マッケンジーのプログラムを非難する声の多くは、HIITの科学的研究が実際に始まる前に上がったものだ。二〇一六年には、カナダのオンタリオ州ハミルトンにあるマクマスター大学の研究で、全力でのインターバル・トレーニングをほんの一分間行うだけで、四五分間軽く走るよりも減量効果が高いことが明らかになっている。

マッケンジーはピットブルの頭を軽くぽんぽんとたたき、私を連れて受付を過ぎると、倉庫を改修したトレーニング施設の裏口を入った。また彼の関連グッズだらけの部屋を通り過ぎ、波形鋼板の壁とガラス製の丸窓に接している狭い通路を抜けて、一種の水中の世界へ入っていった。すぐには気づかなかったが、目の前にあるのは実際は貨物輸送用コンテナを改造したプールの内部だった。二四六立方メートルのコンテナがジムの利用可能なスペースの半分を占め、残りのスペースにウェイトトレーニングや有酸素運動マシンが詰め込まれていた。商品積み降ろし場のすぐ外には、倉庫の裏手に向かって氷水を張ったアルミ製の飼い葉桶が置かれていた。私が来るというので、わざわざ用意したのだ。

　マッケンジーも友人のレイアード・ハミルトンと同様、一〇週間のオンライン講座でヴィム・ホフのことを知り、呼吸を止めた状態で腕立て伏せに挑戦した際に、大切なことに気づいたという。HIITを支えている理論は、全力を出し切ってトレーニングすることで総合的な運動能力が向上するというものだ。言い換えれば、息が上がって失神寸前になるようなペースで三〇秒間ダッシュするトレーニングを数回やれば、体は予備のリソースを利用せざるを得なくなる。短時間頑張るほうが、心地よい範囲の控えめな運動より、パフォーマンス向上には効果的だ——後者のほうを非常に長い時間やるとしても、だ。マッケンジーは過呼吸と息を止めた状態での腕立て伏せで耐久力が向上するのを初めて実感した際、VO_2マックスの限界に近づくころにパフォーマンスをさらに向上させるツールとしても呼吸は使えるのではないかと気づいた。そこで彼は、ホフの寒冷刺激と呼吸法のトレーニングをHIITの系統立ったワークアウトに統合しにかかった。それをこの日、彼は私に体験させるつもりでいた。作り笑いを浮かべて、たぶん死にはしないと私を安心させようとした。

　午前八時を少し回ったころ、私たちは腰を下ろしていつもの呼吸法を始めた。マッケンジーのトレーナーの一人で、同じくブライアンという名前の男性も参加した。部族音楽（トライバル・ミュージック）を大音量で流しながら、呼吸法を三〇回から四五回やってから長く息を止める、というのがマッケンジー流だ。各自がi

Ｐｈｏｎｅのタイマーをオンにして一ラウンドごとにタイムを記録した。私も過去数カ月、自分のタイムを記録し、数回繰り返して約三分後に息を止めるというやり方をしていた。それでも集団でやると一種の増幅効果があった。まぶたを閉じたときの色の明滅がいっそう鮮明になり、指が冷たく感じられる――血流が増えたしるしだ。みんなで激しい呼吸をするセッションが終わり、タイマーを見ると、それほど無理しなくても四分間できたことがわかった。最後に息を止めた状態で腕立て伏せを行い、マッケンジーの合図でようやくトレーニングに取りかかれることになった。

呼吸の効率を上げるようなエクササイズは心臓血管機能にすぐに効果が出るのではないか、というのがマッケンジーの仮説だ。ホフの呼吸法を実践すれば短時間のエアロビクスの効果がより持続するようになり、トレーニング効果がもっとも上がるその状態をＨＩＩＴはうまく利用できる。

マッケンジーはアサルトバイクと称するマシンのところに私を連れて行った。前輪用のファンと可動式のハンドドル二つがついている、一種のサイクリングマシンだ。見た感じはそれほど手ごわそうではなかった。まずは三分間ウォームアップしろというマッケンジーの指示についても同じだった。指示どおりにして、バイクのデジタル表示を見ると、私にとって快適なペースでこげば約三〇〇ワットのエネルギーが生み出せるらしかった。

「今度は一分間、全力でやるんだ」と、マッケンジーは私に全力疾走を指示した。私は初めて拍車をかけられた馬のように、自分の筋肉が出せる力を総動員して、力いっぱいペダルを踏む込み、ハンドルを握りしめた。一五秒か、おそらく二〇秒くらい、ワット数がもう少しで一〇〇〇ワットというところまで急上昇し、私は自分が超人になった気分を味わった。ところが三〇秒ほどで、当初のエネルギーの蓄えを消費し、スピードが落ち始めた。ハードだった。ワット数は急激に下がり、止めようがなかった。完全にやめてしまいたくなって、後半三〇秒はまったくの拷問だった。一分間通してみれば、私が全力疾走で達成した平均ワット数は五〇〇ワットで、どちらかと言えばお粗末なレベルだった。急にアサルトバイクが思っていたより手ごわく見えてきた。心臓の鼓動が早まり、のどは詰まって息苦しくなり、バイクから降りるときには転倒するんじゃないかと思った。まあ、おかげで少なくとも自分の限界はわかった――ものの一分で私の耐久力は底を突いたのだ。何だかもう家に帰りたくなった。だが、まだまだこれからだと、マッケンジーは言った。

私が落ち着きを取り戻すのを待って、マッケンジーは氷の入った飼い葉桶のところへ案内し、自分のシャツを脱ぎ捨てて、筋肉質の体をあらわにした。背中一面にフクロウのタトゥーが広がっていた。マッケンジーによれば、タトゥーはアメリカ太平洋岸北西部の先住民の芸術的伝統に対するオマージュで、彼らの自然とのつながりとたゆまぬ勇気と忍耐が、完璧なアスリートを生み出そうと模索する自分を導く力になってきたという。それを聞いて、私の脳裏に、ボルダースポーツ医学センターのロブ・ピクルスの言葉がこだました。君は世界クラスのアスリートにはなれっこない、と。そもそも追いつこうなんて考えることさえ自分でも不思議だった。それからマッケンジーは氷水の中に飛び込んだ。カリフォルニア州の三二度の暑さとは正反対の環境だ。彼は思わず息をのんだが、水中で精神を集中して落ち着きを取り戻した。それから五、六分ほどして水から上がり、私と交代した。

私はまだ体がほてったままで、一分間バイクをこいで高熱を出したような状態になっているに違いなかった。氷水に入ればほぼ瞬時に平熱に戻るはずだと考えていた。しかし実際には、氷水に浸かると、低温刺激が引き金となって、それまでに経験したことのないかたちで血管が収縮した。先ほどのワークアウトで熱くなった血液が四肢の血管を巡っているところへ、深部体温を保つための自律的プログラミングによって血管が収縮すれば、熱い血液が体の芯に戻る。その結果、一瞬、深部体温がさらに急上昇するのだ。頭がくらくらして、同行していたカメラマンのクリス・デロレンゾに、あまり気分がよくないと愚痴をこぼした。両脚が痙攣し、必死で筋肉を緩めてアルミ製の桶の底で伸ばそうとした。痙攣は三〇秒で治まった――くらくらする感じが消え、氷の痛さが突然ほっとするほど軽くなった。エンドルフィンが脳を駆け巡り、私は首を桶の壁にもたせかけてリラックスした。至福のひとときだった。五分後、濡れた足で熱い歩道を踏んだ。ほとんど完全無欠の気分だった。ＨＩＩＴで弱った体が氷のおかげでよみがえった。これでまたアサルトバイクに乗れる。

「氷のすごいところは精神を集中せざるを得なくなるところだ」と、私の変貌を見守りながらマッケンジーは言った。ワークアウトの次の段階ではまたバイクに乗ったが、今度は速い深呼吸を三〇回してからこぎ始めた。二酸化炭素を吐き出して酸素を取り入れれば、ペダルをこぐのが楽になる。今度は壁にぶつかるまで四五秒。トレーニングを始めて一時間にしてはかなり向上した。一分間のアサルトバイク・インターバルを四回繰り返した後に過呼吸をし、それから呼吸法なしでもう一回行った。呼吸法なしでこいだ場合の違いは明らかだった。また振り出しに戻ったみたいに、失神寸前になった。最後のインターバルではいっさい準備をしてはいけなかった。その代わり、バイクを目いっぱいこぎながらパワー呼吸をするよう、マッケンジーから指示された。うっかりしてワット数は記録し忘れたが、そのときがいちばん楽だった。

一時間バイクをこぎながら全力疾走と過呼吸を交互に繰り返して、そろそろ休憩したかったが、マッケンジーはさらにプールでのトレーニングを私に見せるつもりでいた。水温は二一度に保たれていて、ワークアウトを終えたばかりの人間には爽快だった。だがカメラマンのクリスにとっては冷たく、彼は私たちと一緒に水に飛び込んでほんの数分で震え出した。カメラがぶれないようにするため、ネオプレン製のウェットスーツを着なければならなかったほどだ。貨物輸送用コンテナを改造した小型プールはスクールバスの運転席より少し小さく、短距離を数回往復するにはちょうどいいサイズだった。

実は、マッケンジーはこのプールで、レイアード・ハミルトンのＸＰＴ開発に力を貸したのだった。二人は互いにロサンジェルスの反対側に住んでいるが、どちらも水中でのダンベル運動——ずっと以前にハミルトンがいち早く始めた——とホフの呼吸法を修正したものを組み合わせれば、肉体的な限界を広げるのに役立つと気づいた。マッケンジーの指示で、私はプールを往復するおなじみのトレーニングを、ダンベルの重さを変えながら数回繰り返した。一回は筋トレ用の大きな黒いメディシンボールを持って、プールの底に沿って往復した。二三キロ近いダンベルを手に水面付近を泳いだ際は、頭をかろうじて水面から出しておくのがやっとだった。こうしたプールトレーニングは体が酸素をより有効に使えるよう調整するのに役立つ。実際、水に入っているだけで、まず心拍数が低下し、次に皮膚にかかる圧力が増して、体はありとあらゆる反応を起こす。高い負荷は維持したまま、関節と筋肉への負担は軽くなるので、エクササイズの衝撃も緩和される。

さらに三〇分プールで過ごした後、マッケンジーは水面下を滑るように移動して、肺から空気の泡を一定のペースで吐き出した。それからプールの底に沈んで、床にあぐらをかいた。両目を見開き、もう一度精神を集中する。精神が落ちついたところで静かに浮上し、深く息を吸い込んだ。

マッケンジーはまだトレーニングの手直しを続けていたが、明らかに、重要なことに気づきかけていた。プールの反対側の壁に掛けたありきたりのホワイトボードに、いろいろなエクササイズの記録をつけていた。「こうすると効果があるから。何も根底にある進化理論について壮大なことを考えてるとかじゃないんだ」と言う。寒冷トレーニング室、アサルトバイク、氷風呂、プールを完備したジムがアメリカ中に展開し、アスリートのための本格的なトレーニングに環境による条件づけを追加するのに役立つ日が来ると、マッケンジーは考えていた。私は疲れ果てていたが、彼の考えているとおりだという気がした。そう遠くない将来、アメリカとヨーロッパの各地で、XPTセンターがホットヨガの元祖「ビクラムヨガ」やフィットネスの「クロスフィット」に対抗するようになるかもしれない。それでも心のどこかには、ほとんどの人にとってはいい運動をするためにそこまで本格的にやる必要はないのではないかといぶかる気持ちもあった。実際、XPTのトレーニングの一部はすでに、どんな天候でも運動すると誓った東海岸のアスリートたちが始めた活動の中で余計な部分をそぎ落としたかたちで行われていた。

二〇一五年の冬、アメリカ北東部は相次ぐブリザードに見舞われた。ボストンは深い雪に覆われ、ほとんどの人が、雪かきをしたかと思ったら、すぐに次のブリザードがやってきてまた雪に埋もれるありさまだった。雪は市内の通勤や通学の足を奪い、安アパートの外にも高級住宅の外にも降った雪が盛り土のように高く積もって、なかには三階の窓からクッションのようなふわふわの雪に飛び降りるのが癖になった人たちもいた。無茶をして救急処置室行きになる人が相次いだため、市長が無鉄砲な市民たちに対して、集団的自殺衝動ともとれる行為をたしなめなければならなかったほどだ。市が緊急事態と格闘するなか、悪天候でも負けずに運動すると誓ったひたむきなアスリートの小集団は、別の計画を練っていた。彼らは嵐の夜、雪かき用スコップと塩を持ってハーヴァード・スタジアムに現れ、雪に埋もれた一一四七段ものコンクリート製の階段のうち、できる限り多くを雪の中から掘り出した。翌朝、一〇〇人以上のアスリートがその階段を走って上り下りしてから、馬蹄型の大競技場を一周する「フルツアー」が予定されていたので、その準備をしなければならなかったのだ。

ノヴェンバー・プロジェクトは無料のフィットネス・ムーヴメントで、エリート会員制ジムが主流の世界ではたいへん珍しく、スニーカーとアウトドアで汗をかきたいという不屈の意志さえあれば誰でも参加できる。ノースイースタン大学ボート部のOB二人が学生時代を懐かしんで創設した。当時はチャールズ川での練習のおかげで一日七〇〇〇キロカロリー分食べてもまったく太らなかった。ところが大学卒業後は、ジムやブートキャンプでは汗を流そうにもレッスン料を取られる。そこで二〇一一年、友人だったボージャン・マンダリッチとブローガン・グラハムは毎週水曜日に出勤前に落ち合い、スタジアムの階段でランニングをするか、近くの公園でダッシュとバーピーと腕立て伏せをする約束をした。お互いの進歩を記録し、目標回数を決めて、前の週より少し頑張るよう自分に発破をかけることにした。オンラインのカレンダーを作って、始めたのが十一月だったからという単純な理由で「ノヴェンバー・プロジェクト」と名づけた。二人のうち一人がそれをTシャツにスプレーで書いて、誰かにそれは何だと訊かれると見学に来るよう誘った。やがてフェイスブックのページ、ツイッターのフィードができ、マラソン・スポーツという地元のアスレチック用品店の公式ツイッターでも紹介された。わずか数カ月でボストン中に、ハーヴァード・スタジアムで毎週水曜日の朝に何か特別なことが起きているという噂が広まり、ムーヴメントの輪郭ができ始めた。当初は興味本位の参加者が二、三人でやってきたが、マンダリッチとグラハムの知らないうちに、天気のいい日には三〇〇人以上が参加するようになった。現在では、ノヴェンバー・プロジェクトはウイルスのように全米に広がっていて、前回私が調べたときには二九都市で行われていた。あなたがここを読むころにははるかに数が増えている可能性が高い。

　現在、ノヴェンバー・プロジェクトはアメリカ大陸各地で全天候型インターバルの指針となっている。トロントでは気温マイナス三四度だって？　だから何だ、準備運動の時間だぞ。メキシコからロサンジェルスへ熱風が吹いてるって？　腕立て伏せと拍手を交互にやるなんてのはどうだ。ミルウォーキーではみぞれが降ってる？　いいね。各都市が独自の部族（トライブ）と見なされるものの、歓喜とコミットメントという基本精神はすべての都市に共通する。私はデンバーのトライブのワークアウトに何度か参加したが、すべてが始まった場所を見たくてボストンにやってきた。

　十月も終わりに近づいたころ、ボストン近郊のローワー・オールストンに向かっていると、吐く息が白い霧状の煙のようになった。私はレンタルしたトヨタ・カローラをスタジアムの外に停め、馬蹄型の競技場に入った。時刻は午前六時半。私は遅刻もいいところで、ゲートにたどり着くころにはスタンドにはすでに数百人、おそらくは一〇〇〇人いた。スタジアムのはるか北側にあるスタートラインのところに荷物を放り出した。そこではボランティアの小集団が黒のスプレーとステンシルを使って、届けられる何だか見慣れないアスレチック用品に手当たり次第にノヴェンバー・プロジェクトのロゴを描きつけていた。あちこちで見かけるようになった「草の根用品（グラスルーツギア）」はこんなふうに商標化されているのだ。クルーは機械並みに効率よく作業を進めていた――ステンシルを落とし、黒い塗料をスプレーして、次に取りかかる。一時間で処理しなければならないシャツが一〇〇枚はあった。私は自分のシャツを着て、靴紐を結び、せめて集団の最後尾に追いつきたいと思いながらコンクリート製の階段に向かった。

私の前には蛍光色のスニーカーとぴったりした派手な色のシャツを身に着けたアリの群れのようなものが見えた。玉虫色のDJブースからマイケル・ジャクソンの「スリラー」がスタジアムに響きわたった。ハロウィーンの前の週にはぴったりの選曲だ。一列に並んだ女性たちが階段ダッシュを小休止して、ビデオそのままにゾンビみたいに体をくねらせたのには驚嘆した。

その日のワークアウトは特別だった。月一回のPR、すなわち「個人記録（パーソナル・レコード）」デーというやつで、ランナーは大きさが普通の階段の約三倍あるコンクリート製の座席が並ぶセクションを駆け上がる。それから下まで駆け下りて、次のセクションに移動し、三五分間、あるいは三五のセクションをすべて完了するまで繰り返す。これは平均的なアスリートにとっては無理難題だが、赤ん坊をおんぶした男性に創設者はどこにいるのか尋ねると、相手が指さしたのは馬蹄型の競技場の反対側にいる蛍光グリーンのアリだった。「あれがボージャンだ」。ボージャンはすべてのセクションを間違いなく二〇分以内でクリアしていた。しかも午前五時半の回もリーダーを務めているので二回目に違いなかった。私はため息をついて、第七セクションをふたたび駆け上がり、翌日太ももが筋肉痛になるのを覚悟した。

ワークアウトはバラエティに富んでいる――それはコロラド州議会議事堂の階段でデンバーのトライブと一緒に経験済みだった。普通は世話役のボランティアが参加者のために、バーピー、ダッシュ、腕立て伏せ、準備運動、ワークアウト形式のカードゲームのパターンを決める。ノヴェンバー・プロジェクトだけの「ホイスティー」「セバスチャンズ」「ボージャンズ」のように、トライブ独自のエクササイズもある。テーマは週ごとに変わる。だがテーマやエクササイズに関係なく、真の原動力は、何百という人たちと一緒に、誰かが疲れてきたら励まし合い、ときどきハグしたりしながら、運動することだ。誰も他人の成績をどうこう言ったりしない。帰属意識と運動することへの情熱がいい具合に交じり合っている。

競技場の向こう側で、蛍光グリーンのウォームアップジャケットを着た男が、両手を大きく広げ、座席セクションを突然駆け上がりながら「おれはクマだ！ おれはクマだ！」と叫んだ。もう一人、蛍光オレンジのジャンパーとヘアバンドを身に着けた、これまた信じられないほどたくましい男が、勝ち誇ったように「それじゃクマっぽくないぞ」と言って、自分なりにめいっぱいクマらしく叫ぶ。それから二人は互いの右手を合わせるハイファイブをし、同時に片足だけのバーピーで通路に着地した。風変わりな光景だったが、そのときのばかげた雰囲気にはぴったりだった。二人が互いを知らないとしてもおかしくなかった。

これはこれですごいことだったが、私がここへ来た理由は階段ダッシュでも折衷的なプログラムでもない。私を魅了したのは、ノヴェンバー・プロジェクトの誰もが貫き通すと誓った固い覚悟だ。メンバーはアメリカ郵政公社並みに信頼できた。雨でも晴れでも雪でも、彼らは外に出て自分の限界に挑戦するはずだ。年間を通じて気候は試練をもたらし、屋外での運動は毎週、グループ全体の生理メカニズムを季節と連動させる――ノヴェンバー・プロジェクトではほとんどの人がそんなふうに考えているんじゃないかと思う。彼らは一時間、心肺強化トレーニングを行うだけではなく、自分の神経システムに今はどの季節かを伝え、遺伝子の青写真に刻みつけられた無意識の進化プロセスを活性化させてもいるのだ。

気候をきっかけに、特定の神経回路が、近づいてくる季節に備えて、冬には褐色脂肪を増やし、夏には汗腺を開いて末端部分の血流を増やす。その朝は、まだ十月とはいっても、ワークアウトが始まったときの気温は四度をかろうじて上回る程度だった。にもかかわらず、階段を上り下りしている上半身裸の男性たちとスポーツブラの女性たちは汗をかいていた。

二五分ほど経つと私は階段ダッシュでかなり前進し、最後の追い込みにかかった。コンクリート製の階段の最後の三五段を駆け上がっているとき、脚に力が入らなくなったが、脚を引きずりながら何とかやり遂げた。私の健闘を称えて少人数のグループが喝采し、行きずりの、いかにもアスリート然とした金髪の女性がハグしてくれた。

コースの最後にようやくマンダリッチ本人に会った（パートナーのグラハムは少し前にサンディエゴに引っ越していた）。さっきクマを擬人化していた男性二人と同じように、マンダリッチも長身で、実に引き締まった体をしていた。剃り上げた頭と大きくてもじゃもじゃの顎ひげを誇示していた。額から汗が流れ落ちていたが、腰を下ろして最後の数百人がゴールするのを見ているうちに寒くなったらしく、たくましい二頭筋をさすり始めた。友人との約束から始まった運動がこんなに大規模になって驚いているかと、マンダリッチに訊いてみた。彼はほほ笑んで、ノヴェンバー・プロジェクトが何を提供しているにせよ、それは人びとの日常生活に欠けているものに違いない、と言った。

「過去数百年の間に人間はこういういろんなバリアを身につけてきた」。セルビア生まれだが完璧な英語を話すマンダリッチは、ボストン市民をまねて「サウジー」〔ボストン南部のアイルランド系労働者階級が多い地区〕訛りを交えて話し始めた。「こんな感じだ。『くそっ！ 外は寒い。家の中で座って快適に過ごそう』。人類全体が屋外は危険だとか、寒い中で運動するなんてとんでもないとか考えるように仕向けられてきたなんて思ってもいない。だが実は、人間は何十万年もの間それをやってきたんだ。それができるようにできてるんだ」

この数カ月でノヴェンバー・プロジェクトは軌道に乗り、おかげでマンダリッチは本業を辞めてさまざまなトライブにフルタイムで専念できるようになっていた（アウトドアブランドのザ・ノース・フェイスとの気前のいいスポンサー契約も、順調な成長の追い風になった）。私は彼に、厳しい寒さや気候が原因でワークアウトを中止したほうがいい場合もあるのかと尋ねた。マンドリッチは「ノー」と言う代わりに、しかめっ面をして見せた。

それから彼は、カナダのエドモントンのトライブについて話し始めた。エドモントンでは気温がマイナス四〇度まで下がる――華氏と摂氏が一致する温度だ。「毎週参加する常連が三五人いて、寒くなるほど参加者の『勲章』が大きくなる。実は、エドモントンでは華氏マイナス三〇度以下になった日には参加者に実際に勲章を授与するんだ。いつだったか男の子がほんの一度の差、マイナス二九度だったことがあったんだが、勲章は授与しなかった。その子はかえって奮起して、次の週にまた参加した」

忍耐の限界に挑み、気候を克服することは、ノヴェンバー・プロジェクトの魅力の一つだ。エドモントンの少年が成し遂げたかったのは有意義な何か、危険そうな何かだった。それ以上に、どんな人間でも意識を集中すればできる何かだった。「今は楽しいからやっているが、昔は生き延びるためにやっていたことだ」とマンダリッチは言った。

人類の歴史のほとんどで、寒さから抜け出して快適な家に入るというのは考えられなかった。適応の根源にあるのは生き延びるための格闘だ。マッケンジーとノヴェンバー・プロジェクトはどちらも、極端な環境において人間の耐久性をどこまで安全に拡大できるかという問題に取り組んでいる。彼らはその知識を使ってアスリートをトレーニングし、内なる人間の強みを見いだす手助けをしている。だが限界には個人差があり、限界を超えれば、自然は人間に致命的なダメージを与えかねない。マッケンジーやマンダリッチのような賢明なアスリートは、そうなるはるか以前に撤退する。命取りになりかねない危機的状況としょっちゅうたわむれている人びとだけが、人間の体にできることを本当に理解している。そうした限界を理解するには、アスレチックトレーニングの先へ、実際に死地に赴く人びとのための訓練プログラムに目を向けなければならない。兵士がどのようにして訓練されるのかを理解する必要がある。そのためには約二世紀前に、気候が戦争の勝ち負けを左右した時代にさかのぼってみなくてはならない。

11 冷たい戦争と生命力

ピエール・ジャン・モリショー＝ボープレは、横一列に並ぶ男たちの中ほどで誇らしげに馬にまたがっていた。一八一二年夏、連隊付きの軍医である彼は、史上有数の成功を収めた軍隊の一員だった。ナポレオンの「大陸軍（グランダルメ）」は総勢七〇万近い兵力でフランスを出発、表向きの任務はロシア皇帝の支配からポーランドを解放するというものだった。ポーランド侵攻ではよくあることだが、これは実際には政治的な反対意見を緩和するための策略だった。ナポレオンの真のねらいはロシアをたたきつぶし、ロシア帝国の資源をふたたびフランスの支配下に置くことだった。

当時の新聞各紙は、それまで連戦連勝だったナポレオンが今回も速やかに敵を制圧すると予測した。実際、包囲されたロシア軍は事あるごとに東へ逃走したため、フランス軍はロシア中心部まで侵攻することができた。九月にはスモレンスクに達し、さらにほとんど邪魔立てされずにモスクワをめざした。首都を目前に、ロシア皇帝の発作的な防戦によって、七万五〇〇〇人近い兵士が戦死した。激戦には勝ったものの、フランス軍の勝利が決定したわけではなく、モスクワめざして進軍するなか、刺激臭のある煙が立ち上った。煙霧の下では首都が燃えさしのようにくすぶっていた。

まともに戦ったらフランス軍に勝てるわけがないと自覚したロシア軍が戦略を転換し、かつて必ず守ると誓ったはずの畑や農家や穀倉にことごとく火を放ったのだ。炎が巨大な壁となって首都全体に広がり、壮麗だった大都市を焼き尽くした。ようやく鎮火したときにはまだくすぶっている廃墟がわずかに残るのみだった。

それまでの大陸軍の成功は迅速かつ身軽な移動のたまものだった。彼らは寄生生物が宿主を食らうように敵の供給網を利用し、相手の防衛力を凌駕した。ナポレオンは「軍隊は胃で行軍する」との言葉を残しており、彼の兵士たちは煩わしい供給網を持たず、征服した地方で略奪を行なって生き延びた。つまり、生き延びるためには勝ち続ける以外になかったのだ。ほんの数週間足止めを食うだけでも大惨事になりかねなかった。

ナポレオンにとって想定外だったのは、ロシアの首都にたどり着いたが最後、分捕るものが何もないことだった。物資不足はフランス軍に不可能に近い決断を強いた。食料など必需品なしでモスクワで冬を越すか、あるいは惨めさと恥を忍んでドイツの基地まで退却し、そこで必要なものを補充して新たな作戦に備えるか。どちらが最善の策か決断できないまま、フランス軍は十月いっぱいモスクワにとどまった。十一月に入ると、気温が急降下して間違いなくシベリア並みの寒さになった。そのころには大陸軍の兵士たちは飢えており、史上もっとも悲惨な退却を指示する以外に選択肢は残っていなかった。

外科医であるボープレの仕事は、当時の粗末な器具で兵士たちの健康を監督する手助けをすることだった。それはつまり、戦闘時には四肢切断や病気に苦しむ部隊に一時的な緩和治療を施すということだった。退却時には、かつては無敵だった軍隊が目の前で崩壊していく恐怖を見守るしかなかった。行軍中に足を止めて特定の人間を助ける余裕はあまりなかった。冷たい雪の中で兵士たちがどのように死んでいったか、見たままを記録するのが精いっぱいだった。

「けがをしたり病気になったりした兵士たちが退却するのを、何度目にしたことだろう。秩序なく行き当たりばったりに、悲しそうな青ざめた顔で、意気消沈し、行きずりの人間に誰彼構わず、目に涙を浮かべてわずかなパンを求めて物乞いをしながらの退却だった」と、ボープレは大著『寒さの効果と特性についての論文――ロシア戦役の歴史的・医学的概略を添えて（*A Treatise on the Effects and Properties of the Cold: With a Sketch, Historical and Medical, of the Russian Campaign*）』で述懐している。この軍事的愚行は、臨床学的に見れば、寒さがいかに人間を破壊するかを深く理解する好機だった。破壊は一夜にして急速に進む場合もあれば、ストレスと必需品の不足によって長期間にわたって進む場合もあった。

兵士たちの隊列が祖国に向かって退却を開始したとき、安全は一二〇〇キロのかなたにあった。一方、コサック騎兵は再結集して並行したコースをたどり、田舎から食料や物資をせびろうとして安全な道から離れた兵士たちへの攻撃を繰り返した。自らの傲慢さが原因で大勢の兵士が孤立し、凍えた。兵士たちがゆっくり死に向かっていくなか、ボープレは、肉体的な限界は必ずしも生死を分けるいちばんの決め手ではないと確信するに至った。死ぬかどうかは物の見方次第に違いないと考えたのだ。軍にいるイタリア人、ポルトガル人、スペイン人の兵士たちは自分たちの健康状態について憂鬱になった、とボープレは書き留めている。ヨーロッパの温暖な地域の出身であるこれらの兵士たちは、「経験したことのない厳しい気候に勇敢に立ち向かうことを強いられ、祖国に思いを馳せた。しかし不幸にして、陰鬱であまりにも意気消沈するような考えにふけったせいで自分自身をいっそう弱らせてしまった！　じきに寒さによって足止めされ、死を覚悟するか死に急いだ」とボープレは記している。たしかに、気候の温暖なところで育った兵士は厳しい寒さが苦手だが、ボープレは何より、希望を失った兵士が真っ先に倒れることに気づいた。この言葉では表現できない、生命を吹き込む性質を、ボープレはやむなく「生命力」と呼び、体が熱を発生させて寒さに抗う能力と結びつけた。「命は熱を愛する。寒さに窒息する者が救いを見いだせるのは熱だけだ」とボープレは記している。

十一月末には退却は混乱の極みに達していた。絶え間なく吹き付ける冷たい北風のせいで兵士たちの顔は傷つきやすく、ボープレの目の前で彼らの眼球は凍りついて見えなくなった。寒さのあまり兵士たちの足は動かなくなり、連隊はばらばらになった。ボープレが馬で通り過ぎるなか、数え切れないほどの部隊の兵士たちが、命尽きる寸前、外套の前をはだけ、服を脱ぎ捨てて裸になった。混乱した最期の瞬間に、低体温症が忍び寄り、彼らの体の神経はもう寒いという感覚を識別できなくなって、代わりに猛烈な熱を感じさせたのだった。

運よくたき木を集めて暖を取り、何時間か眠ることのできた者たちも、炎の温かさにさえ危険が潜んでいることを知った。疲労困憊した兵士たちはひとときのやすらぎに浸って深い眠りに落ち、たき火の番をする者がいなくなった。炎が消えたとき、緊張の解けていた体は、内なる活力を新たに奮い立たせてふたたび始動することができなかった。たき火のそばでまどろむ最初の数時間は実に心地よいものだったが、「彼らは甘美な眠りに安全を見いだすどころか、寒さに襲われて無感覚になり、二度と日の光を見ることはなかった」

ボープレはどうにか退却の最初の行程を生き延びてスモレンスクにたどり着いた。彼が携帯していた温度計はマイナス二〇度からマイナス二六度の間でひどく揺れていた。そのころには、大陸軍は路傍に積み重なった二〇体の遺体とわずかばかりの生き残りにすぎなくなっていた。まだ命がある者も激しい苦痛と精神錯乱でうめき、フランス人を一人も国に帰すまいとするコサック人の襲撃者たちが投げる槍の格好の標的になった。凍傷になった兵士たちにボープレはできる限りの治療を施した。その多くは、体液のバランスが崩れて病気になるという古代ギリシャの説や民間伝承を正しいと勘違いした民間療法に毛が生えた程度だった。凍傷で黒ずんだ手足の指に、ボープレは雪を小さく固めて当てがい、懸命にこすった。雪の塊は凍傷になった者たちに、死の間際に服を脱ぎ捨てる兵士たちのケースとよく似た幻覚を引き起こした。患者たちにとっては残念なことに、雪でこすっても凍傷そのものに対する治療効果はまったくなかった。

夏にナポレオンが最初に制圧した都市の一つ、ヴィリニュス（現在のリトアニアの首都）にボープレがたどり着くころには、兵士たちの気力は尽き果てていた。出発時には七五万人近かった兵力のうち、残っていたのは三万人のみだった。

世界屈指の恐るべき戦闘部隊が気候に敗れたのは、これが最初でもなければ最後でもなかった。有史以来、気候によるダメージが原因で命を落とした兵士の数は、敵の軍事行為による戦死者の数をはるかに上回っている。軍の悲劇の歴史をしばしたどってみれば、紀元前二一八年、カルタゴの将軍ハンニバル・バルカは、ローマに対する奇襲攻撃の新兵器にするべく、アフリカゾウ三八頭をアルプスを越えて運ぼうとした。その際の行軍で部隊の四万六〇〇〇人の半数と、ゾウのほとんどが犠牲になった。一二四二年には、ゲルマンの騎士たちが全身を鎧で固め、ロシア侵攻を試みた。エルサレム王の指揮のもと、ドイツ騎士団はロシアのノヴゴロド公国に侵攻した。しかし彼らにとっては運悪く、凍った湖面で両軍が衝突した際、鎧ずくめの四〇〇人近い兵士が氷の下に落ちて凍死し、十字軍の王たちの東方拡大に事実上終止符が打たれた。一七四二年にはフランス軍がプラハから雪に覆われた山脈と谷を越えて退却する途中、過酷な状況で一〇日間に四〇〇〇人が命を落としている。

ナポレオンの不運な軍事作戦から一世紀余りのち、アドルフ・ヒトラーはポーランドに電撃戦を仕掛け、兵士三二〇万人を侵攻のためのしかるべき冬の装備なしでモスクワめざして行軍させた。すぐに勝利を収められると高をくくっていた結果、行軍は雪の中で立ち往生するはめになった。半装軌車と戦車は凍りつき、兵器は故障し、凍傷にかかる者の数は急増し、兵士たちは塹壕の中で凍死した。ひょっとすると世界にとっては幸運だったのかもしれないが、その冬、一〇〇万人近いナチスの兵士が死亡している。

こうした例から得られる教訓は簡潔だ。戦争は人間同士の戦いであると同時に気候との戦いでもある。そして往々にして、冬の敗北の話の一つ一つは、裏を返せば、ほんのわずかにせよ敵よりもうまく対処できた者たちの勝利の物語でもあるのだ。

未来の征服者に言っておこう。兵士たちが戦場で遭遇する日常的かつ極度のストレスは、彼らの殺傷能力以上に重要かもしれない。だが軍隊は、自然の力が自分たちに不利に働く状況で人間の忍耐力の限界を広げるため、どのように準備するのだろうか。アメリカ軍は交戦する戦域ごとに学び直さなければならないのが問題だ。適切な物資補給が不可欠なのは言うまでもないが、ほとんどの近代的訓練プログラムはボープレの「生命力」に基づく訓練をめざしている。しかし多くの教訓と同じく、アメリカ軍の進歩への道も、ある悲劇で幕を開けた。

フロリダ州のパンハンドル地域は冬だった。スペンサー・ダッジ少尉はイエローリバーの濃い、塩分を含む湧水をかき分けるようにして歩いていた。湿地には氷霧が流れ込み、ダッジは背負っている三〇キロ近いザックの重みで胸の中ほどまで水に浸かった。八人の軍曹が岸からダッジら兵士たちに、約八〇〇メートル離れた対岸にあるモミジバフウとイトスギの木の茂る丘まで誘導線を張るよう大声で指示した。作業には六時間を要した。一九九六年二月十五日のことで、ダッジはアメリカ陸軍有数の神聖化された訓練プログラムの最終週を迎えていた――プログラムを修了すれば名高い陸軍特殊部隊に仲間入りできる。訓練のねらいは兵士の忍耐の限界を突き止め、もっともタフな者だけが合格できるようにすることだった。数週間の訓練で、兵士たちは砂漠で汗を流し、山を徒歩で越え、今は氷の川に浸かっていた。毎日が新たな試練で、部隊の兵士一人ひとりが文字どおり疲労困憊していた。飢え、感情を失い、肉体的に消耗していた。訓練を終えるころには一人残らず、訓練開始時に比べて脂肪と筋肉が一八キロ以上落ちていた。

ダッジは同じクラスの三三四人のうち一六一人が押し流されるのを目にしていた。数日前、隊員候補の一人が冷たい水に長時間浸かりすぎたせいでつじつまの合わないことを口走るようになった――低体温症の初期症状の一つだ。精神に混乱を来した不運な兵士に軍曹が鼻に触るよう命じると、その兵士は鼻ではなく胸に触った。精神的な弱さはその兵士が成功できないことを意味していた。ダッジは同じミスを犯してたまるかと思っていた。だから全身ずぶ濡れになりながら、体の震えをどうすることもできなくても、けっして愚痴をこぼさなかった。ひょっとしたら、精神が欠乏状態に動じなくなっていたために、体が限界に達しようとしていることを理解できなかったのかもしれない。しかし、やがて低体温症の明らかな兆候が現れた。目の前の課題に集中できなくなった。次第にいら立ちが募った。そして体温が急激に下がったせいで、筋肉が激しく震えても少しも温かくならなかった。心臓が停止したとき、ダッジはまだ胸の高さまで水に浸かっていた。

兵士数人が倒れたダッジを蘇生させようとし、トランシーバーで交信し、信号弾を発射したが、その喧騒の中でも訓練は続いた。近くの基地からヘリコプターが川の上空を飛行し、ダッジの遺体を回収しようとした。宙を切るプロペラの羽根が、まだ水中にいた特殊部隊志願者たちに冷たい水しぶきを浴びせた。そうでなくても震えていた多くの兵士は急激に衰弱していった。幹部が事の重大さに気づくころには、特殊部隊志願者四人が死亡し、さらに多くの兵士が危機的状況に陥っていた。

特殊部隊の訓練史上、一九七七年以来最悪の夜だった。一九七七年にも不気味なほどそっくりな事故があり、候補生二人がイエローリバーの同じ場所で、同じく低体温症で命を落とした。寒さに潜む危険について陸軍はそれまでまったく知らなかったわけではないが、エリート部隊の死のパターンに衝撃を受けた軍幹部は、訓練がなぜそこまで悪い結果になったのか解明を求めた。とはいえ、死亡した兵士たちの悲劇にとどまらず、彼らの死はある興味深いジレンマを引き起こした。一方では、軍は一個人が秘めている人間の強さをそれが何であれ利用したがっているが、どの程度強いかを突き止めるにはその兵士を消耗させて危険なほど死に近い状態まで追い込むしかない。陸軍特殊部隊の隊員たちは戦う環境を選べず、軍は当然、耐えられる苦痛と確実な死との差を知りたがる。生命力という漠然とした概念では不十分なのだ。軍は科学的研究で得られた簡潔明瞭な答えを求めていた。必要なリサーチを行うため、軍は人間生理学の博士号を持つ若き陸軍大尉に、同じような事故の再発を防ぐため、寒冷な環境での兵士に関する最近の文献を一つ残らず再検討して最新の情報を報告するよう指示した。その大尉の名はジョン・カステラーニだった。

大尉はボストンにほど近いマサチューセッツ州ネイティックにあるアメリカ陸軍環境医学研究所（USARIEM）を自由に使えることになった。築五〇年近い研究棟は陸軍ネイティック兵士システムセンターという軍機関の一部で、この機関はMRE（Meals Ready to Eat の略）と呼ばれる不人気な軍用携行食を開発したことでもっとも有名だ。MREは個々の兵士が弾薬や防護服と一緒に戦闘に携帯する。実際、兵士が戦場で頼るものは、まずネイティックで試用される可能性が非常に高い。地球上の二つの異なる戦域で二つの戦争を同時に行えることが使命だと言明している軍にとって、兵士と彼らの装備がどんな環境でも高水準の成果を維持できるなら、年間一八〇〇万ドルというネイティックの経費は安いものだ。結局のところ、自然の力に屈するかもしれないのは前線で銃を撃っている兵士だけではない。気候の悪影響は訓練、兵站、輸送、さらに基地で待機している状態でもあらゆる側面に及びかねない。

兵士システムセンター構内のもっとも重要な施設は、地球上のあらゆる環境を再現する一連の実験室だ。降り続く豪雨を再現できる部屋や、二五〇ワットのヒートランプで耐えられないほど高温にできる部屋などがある。バスケットボール・コートくらいの広さの部屋の温度を、スイッチ一つで冷凍コイルと風力タービンの力を借りて四〇度近く下げることができる。水に浸かる施設やエヴェレスト山頂の気圧を再現できる高度実験室もある。ほとんどの場合、実験室は無生物を対象にした実験に使われる。迷彩服に身を包んだ研究者が大砲の部品を熱帯の暴風雨の中に一週間吊して、どの部分が真っ先に錆びるかを調べることもできる。あるいはMREを箱ごと熱実験室に置いてビニール製の包装が劣化しないかどうかを検証する可能性もある。火炎放射器を備えた部屋まであり、おそらく軍用車両のハンヴィーからパラシュートまで、あらゆるものが実際の炎にどのくらい耐えられるかをシミュレーションするためと思われる。ネイティックの兵士システムセンターのほとんどが、兵士が体の外で必要としそうなあらゆるものに焦点を当てているなか、カステラーニらUSARIEMの一握りの研究者たちだけが兵士の体内で何が起きているかを調べている。

私が研究所を訪れたのは二〇一五年十月、ノヴェンバー・プロジェクトの創設者と握手を交わしたのと同じ時期で、カステラーニと会って彼の研究を視察するのが目的だった。研究所は近くにあるハーヴァード大学で一九二七年に行われた疲労研究所と称するプログラムの流れを汲むものである。疲労研究所は熱、寒さ、極度の疲労がほとんどの時間を極端な環境で過ごす労働者にどのような影響を及ぼすかを解明すべく開始され、軍が第二次大戦中に用いた曝露のプロトコルの開発に協力した。疲労研究所は曝露の時間と種類によって奪われる熱の量を試算した詳細な表を作成し、一九九五年になっても陸軍は依然として同じ研究を頼りにプロトコルを策定していた。だが相次ぐ兵士の死を受けて、カステラーニは自分たちが何かを見落としているのではないかと考えた。

「これまでの実験は比較的満足している健康な兵士を対象に行われたものだ」とカステラーニは指摘した。「特殊部隊の訓練の極端さ、新たな基準になっている筋肉や脂肪の減少や疲労は考慮していなかった」。彼がまず取り組むべきは、訓練を終えたばかりの新人隊員たちを対象に実験をやり直すことだった。

低体温症の研究を始めるにあたり、カステラーニは新人隊員たちを、仲間の兵士たちが命を落とした状況を忠実に再現したシミュレーションの環境に戻した。数年間にわたって、直腸式体温計を装着した大勢の新人隊員がカステラーニの寒冷実験室のトレッドミル上で行進し、カステラーニは彼らの深部体温が三五度になるまでの熱消失量を事細かに測定した。一〇度の水に兵士を腰と首まで浸からせ、特別な水中トレッドミル上で歩かせて、川を渡る際に特殊部隊がやるとおりにシミュレーションさせた。水中を歩くことで生じる熱が冷たい水に奪われ、兵士たちの体温が急激に低下する様子を、カステラーニは記録した。新人隊員のうち二人を除く全員が実験から四時間で流され、フロリダ州のイエローリバーで特殊部隊志願者が作業を命じられた六時間近くまで粘ることのできた者は皆無だった。

軍上層部の命令に従って、カステラーニは冷水の表の精度を上げ、訓練中の兵士たちのニーズに沿うようにし、続いて、戦況を変え得るほかの気候条件の試算に取りかかった。気圧と登山ペースは山頂で兵士にどんな影響を及ぼすのか。さらに、めまいに始まって最悪の場合は命取りにもなりかねない(私自身もキリマンジャロで闘うことになるかもしれない)急性高山病に倒れる兵士の割合を、食事から予測することは可能なのか。そうしたことを精鋭部隊が突き止めるのに手を貸したのだ。

カステラーニの研究のおかげで軍の携帯電話用アプリは強化され、司令官たちはそれを使って過酷な条件下での部隊の反応を予測することができる。「部隊のうち何人が病気になる可能性があるか、リーダーが前もって知るために利用できるたぐいのもの」だとカステラーニは言う。高度は部隊の結束に悪影響を及ぼすことがわかっている。ヘリコプターやパラシュートで、海抜ゼロメートルから高度順化を行わずに一気に標高四二〇〇メートルに移動すれば、兵士は次第に引きこもり、攻撃的かつ非協力的になる可能性がある。そうした性質は、高精度の任務を連携して遂行するには破滅的であることが証明されている。もちろん、特定の個人が環境的な強制のもとでどのように任務を遂行するかを知るには、表は十分な精度があるとはいえないが、それでも集団が総じてどの程度うまくやれるかについては多くのことがわかる。それにある意味、集団のほうが重要だ。カステラーニの説明によれば、司令官は「部隊の二五パーセントが高度のせいで動けなくなりそうだとわかっていれば、任務を達成するために、随行する隊員を二五パーセント上乗せできる」。陸軍部隊がアラスカ州のデナリ

（標高六一九〇メートル、北アメリカ大陸最高峰）に急ペースで登った最近の実地試験では、アプリは何人が病気になって回復のために高度の低い地点に移動しなければならなくなるかを正確に予測した。

「上官は大満足だった」とカステラーニは言う。

たしかに人間の忍耐力の限界そのものは常にＵＳＡＲＩＥＭのレーダー上にあるが、軍の成功は、前線から離れたところで起きる、より小規模で平凡な、さまざまな出来事にも左右される。研究所に到着した私は、カステラーニが、兵士が低温下でどの程度手先を器用に使えるかを調べるため新たなプロジェクトを起ち上げていることを知った。低体温症や凍傷になるよりはるかに早く、細かい動作のスピードが鈍る。このスピードダウンが体温低下の最初の兆しの一つだ。北極でパンクしたタイヤを交換しようとしている兵士は、手先が器用に動かなくなれば、耳付きナットをボルトにはめられないかもしれない。車両が使えなくなれば、供給網は効率よく機能しなくなる。

カステラーニは研究所の付属施設の一つが入っているどっしりした建物の三階にある実験室にいた。ここでは、二つ一組になった部屋が金網越しに冷気を循環させる最先端の冷却システムと風力タービンに接続されていた。マジックテープの名札を付けてだぶだぶの軍服を着た兵士たちのチームが模擬実験の手はずを整えたが、カステラーニが言うには私は参加できないという。どうやら担当医の診断書が必要らしかった。特殊部隊を衰弱させる水に浸かったり、直腸探針（プローブ）を装着して何時間も雨を浴びたりするつもりでアメリカを半分横断してきたので、カステラーニから出直してくるように言われて、私は少しがっかりした。明らかに陸軍としては、軍の監視下でしかるべき書類のない者にけがをされては困るらしかった。

落胆を振り払って、私はカステラーニの後についてトレッドミルと折り畳み椅子とカードテーブルのある部屋に入った。カステラーニは黒い目出し帽と暖かそうな冬用の上着を身に着けて腰を下ろした。私はその向かいに薄いドレスシャツ一枚で腰かけた。通気孔から絶えず入ってくる風は最初は爽快だったが、ここに長時間いるといかに消耗するかがわかった。カステラーニの助手を務めている女性兵士が身震いし、真っ白な両手を握りしめた。カステラーニは彼女のほうへ向かってうなずき、レイノー病に違いないと言った。女性に多く、寒さにとくに敏感になる病気だ。一方、カステラーニは服装のおかげで間違いなく暖かそうだった。カステラーニに手招きされて、女性兵士は長さ四五センチほどの釘差し盤(ペグボード)を彼の前に持ってきた。見た目は一九五〇年代の子供用ゲームのようで、丸い穴が二列平行に並び、短い金属製のピンの山が二つと、厚い円形のワッシャーがあった。

パーデュー・ペグボードは手先の器用さの評価基準だ。金属製の小さいピンをつかんで列に沿って差しながら、同時に、差したピンにさらに小さいワッシャーをはめていき、所要時間を計る。必ずしも楽しいゲームじゃない。細かい作業はやりにくくていらいらしそうだ。私はカステラーニにいぶかるように目をやった――このテストのために医師の診断書が必要なんだろうか。それ以上に、これで本当に、寒さのせいで兵士が、たとえば北極でタイヤを交換したり、iPhoneの操作ボタンを押したりできなくなる可能性を客観的に予測できるのだろうか。

寒さで指がかじかむ感覚はほとんど誰もが経験しているが、軍事的な場面ではこうした身体機能の喪失は深刻な結果につながりかねない。戦闘中なら武器の再装填や無線のダイヤル調整がしづらい場合もある。いつか前線でもう少し応用が利く別の基準を試し、さまざまな温度で兵士がメンテナンスのために兵器を分解するのに要する時間を計りたいと、カステラーニは言った。唯一の問題は、「実験室に兵器を置く許可を得るのに少々てこずっている」ことだった。兵士を氷水に浸からせるのは構わなくても、兵士たちが実際に使うであろうライフルにアクセスさせないというのは、軍の理解しがたい官僚主義のせいだった。そのためカステラーニはペグボードで我慢しなければならなかった。彼は肩をすくめて、長さ約二・五センチのピンを私の代わりに穴に差した。科学者らしい威厳があるとはあまり思えなかった。

それでも実は、以上はすべて研究の真の目的の前兆にすぎなかった。軍がどうやって体を騙して緻密な手作業をこなす能力をもう少し向上させるつもりなのか、カステラーニは目出し帽の縁から口ひげをのぞかせながら説明した。私はその日初めて、陸軍もくさびに取り組んでいるのだと気づいた。

カステラーニは帽子の下半分をめくり上げ、こめかみの真上から頬に沿って指を這わせた。三叉神経というものの経路をたどっているのだという。「この神経は体の寒さに対する多くの反応をつかさどっていることがわかっており、この神経に体の外が実際より暖かいと思い込ませることができれば、血管収縮反応の激しさを緩和できると、われわれは考えている」と、カステラーニは興奮気味に語った。指の血流が増えれば手先の器用さは増す。器用さが増せば、兵士はより速くタイヤ交換をし、兵器を分解できるはずだ。

これは人体のある奇妙な癖に着想を得たものだ。三叉神経は肉体改造にとくに有利な位置づけにある。医学的な図では、顔の上にニワトリの足の三本の指が扇状に広がっているように描かれる。だがこの神経は元をたどれば頭蓋骨から始まっていて、間にいっさいフィルターがない状態で脳の視床――温度調節をつかさどる組織――に直結している。一方、末端部分に存在するほとんどの末梢神経は、脳まではるかに遠回りのルートをとる。要するに、三叉神経からの感覚はほかの神経からの感覚よりも速く脳に届くため、体のほかの部分に影響するかもしれない一種の熱の近道になり得ると、カステラーニは考えていた。三叉神経を快適な温かさに保つことができれば、全身の血管収縮がそれほど激しくならずに済み、ひょっとしたら兵士たちは指をもう少し器用に動かせるようになるのではないかというのが、彼の仮説だ。その仮説がうまくいかなければ、兵士たちの前腕に装着する発熱パッチか何かを考案して、三叉神経を欺いて血流を回復する源に近づけることも考えていた——肉体改造が駄目なら、よりよい装置を考案するまでだ。実験が実を結ぶかどうか、すぐにはわからない。

器用さテストの結果が出るのは一、二年後とのことだったが、少なくともUSARIEMが開発したある訓練プロトコルは、すでに国外で戦っている兵士たちの標準的な行動手順になっている。二〇〇一年九月十一日以降、軍の作戦行動の主要区域はアフガニスタン高地とイラクの灼熱の砂漠になってきた。アメリカ陸軍が国外に配備している兵士は一五万人を超え、そのほとんどがほぼ初日から、まったく未経験の気候に急速に適応し、活動できる状態でなければならない。アフガニスタンでの任務から何人の兵士が脱落するかを高度表で予測することはできても、陸軍は戦闘部隊全体をイラクの暑さに速やかに順化させる明確な手立てを持たない。順化のプロセスには熱の放散を最適化する多くの身体的変化が関係している。汗腺、血漿、皮膚、循環器系、代謝率がすべて影響する。必要な変化が起きるまで、命取りにもなりかねない熱中症になる危険がきわめて高くなる。

単に気候に耐えるのは、新しい環境に耐えられるように体を変化させるいちばんの近道ではないことがわかっている。いちばんの近道はむしろ、新しい環境で激しく運動すること——ノヴェンバー・プロジェクトとブライアン・マッケンジーがやっているのと驚くほど似ているプロセスだ。

カステラーニのおかげで、出発前に高温下での適度な運動を一日数時間行うだけで基本的な順化を後押しできることがわかった。「陸軍では実戦配備前の兵士を二週間アリゾナ州やカリフォルニア州の砂漠に連れて行き、一日最低二時間は屋外を走らせる」とカステラーニは言う。実際、二〇年近く前の研究は、暑い環境での集中トレーニングを五日間から八日間続けるだけで、暑い環境で長期間生き延びる能力が大幅に向上することを示している。ワークアウトのストレスが一種のくさびになって、体の一連の変化を加速させるのだ。

だがメリットはそれだけにとどまらない。熱順化は兵士が爆弾の爆発や銃撃による負傷を生き延びるのにも役立つかもしれないという証拠もある。最近のイスラエルでの動物実験で、熱順化したマウスは温暖な地域に生息するマウスに比べてトラウマになるような脳の外傷を生き延びる可能性が高いことがわかった。その研究では、マウスを板に固定し、ミニギロチンを作って刃の代わりに九五グラムのウェイトをマウスの左脳のねらった箇所に落とした。マウスに四二日間の回復期間を与えた後、脳を解剖して傷の回復状態を調べた。すると意外にも、熱順化したマウスの脳はきれいに傷が治っていたのに対し、新しい気候に適応する必要のなかったマウスは灰白質に大きな傷が残っていた。研究論文の執筆陣が焦点を当てているのは順化中に活性化する特定の神経伝達物質だが（研究は新薬開発の可能性を視野に入れたもの）、ジョン・カステラーニは、兵士たちがイラクやアフガニスタンの砂漠に配備される前に熱に強い状態にしておけば、配備中に負傷した場合の回復が速まる可能性を遠回しながらも裏づけるものと受け取っていた。

寒冷な環境における人間の能力について解明が進んだとしても、真冬のロシアで戦闘を行うことが納得できるまでになる日はおそらく訪れないだろう。それでも軍事的な勝利と敗北は以前から、人間に共通する勇気の核心を探るテストケースとなってきた。そのバランスに生死がかかっている兵士たちは誰よりも敏感だ。折に触れて、上官たちは兵士たちの体に多くを求めすぎてきた。それが英雄的な結果につながる場合もあるが、悲劇的な結果になることのほうがはるかに多い。軍事的交戦において明らかに不利とわかっていながら抗おうとして神経システムが得るエンドルフィンは、意識と体のより深いレベルでのつながりを断つくさびのような働きをする可能性がある。だが私たちを人間たらしめる生命力の奥深くに入り込むには、それとは別の、より安全な方法もある。それを探るため、私はイギリスに向かうことにした。

12 「タフガイ」たちの祭典

スピード社製の金色に輝く水着をまとったメソポタミアの神が、倒したばかりの敵を見下ろして高笑いする。ここはロンドン中心部の某所にある、マニアックな趣味を持つ人向けのクラブを兼ねたスペースだ。店内に設けられたレスリングのリングの中で、マハディ・マリクの鼻から血が流れ、口からも溢れ出す。マリクの勝利が運命づけられていた試合だったが、危うく敗れるところだった。数分前の高い位置からの飛び技で、エル・ノルディコのブーツがマリクの顔を直撃し、マリクの体はロープの外に吹っ飛んだ。地面に落ちた衝撃でマリクは意識を失った。起き上がってよろめきながら立ち上がるまでに三〇秒近くかかった。どこかけがをしたかどうか知るすべはなかった。それでも構わず、ショーを続けなければならない。ついにマリクは最後にもう一度、ターンバックルからの勝利へのジャンプをするべく、ロープに上った。彼は三十数人の観客に侮辱的な言葉を投げつけ、その後ろでは、筋骨隆々としたリングガール二人が、一人は赤、もう一人はブルーの、まったく同じデザインのぴったりしたボディースーツに身を包み、マスクをかぶってはしゃぎ回っている。

「おれはおまえたちの神だ！」とマリクが怒鳴る。「みんなおれの前にひざまずかせてやる」。客席にいた酔っぱらった男たちの数人が、マリクの着ているスピードの水着なんて想像力をほとんどかき立てないし、誰もべつにすごいとは思っていない、とやり返す。続いて、レスリングにちなんだ寸劇、パロディー化したパフォーマンス、しまいには裸でのファイアーダンスが繰り広げられる。ステージから引きずり下ろされたエル・ノルディコことエド・ゲームスター――筋骨たくましい体にタトゥーを入れた、メーキャップをしていなくてもヴァイキングに似ている男――は私の隣に陣取り、タトゥーのびっしり入った腕を私の肩に回して満面の笑みを浮かべた。

「これがおれたち流のタフガイ・レースの前哨戦さ」とエドは言った。彼は自称命知らずで、幽霊部隊（ゴースト・スクワッド）のリーダーだ。幽霊部隊はフェイスペイントをした荒くれ者たちのチームで、レース中にコースをパトロールしてトラブルに陥った人たちを救出する。

それは私がロンドンに着いて初めての夜だった。ほんの数時間前に航空機から降りたばかりで、翌日から数日間、世界でもっとも古い、ことによるともっとも困難かもしれない障害物レースに参加する私の世話をしてくれるのがエドだった。タフマダーやスパルタンレースがフェイスブックのフィードをにぎわすようになるずっと以前から、それどころかフェイスブックが登場する二〇年近く前から、タフガイは何万もの人びとを、イギリスでこれ以上はない極寒の気候の中で、軍にヒントを得たブートキャンプ地獄に送り出してきた。コースではそびえ立つロープの障害物、下水管、有刺鉄線が参加者を待ち受け、なかでももっとも過酷なのが氷水を満たした塹壕で、参加者を早々と水で濡らしてレースの間じゅう寒い状態にしておくように設計されていた。伝統的に一月最終週に開催され、二〇一三年にはコースが大量の雪と氷に覆われて、もう少しで中止になるところだった。誰かがいつもどおり開催するよう電話をかけ、その結果、三〇〇人以上が低体温症で病院に運ばれるはめになっったのだ。
た。タフガイは氷点下の我慢大会(サファーフェスト)で、私はまさにそういうタイプの試練をシャツなしでやってみたか
　メキシコ式プロレスのレスラーが着ける覆面の下から聞こえてくるイギリス訛りは何かとても心満たされるものがあり、こういうクラブはイギリスでは唯一ここだけだと聞かされた。スコット・キニーリーも一緒だった。身長一九五センチのドキュメンタリー映画製作者で、私をレイアード・ハミルトンに紹介してくれた人物だ。スコットは長髪で、私がそれまでこの手のイベントで出会ってきた人たちと同じく、全身タトゥーだらけだった。こっちまでつられてしまうような笑顔は、友人たちも一緒になってばかなことをする気にさせるのに驚くほど効果的だった。この三年間、スコットは『ライズ・オブ・ザ・サファーフェスト』と題して、障害物レース(OCR)の急増についての映画を製作していた。OCRは週末に楽しむスポーツとして世界でもとくに人気になっていた。キニーリーは『アウトサイド』と『メンズジャーナル』で記事を連載し、レース中の負傷率とOCRビジネスをめぐる論争について書いている。カリフォルニア州北部から空路やってきたばかりで、私と同様、タフガイに出るのが目的だった。だが彼の場合、今回の旅にはより個人的なプロジェクトも関係していた。製作中の映画を少数のレース参加者たちに初めて見てもらうのだ。そのなかにはミスター・マウスもいるはずで、八十代であらゆる障害物レースの祖父ともいうべき彼は、映画での描かれ方を気に入るかもしれないし気に入らないかもしれなかった。
　ミスター・マウスことビリー・ウィルソンはイギリス陸軍近衛歩兵第一連隊の元隊員で、キプロスとスエズ運河の戦役に軽機関銃を携えて従軍した。戦闘も目にしたが、ほとんどは連隊付きの理髪師として、兵士たちの髪を刈り、口ひげを整えていた。退役後はイングランド中部地方のウルヴァーハ

ンプトン郊外にある小さな村の、さびれた広大な農場に引っ越した。家にはかつて短い間ウィリアム・シェイクスピアが住んでいた、とウィルソンは主張していた。ウィルソンは地元で次々と理髪店を開いて繁盛させ、店の理髪師だと称するトップレスの女たちを使った突飛なプロモーションで有名になった。巨乳のお姉ちゃんたちは完全に作り話だったが、それでも理髪店には散髪しようと客が列をつくった。ウィルソンは財を成したが、それくらいでは満足しなかった。世界に名を残したかったのだ。ベテランランナーとして、ウィルソンはスポーツイベントを通して世界平和に貢献できるはずだと考えていた。反抗的な若者の暴力に走りがちな傾向をスポーツに向けさせる方法がわかれば、彼らを社会の建設的な一員にすることができるかもしれない。

タフガイが単なるレースにとどまらない理由はそこにある。タフガイは障害物レース産業全体の精神的支柱なのだ。現代の世界の大半では、男の子と大人の男の明確な境界線はない。昔の若者は勇気の証しとして戦いに赴いたり、ライオンを殺したりした。その手の経験が不足している状況は——若者たちが男らしさや強さを証明するために集団で暴力行為に走る結果、社会に及ぼす悪影響は言うまでもなく——多くの人に自分たちに何ができるかを自問させている。

タフガイはミスター・マウスの軍での経験と、彼が一九八一年にロンドンマラソンに初めて出場した後に始めた独創的なスポーツ活動を統合したものだった。自宅裏手の牧草地を舞台に、ウィルソンは泥を掘って細長い塹壕を作り、そこに水を張った。「恵まれない人たちのためのミスター・マウスの家」として知られるようになった農場は、ランナーたちのカーニバル会場と化した。干し草の俵からのジャンプと木製の小さな障害物がいくつか用意されていたが、今の基準からすればごく粗末だった。それでも本当の試練は体を酷使することではない。寒さだった。イギリスでもっとも低温になりがちな一月最終週に開催して、参加者に雪と氷をかき分けて進んでもらいたいというのがウィルソンのねらいだった。参加者が今にも死にそうなほど打ちのめされ凍えるようにしたかった。そんなふうに自分が死ぬかもしれない状況に直面して初めて、人は本当の自分を知るのだと、ウィルソンは言った。それでも、タフガイ発足以来、レース中の死者は一人だけだ。二〇〇一年、マイケル・グリーンというランナーがレース中に倒れ、低体温症による心臓発作で死亡した。ただし、けがとなると話は別で、レース当日に大腿骨や骨盤の骨折で地元の病院に運び込まれる選手はいくらでもいる。

タフガイはたちまち評判になり、イギリス中から大勢の参加者を引きつけた。タフガイが成長するにつれて、ウィルソンは障害物を増やしていった。ぬかるんだ地面から貨物用ネットをぶら下げた四層構造の木製の塔がそびえていた。氷の詰まった穴の上には有刺鉄線を張り、下水管を付けて四つん這いになって通れるようにした。とくに過酷なセクションには何万ボルトもの電流が流れるワイヤーを吊した。とにかく容赦なかった。そして二五年間近く、この手のイベントはほかになかった。

しかし二五年近く経って、ウィル・ディーンというハーヴァード・ビジネススクールのMBAコースの若者がウィルソンに、拷問のようなレースの商標をアメリカに進出させる気はないかと連絡をよこした。ディーンはだらしない髪型をした締まらない体つきのイギリス人で、本人が言うには、かの有名なイギリス空軍特殊部隊（SAS）のテロ対策工作員として働いた後、ビジネスの世界に飛び込んだという。ある訴訟によれば、ディーンは障害物レースの世界的フランチャイズ展開の可能性をちらつかせて数カ月間自分を口説いたと、ウィルソンは申し立てたという。ディーンはアメリカで同じような障害物を作る計画に利用できるよう、注意深くメモを取り、障害物の写真と販促資料のコピーを取った。そしてそれっきり、ぱったり連絡をよこさなくなった。

それからまもなく、ペンシルヴェニア州アレンタウン付近のスキー場で、ディーンはタフマダーを開始した。PRのために八〇〇〇ドルを投じてフェイスブックに広告を掲載した。タフマダーは思いもよらないヒットを飛ばした。最初のレースが終わらないうちから広がり始めたといっていいほどだ。ウィルソンはいまだにタフマダーはタフガイのパクリだと主張している。何年も反目し合った末に示談が成立し、ディーンは結局ウィルソンに七五万ドルを支払った。それから何年も過ぎたが、依然として遺恨は深く、ウィルソンの会社でディーンの名前を口にすることはいまだに危険な賭けだ。ディーンの話を持ち出すだけで、ウィルソンは逆上してディーンの経歴のあらゆる面を疑い始める。ディーンがSASで働いていた証拠はない、軍の名簿は内密にされるから、と主張する。

個々のことはともかく、確かなことが一つある。ディーンはタフマダーを、三〇年近い歴史のあるタフガイがやらなかったかたちでグローバルなブランドに成長させた。今ではタフマダーにはスピンオフのフランチャイズ、テレビ番組、スポンサー契約、それにソーシャルメディア上にアップされた無数のしかめっ面の画像がある。ミスター・マウスは置いてけぼりだ。ウィルソンはいまだに世界でもっとも過酷な障害物レースを運営しているかもしれないが、いずれにしても、ウィル・ディーンなくしてOCRはけっして主流になることはなかっただろう。

ロンドンのマニアックなクラブに設けられたプロレス会場では、スコット・キニーリーがまたしてもビールのお代わりをしようとバーに並んでいる。彼自身の試算ではサンフランシスコ発の便に乗って以来、かなり続けざまに飲んでいて、毎回違う客室乗務員にワインのミニボトルを四本注文し、着陸後は次々とバーに入るチャンスがいくらでもあったという。裸のファイアーダンサーが鎖の付いたたいまつ二本をリング中央で振り回してから、猫のしっぽみたいな火のついた先端で胸を撫でたとき、キニーリーは私に、自分の映画での役割をミスター・マウスがどう評価するか気になる理由を打ち明けた。一定の見地からは、ミスター・マウスはOCRビジネスのヒーローだ。彼はその父であり、心のよりどころだ。だが同時にOCRビジネス最大の敗者でもある。「彼をがっかりさせたくない」とキニーリーは言った。

上映会はレース終了後に行われることになっていた。評判がかんばしくなければ、キニーリーがタフガイに出るのはこれが最後になるだろう。ミスター・マウスが映画の中での描かれ方に憤ったら、キニーリーは二度と参加できなくなるはずだ。だが今のところ、レースに備える方法は一つしかなさそうだった——不安という不安をウイスキーとラム酒とビールで紛らすのだ。その夜はリングサイドから酩酊状態で地下鉄に乗り、ロンドン郊外のエドのアパートに着いて、午前四時ごろベッドに倒れ込んだ。眠りに落ちる前、スコットが「ショットガン！」と叫んで、明日は自分がフロントシートに座るのだと宣言した。案の定、私たちは目覚ましをかけておいた午前九時には起きられなかった。それでも正午までには車に乗り込んだ。車内はエドがレースで幽霊部隊の隊長として突進するのに必要な小道具が詰め込まれていた。ボディーペイント用のチューブ絵の具数本、甲冑、剣数本、それから石油ランプ用の石油二リットルちょっと——石油ランプは火を吹くパフォーマンスに欠かせないアイテムだった。

私は後部座席のエドの弟ウィルの隣に乗り込んだ。ウィルは長髪で、エドよりスリムで、映画『プリンセス・ブライド・ストーリー』の登場人物イニゴ・モントーヤに少し似ている。ウィルは見たことがないというので、私はすぐにスマートフォンを取り出してＹｏｕＴｕｂｅで映画のワンシーンを見せ、とくに心に残るせりふをおうむ返しにするよう言った。「おれの名前はイニゴ・モントーヤだ。よくも父を殺したな。覚悟しろ」。ウィルは言われたとおり、そのせりふを繰り返し、完璧ではなかったものの、満足のいく出来だった。だがそれから数時間、イングランド中部に向かうドライブは永遠に続くかに思われた。エドは車の間を縫うようにして小型車を走らせ、キニーリーは二日酔いで痛む頭で、ほとんどハードロックばかり選曲してカーステレオで流した。途中、彼らは私に、ミスター・マウスの変わった身の上についてレクチャーし、ありそうもない、矛盾した話の展開についていくつか警告した。「まあ、彼の話がどこまで本当で、どこまで作り話か、誰も完全にはわからない」。それでも彼らの口ぶりには、自分たちが「ミッドランドのマッドマン」と呼ぶ男への敬意と忠誠心がそこはかとなくにじんでいた。

「初対面でまず気づくのは、彼の家の、犬を六〇匹くらい飼っているみたいなにおいだろうな」とエドが言った。するとスコットが訂正した。「いや、むしろ犬の肺の中を歩いてるような感じだ。じめっとして、重苦しくて、間違いなく強烈だ」。彼の言わんとしていることを、私はまもなく自分の鼻で実感することになる。

GPSのせいで何度か道を間違えた末に、私たちは「参加登録」という明るいネオンサインのそばを曲がった。レースの二日前のことだったが、農場はにぎやかだった。巨大な石炭暖炉が「恵まれない人たちの家」の真ん中に鎮座していた。それは農場内にあった掘削機から回収したシャベル部分を四つ組み合わせた奇妙な代物だった。中央には灰が高さ九〇センチ余り積もり、住人たちやタフガイのスタッフが燃え盛る火を利用して何でもかんでも処分していた。ビニール袋、ビール瓶、紙くず、食べ残し。嫌なにおいのする煙の大半は石でできた古い煙突から外へ出ていくが、家全体に漂う程度には残っていて、屋内にあまり長くいると一酸化炭素中毒になる危険は十分あった。

家の奥には剥製のできそこないが置いてあった。フルサイズのポニー――ミスター・マウスの今は亡き大事なペットたちの一頭――で、埃と塵が厚さ一センチほど積もっていた。その向かいには、ミスター・マウスが軍にいたころの、今でも十分使えるブレン軽機関銃があった。銃は三脚に載せられ、銃口は部屋の真ん中に向けられていた。弾は込められていないのだろうが、その無秩序な眺めは私に引き金を引くのをためらわせた。

混沌としてはいたが、ここは来るべきレースの中枢、ミスター・マウスのアスレチック王国の内部関係者たちがやってきて暖を取り、噂話に花を咲かせ、レースで達成したことを振り返る場だった。宴会用の巨大なテーブルの中央には無料で取り放題のパスティ――挽き肉とジャガイモがぎっしり詰まったコーニッシュ・ミートパイ――が置かれ、ビールとワインもいくらでもお代わりできるらしかった。

集まっている人たちのなかにクリーヴ・ラングがいた。タフガイに七回出場しているベテランだ。一八〇センチを超える長身で、生え際が後退しかけた髪を短く刈り、いかにも個人トレーニング、スポーツマッサージ、空手を生業にしている男らしい、たくましい体つきをしていた。話し始めて最初の数分間はもっぱら、彼が前年のレースで味わった苦痛の話を聞かされた。どうやら障害物の上にあった氷の鋭い表面で向こうずねを切り、血が流れたらしい。過去の参加者のほとんどが、レースは拷問に近かったとしながらも、自分が成し遂げたことの栄光をふたたび味わわずにはいられない。「こんな経験はよそじゃできない。ゴールしたときはぼろぼろで血を流し、体は震えて疲れ切って、二度とやりたくないと思う。ところが五分後、火のそばで温まっていると、エンドルフィンが体の中を流れ始めて、そんな気持ちは吹っ飛んでしまうんだ。ドラッグみたいなもので、ついまた手を出してしまうのが自分でわかってる」。ラングはそう言って、レースでの体験を出産に喩えた。つまり、女性が出産間際に自分を妊娠させた夫の存在そのものを呪い、その後、生まれたてのわが子を抱いた途端に、それまでの痛みなんてすっかり忘れて、子供のことしか考えなくなる。ラングはタフガイもわが子のように思ってはいるが、今年はレースに出ないつもりだった。代わりに幽霊部隊の一員として、出陣の化粧をし、スタートゲートに並ぶ勇敢な参加者たちに声援を送るという。

三回の優勝経験を持つジェイムズ・アップルトンも今年は出場を見合わせた。握手を求めて右手を差し出すと、アップルトンが、いやというように手を振って、代わりに左手を差し出したので、私は一瞬戸惑った。右手は骨折しているのだという。新年の夜のどんちゃん騒ぎで運悪くけがをしたそうだ。出場できないのは残念で、障害物レースの世界でごくわずかな優勝者の一人として、障害物レースの発展に伴ってプロのカテゴリーが登場し、それで生計を立てられるようになる可能性があるのは知っているとアップルトンは言った。だが今のところは、世界各地のレース開催日に合わせて旅をし、旅先で風景や結婚式の写真を撮影する仕事をして生計を立てているという。二〇一四年、アップルトンはタフガイで三位に入賞して国際的な名声を手にしたが、ゴールするころにはひどく衰弱し、支離滅裂なことを口走り、低体温症で命を落としてもおかしくない状態だった。その年の優勝者でノルウェー人のヨン・アルビオンが彼に手を貸してシャワーを浴びさせている様子を、スコット・キニーリーの撮影クルーがとらえ、その動画がネット上で拡散された。アップルトンはひどく震えていて、まるで体の芯から痙攣しているように見える。ネオプレン製のウェットスーツを着ていても役に立たなかったようだ。どんな感じかを説明しようとしているが、ろれつが回らない。「水中トンネルを抜けたら、時間の感覚がすっかりなくなって、いったい何が起きてるのか……」。声が次第に小さくなっていく。低体温症が進むと思考能力が失われる。アップルトンは死んでもおかしくない状態だったが、幸い、火のそばで四時間過ごしただけで震えは治まり、体のコントロールが利くようになった。

こうした死の淵に立つような経験こそがタフガイの目的なのだ。

タフガイのねらいは障害物を克服することだけにとどまらない。すっかり生まれ変わることでもある。「スタートラインに立つと、前の年にどんなにひどい目に遭ったかを思い出して、二度とやりたくないと思う。ところがスタートを告げる砲声が轟く前に、自分で決めたことであってやり抜く以外にないと思い直し、自分がアイアンマンでパワースーツを装着しているところだという気分になる。パワースーツが起動すると何もかもが引き締まり、心臓には鋼鉄の封印が押される」とアップルトンは言う。その封印には限界があり、自然のほうが間違いなく上手で封印を破ることができる。それでも、一マイル（約一・六キロ）五分を切るタイムで、膝までの水、丘、トンネル、靴に染み込む泥をクリアして完走できるのは、この封印のおかげだ。まさにそういう封印を、私も翌日の朝に呼び起こせるかもしれなかった。それもウェットスーツやコンプレッションウェアなどの助けをほとんど借りずに、だ。

翌日、スタートラインに立ったとき、風は最悪とまではいかなかった。私は割り振られたレース番号に従って集団の前方にいた。上半身はほとんど裸で、身に着けているのはランニング用のブルーの短パン、手袋、派手なオレンジの帽子だけだった。履いているのは擦り切れたランニング用のフラットシューズで、限りなく裸足に近かった。スタートラインの両側には参加者を取り囲むように大きな土手があり、カメラマンや観戦者たちが参加者を応援したり、指さしたりしていた。数分前、ヴァイキングの扮装をしたエド・エームスタが私の胸に一つかみの赤い絵の具を塗りつけ、背中にケルトのルーン文字を書いた。「一騎打ちでの勝利を意味するルーン文字だ」。エドはうなるように言ってから、三八〇リットルのスチール製ドラム缶の前に陣取り、壊れた椅子の脚でたたきまくった。鼓舞するようなけたたましい音が大きくなっていくなか、私はスタートラインで軽く足踏みをし、体温を保つために一つ深呼吸をした。ほかの参加者は両腕をこすってとにかく摩擦熱を生じさせようとしていた。たぶん、こうして合図の砲声を待っている間がいちばんつらい時間なのかもしれない。震えが今にも背筋を伝わっていきそうで、何とかそれを食い止めようとした。すると例の感覚が、氷水に浸かったときや熱いシャワーを冷水に切り替えたときの引き締まる感じがよみがえってきた。スイッチが、それが何であるにせよ、オンになったのだ。これで寒さを跳ね返せるはずだ。

発煙筒がコースに投げ込まれ、紫色の煙が空に立ち上るなか、轟く砲声を合図に、一〇〇〇人を超える参加者がスコットランドのハイランドに似つかわしい鬨(とき)の声を上げながら前方へ突進した。彼らを待ち受ける二五の障害物は、参加者に与える恐怖と苦痛の度合いによってランク付けされており、とくに手ごわいものは大部分が最後の数キロまでお預けだ。スタートゲートからしばらくはかなり直線に近く、ぬかるんだコースのところどころに木製のハードルがあるだけだ。そいつを飛び越えて前進する。風はまだ勢いを増しておらず、みんな上機嫌で水を使った最初の障害物にたどり着いた。一月のぬかるんだ冷たい水に腰まで浸かるのだ。

これを境に、ほとんどの参加者にとって、それまでごく普通の障害物レースだったタフガイが死と背中合わせのレースと化す。寒さによる衝撃そのものは特別面倒なわけではないが、深部体温への最初の一撃となり、それから先の十数キロを水に濡れた状態で乗り切らなければならないことを、一人ひとりが自覚する。一歩ごとに靴はずぶ濡れになり、手足は徐々にこわばって無感覚になっていく。

六カ月間トレーニングを積んでいた私は、水に入った瞬間、パニックにはならず、苦痛も感じなかった。それどころか圧倒的な満足感を味わった。それまで何カ月も寒さに身をさらした結果、いま大量のエンドルフィンが体内を駆け巡っていた。だがこれから先はいかに熱を保つかの勝負ではないと気づいたとき、快感は薄れていった。むしろ、丘を走って越え、ロープを両手でつかんでよじ登る、普通の運動能力がものをいうだろう。体の熱を保つ方法について私が学んだことの一つは、寒い中でとにかく暖かいことを考えるというものだった。自分の腹の中でキャンプファイアーが燃えているのをイメージすることもあるが、この日はドラゴンが炎を吐いていると思うことにした。地獄の底からやってきたドラゴンがきっと私を寒さから守ってくれる、神に誓って。ドラゴンの吐く炎をまねると、自分の息遣いがうなり声のように聞こえた。ばかげたイメージで、子供じみていると言ってもいいくらいだった。それでも効果はあった。私の口元には不敵な笑みが浮かび、それをとらえようとして、コースに配置されたカメラマンたちがことごとくシャッターを切ったようだった。

私のペースはレースの流れを変えるには程遠いものだった。タフガイで優勝しようなんてまったく考えず、先頭集団で走り続けられるとも思わなかったが、周囲を見渡してみたら、私の風と水とのかかわり方はほかの参加者とは明らかにどこか違っていた。立て続けに過酷な丘越えをクリアし、ようやくスコット・キニーリーに追いつくと、彼が着ている「苦痛クラブ（サファー）」のロゴ入りTシャツは濡れそぼって肌に張りついていた。キニーリーはいくらか震えていた。それで私はシャツを着ないメリットがもう一つあるのに気づいた——濡れたままで走り続けなくて済む点だ。障害物をクリアするたび、ほとんどの参加者が濡れたままでいるのに対し、私の場合は乾かせる可能性があった。

「フォックスホール（塹壕）」と称する水を張った穴が続くコースに差しかかったとき、キニーリーがもうつま先の感覚がないと打ち明けた。障害物に飛び込むたびに腰か胸のところまで水に浸かり、向こう岸に着くとぬかるんだ急斜面をよじ登らなければならなかった。ほとんどの場合、斜面は非常に高くて滑りやすく、体を引き上げるために手や足をかけられる場所がなかなか見つからなかった。そのため参加者は互いに助け合った。工場の作業のような手順で、一人が手を貸してもう一人を引き上げたら、今度は引き上げられた人間が向きを変えて、次の人間を引き上げる。みんなすっかり泥まみれで、ずぶ濡れだった。だが同時に、レース中もっとも満ち足りた瞬間でもあった。自分の限界に挑んでいるだけでなく、ここにいる誰もが泥の中で一緒に奮闘しているのだと気づくのに時間はかからなかった。

こうしてみんなと苦痛をともにしている瞬間、私ははるかに大きな何かの一部だった。もはや一人の出場者ではなく、奮闘する巨大な体の細胞の一つだった。コースは参加者同士を隔てていた壁を壊し、私はある壁で苦戦していた女性に手を貸して押し上げた後、彼女から引っ張り上げてもらうことに何の抵抗も感じなかった。

スコット・キニーリーはまだ穴のところにいた。見るからに仲間意識を満喫し、一〇〇人以上を引き上げていた。完走タイムが三時間を超えそうなことなんて意に介していないふうだった。彼は何カ月か前に「ワールズ・タフェスト（世界一過酷な）・マダー」と称するレースに参加していた。約三二〇〇キロに及ぶ恐怖を誘う障害物コースを二四時間で走破するという代物だ。したがって、もう自分の力を証明する必要はなかった。ただひたすら、今この瞬間に浸ろうとしていた。

フォックスホールが続いた後は、障害物に出くわす頻度が増して、レース終盤の数キロはスタート付近よりはるかに厳しいものになった。リボン状に垂れ下がる電線に筋肉を収縮させる一万ボルトの電流が流れているセクションや、木材を三層に組んで貨物用ネットを吊した巨大な「ゴライアス」が待ち受けていた。ゴライアスの土台の部分に駆け寄って見上げると、エドの弟のウィルがいた。全身に白と黒の絵の具を塗りたくったウィルは、私を指さして早く上がってこいと促した。シャツも着ないでレースに出るなんてどうかしてるとわめいている。私はにやりと笑って言い返す。「おれはドラゴンなんだ」。腹の中で炎が燃えていた。

ネットに飛びつき、両脚をバネにしてロープ二段を一気に登る。同時に登っている一〇人の重みでネットが大きく揺れ、私がてっぺんを越えようとした瞬間、背後で叫び声が聞こえ、何かが地面に音を立てて落ちた。誰かが医者を呼ぶ声がして、見下ろすと二十代くらいの女性が地面に倒れて呆然としていた。どういうわけか貨物用ネットを擦り抜け、その下の安全ネットも擦り抜けて、九メートル余り下のぬかるんだ地面に落下したらしい。

女性は最初は動けなかったが、じきによろめきながらも立ち上がり、また走り始めて、何事もなかったかのようにふたたび貨物用ネットを駆け上った。大けがと紙一重だったことをうかがわせるのは、黒いヨガパンツのおしり部分に残った長さ一五センチほどの裂け目だけだった。私はしばらく彼女と並んで走り、大丈夫だと確信してからペースを上げて次の障害物に向かった。それは水中洞窟と呼ばれ、兵士たちが南ベトナム解放民族戦線（ベトコン）を追跡したトンネルにヒントを得たものだった。そこはレース当日にミスター・マウスから、以前、電気ショックで参加者が心臓発作を起こして失神し、よどんだ水にうつ伏せに倒れ込んだことがあると警告された場所だった。その男性はまもなく搬送先の地元の病院で息を吹き返したという。この事故を受けて、ミスター・マウスは将来死者が出ないように水中洞窟の水を抜いた。そのため、私は有刺鉄線の下にあるコンクリート製の下水管に入るはめになったが、私が這って通り抜けるには狭すぎた。代わりに、泥だらけの下水管を仰向けになって尺取り虫のようにして少しずつ進んでいると、真っ暗闇の向こうにようやく日の光の環が見えて下水管が上方へ急カーブを描いた。

外に出たときには閉所恐怖症をばかにする気持ちは失せていた。思った以上に時間がかかったらしく、キニーリーがすぐ後からやってきた。キニーリーは私の横に来て、お次は毎年次のレースまでの間に自分が悪夢にうなされるやつだと言った。それは、水深一・五メートルはある氷のように冷たい沼だった。中央部分には五本の丸太を組んだ「橋」が浮かんでいて、参加者はその下をくぐり抜けなければならなかった。キニーリーは早くも凍えていて、橋が見えてくると進むのをためらった。一方、私は相変わらず暖かく、沼に飛び込んで何度か水をかいた。マイナス二度をわずかに上回る程度だったはずだが、私は笑顔のままで、寒い中で何時間も走り続けたにもかかわらず気分はまだ高揚していた。二人で丸太の橋まで泳いでいき、キニーリーが先に潜って、息継ぎに浮上するたびにうめき声を上げた。ジェイムズ・アップルトンが私たちを見つけ、写真を撮影していた。そこに写っている、水上に浮かんできたときの私たちの顔はまるで亡者だった。

完全に水中に潜るのは首まで浸かるだけとはまったく違う。頭部の神経のほうが脳に近く、かつ、冷たい水が三叉神経（カステラーニが兵士たちの生理メカニズムに侵入するのに利用していたやつだ）の上を流れていくので、中枢神経システムに伝わる寒いという信号が強くなる。橋の向こうではキニーリーが両手をこめかみに押し当て、極端に冷たいものを食べたときのような頭痛を和らげようとしていた。彼のところに行こうと水中に潜り、浮かび上がったときは私も頭痛に襲われた。時間の進み方が遅くなったように感じ、バランスを失って左側によろけた。また体をコントロールできるようになるまでの様子をアップルトンが撮影した。二〇分後――有刺鉄線をクリアし、炎を飛び越え、もう一度凍るような冷たい水の中を進んだ末に、キニーリーと私はゆっくりとしたペースでゴールめざして走った。

自分の公式タイムを確認するのを忘れていたが、ゴールに置いてあったノートに誰かが記録し、私がその日の朝に短パンにピンで留め、レースで泥だらけになったビブから番号をメモした。ジェイムズ・アップルトンのようなチャンピオンたちは一時間半でゴールする。私は三時間か三時間半といったところじゃないかと自分では思っていた。それでも前年にアップルトンが倒れる寸前だったところで、私はまだ燃えていた。ゴール地点に上半身裸で立ち、胸を大きく波打たせていた。寒さのせいではなく、激しい運動のせいで、だ。体が温まろうとして、収縮していた血管が弛緩し、冷え切った四肢に温かい血液が流れた際に、アフタードロップという現象が起きる可能性を予想していた。だが二〇分経って、ミスター・マウスの家の真ん中にある暖炉のそばに戻っても、アフタードロップは起きなかった。体が温まっていくのは心地よく、勝ち誇った気分だった。

その後もさらに数時間、遅れてゴールしてくる参加者のためにコースはそのままにされていた。その間にエドとジェイムズが近づいてきて、ホフのメソッドを教えてくれと頼んだ。レースの最初から最後まで笑顔だったのは私だけだという。いちばん速かったわけではないかもしれないが――実際は遠くかけ離れていた――いちばん満足しているように見えたそうだ。「右手が治ったときに少しでも習得できていれば、来年はひょっとしたらすごいことになるかも」とアップルトンは言った。

翌朝、スコット・キニーリーがミスター・マウスと選ばれた参加者とボランティア数人のために映ミスター・マウスは映画の試写会を開いた。キニーリーは師と慕う男の様子をつぶさに観察していた。ミスター・マウスは映画の中に、自分の狂気と、ＯＣＲ業界とその財産を盗まれた経緯が描かれているのを、息を荒げながら見ている。映画はまだ最終版ではなかった。音声をもう少しばかり手直しする必要があり、キニーリーのナレーションも自前のｉＰｈｏｎｅで録音した不明瞭なものだった。それでもエンドロールが流れてミスター・マウスが笑みを浮かべたとき、タフガイの精神を何かしらとらえることができたのだと、キニーリーは悟った。

一方、私にとっては、タフガイはほんの手始め、腹の中にいるドラゴンを解き放つはずの方法を少しばかり実際に試してみたにすぎなかった。本当の戦いは、泥の障害物や氷水が相手ではなく、助けを呼べば救急医療チームや幽霊部隊が駆けつけるたぐいのものではなかった。私の脳裏にあるのは、毎年数人の命を奪っている山を征服することだった。

13 キリマンジャロ

キリマンジャロから約一時間のところにあるモシの街で噂されているところによれば、一部の携帯電話はキリマンジャロ山頂付近で使えるという。堂々たる山の頂でシャツなしの自撮り画像を撮影してアップするチャンスを逃してなるものかと、私は山頂で使えそうなボーダフォン用SIMカードを闇で売ってくれる人間を探しに出かけた。バスターミナルのすぐそばに男たちが十数人座って、折り畳み式のテーブルにひびやひっかき傷以外は頑丈そのもののノキア製携帯電話を並べていた。アフリカのこの地域における技術革命の、つつましい前線だった。タンザニアでは携帯電話はオンラインコミュニティーの活力源であり、ほとんどの人びとのインターネットへの主要アクセスポイントになっている。信頼できる金融インフラがないため、銀行代わりに携帯電話のクレジットを交換し、ケータイを持っているだけで、アメリカで光沢のあるアルミボディーのMacBookを持っているのに匹敵するステータスシンボルになる。笑うと金歯が一本見える二十代の若者から買うのがよさそうだと思い、数万タンザニア・シリング分の札束と引き換えにSIMカードを一枚手に入れたが、私のiPhoneのSIMトレイに挿入するには一センチ大きすぎた。サイズを合わせるため、若者はSIM

カードをコンクリートの壁にこすりつけて削り、ぴったりの大きさに近づけた。作業する間、若者は私——身長一八二センチ、白人男性で、この、ほかにどうというところもないアフリカの都市で蛍光グリーンのハイキング用バックパックを背負っている——が登頂するつもりなのではないかと言い当てた。それから何より肝心なことを尋ねた。どのルートを取るつもりなのか、と。

彼もこの街の健康な男たちのほとんどと同様、副業で外国人登山者のポーターをしている。クルーに空きがあるならどんな仕事でも構わないと言う。ほとんどのポーターはひょっとすると何百回も登山の成功率を上げており、ポーターの仕事は携帯電話を除けば街で最大のビジネスだ。標準的な登山ルートは六つあり、ほとんどの方角から山頂へ延びている。主要ルート——レモショ、マチャメ、マラング、ロンガイ、シラ、ウンブウェ——は親しみを込めて飲み物の名前で呼ばれることもある。心惹かれるのは何といってもウイスキーだが、私たちが取るルートはコカ・コーラ（マラング）で、ソフトドリンクの名前がついているにもかかわらず、成功率はキリマンジャロのすべての登山ルートのなかでもとくに低い。ホフがこれまでに何度も登っているルートだった。

私がコカ・コーラだと答えると、若者は顔を輝かせた。

「じゃあ六日から八日ぐらいかかりますね」

「いや、二日だけだ」

相手はにーっと歯を見せて笑い、ためらいがちにグータッチをしてきた。

「どうかしてますよ」。彼はそう言って、自分の知る限りでは、そんなに短時間であの山に挑戦しようとした人間はいないと付け加えた。登山隊でポーターとして働くチャンスだったが、会話は途切れた。期間が短いと稼ぎが少ない（念のために言うと、私たちはポーターに全期間分の賃金に加えて多額のチップも支払う予定だったが）せいだけではない。そうではなく、そこまで速いペースで登るのは危険すぎるからだった。代わりに、彼はダイアモックスを手っ取り早く処方してもらえるところを教えると言ったが、私は薬を持っていくつもりはないと答えた。私からこれ以上稼げないとわかって、彼はちょっとしたアドバイスをくれた。

「ポレ、ポレ」。スワヒリ語で「ゆっくり、ゆっくり」という意味だ。この言葉を私はキリマンジャロでほとんどひっきりなしに耳にすることになる。通りすがりのポーター、ガイド、旅行者がことごとく、この忠告を挨拶代わりに交わすのだ。先を急ぎすぎると失敗するぞ、と。山頂まで慌てて登る必要はない。そんなことをしたら高山病になるリスクが非常に高い。

応急処置の末にSIMカードはiPhoneのトレイに何とか納まった。驚いたことに、私のボーダフォンは外国のネットワークでも起動し、すぐに使える状態になった。私はバイクタクシーに跳び乗って、登山隊のみんなが待っているホテルに戻った。

ホフがアフリカ最高峰にグループで登頂するのはこれが三回目だったが、彼個人にとっては実は五回目だった。それは思いがけない勝利の記録だった。過去二年間、ホフの登山隊はキリマンジャロ登頂で九二パーセントという途方もない成功率をたたき出していた。メンバーのなかには消耗性疾患から解放されたくてヴィム・ホフと彼のメソッドに惹きつけられた人たちもいることを思えば、これは驚異的な数字だ。たとえばリウマチ性関節炎を抱える鍛冶屋のヘンク・ファン・デン・ベルフは、ほんの数年前に病気のせいで体の自由が利かなくなりかけたにもかかわらず、前年にはシャツ一枚と短パンだけで山頂にたどり着いた。登山の最後に、最高地点でシャツを着ていない状態での集合写真を撮影し、その画像が次の登山シーズンまでソーシャルメディア上で拡散された。ヴィム・ホフに関することは何でも追いかける熱心なファンにとって、キリマンジャロ登頂は言ってみれば人間の気骨を証明するための至高の目標なのだ。今回の登山隊でいちばんの新入りである私は、みんなの名前や生い立ち、そもそも登山隊に参加した理由を把握しきれていなかったが、それでも過去二回の登頂とは違うという印象を持った点が一つあった。

全員が間違いなく氷風呂と朝の呼吸トレーニングを日課にしていたが、この年のメンバー二九人は過去の登山隊とは違う、ひょっとしたら切迫感が薄いのではないかという感じがした。ほとんどがオランダ人で、ベルギー人も何人かいたが、大企業の関係者が驚くほど多かった。三人はオランダの金融大手ABNアムロ・グループの管理職で、彼らがホフに惹かれたのは、ホフのテクニックが金融業界のリーダーとして磨きをかけるのに役立つかもしれないと思ったからだった。アイアンマン・レースの完走者やクロスフィットの常連も何人かいて、その一人のデニス・ベルナールトスはホフの一言一句を預言者の言葉に従うかのように実践していた。バート・プロンクもいた。バートはメソッドの一〇週間のオンライン講座を続けていて、過去二回の登頂では山頂まで終始ホフのそばにいた。胸板の厚いフランシスという男性はホリスティック治療院をやっていて、自身は慢性のライム病と闘っていた。リンパ肉腫から回復中の女性もいた。それからアムステルダム市外で複数のマリファナショップを経営しているシルヴィアという女性は、朝までぐっすり眠れない状態がもう二〇年以上続いているという。総じていい人ばかりだ。みんな本当に親切で、ただ一人オランダ語が話せない私のために、遠征中は全員が英語で会話することになった。オランダとベルギーのすばらしい教育制度のおかげで、今回の登山メンバー全員が英語を流暢に話す。男女比でさえ過去二回よりも開きが少なく、これまではせいぜい一人か二人だったのに対し、今回は八人の女性が参加していた。こうした状況にもかかわらず、私は、ホフはすでに何度も自分のテクニックを実証しているのだから、今回のメンバーのほとんどは失敗するなんて思っていないはずだ、という感じを拭い切れなかった。山頂にたどり着けるかどうか不安に思っているような人間は一人もおらず、そのために私の脳裏をよぎったのは、焼けた石炭の上を走って渡る人間が事前に受ける、もっとも重要な警告だった。不安のない者だけがやけどをする、というものだ。

なかでも絶対の自信を持っているのはもちろん、ホフ本人だった。彼はアムステルダムからの機内と全く同じ服装で山頂まで行く気だった。熱帯魚の群れが描かれた明るいブルーの水着、ロードコーンみたいなオレンジ色のスニーカー、それにグレーのタンクトップ。機内持ち込み手荷物用のバッグ代わりにしていた青いポリ袋には毛布を入れていた。この登山ウェア兼フォーマルウェアがタンザニアに滞在する一週間、ホフの一張羅らしかった。毎回登頂成功をそれまでとは違うものにしようと、ホフは全員で前回の登頂記録を半日更新し、わずか三〇時間で登頂するのだと宣言した。そうすれば、順化なしでの集団登頂の最速記録になるという。これに対して誰もコメントはなさそうだった。(*)ホフと一緒なら、それだけで成功は約束されているかのようだった。

しかし、私に届いたメールの内容は違っていた。速いペースでの、それも私がモシで例の押し売りまがいの若者に話したものさえ上回る速さでの計画を知って、私は急いで数カ月前にUSARIEM

(*) 実際にキリマンジャロの集団登頂最速記録が何時間なのかは定かではない。どこにも記録が残されていないようだ。一方、個人の最速登頂記録はスペイン人登山家でウルトラマラソン選手のキリアン・ジョルネが事前に順化を行ったうえで達成した六時間四二分である。

で会ったアメリカ陸軍の医師ジョン・カステラーニにメッセージを送信していた。大気の薄い高地で考えられる惨事に私たちの登山隊がどの程度うまく対処できるか、経験と研究に基づく現実的な試算を求めたのだ。私の質問をカステラーニは基地の専門家数人に伝え、数時間後に、メンバーの六〇パーセントから七五パーセントが急性高山病（ＡＭＳ）になる可能性があると返信してきた。ということはつまり、一七人から二一人が酸素不足による急激な機能低下――頭痛とめまいから始まり、最後には命の危険に陥りかねない――に見舞われるおそれがあるわけだ。数字を見たときは、試練に立ち向かうような一種誇らしい気分になった。もちろん、そんな数字なんか覆してみせる、と。とはいえ、恐怖をみじんも感じなかったと言えば嘘になる。何か問題が起きたら、どうなるのか。

　ホフのメソッドが高山病予防に非常に効果的なのは、急速な呼吸をコンスタントに繰り返すことで酸素不足を相殺できるからだ。高度が上昇するたびに肺の空気は薄くなり、それを解決するにはより多くの空気を吸い込むしかない。意識して呼吸するのをやめない限り、ＡＭＳはさして深刻な問題にはならない。しかし誰かが重病になったら？　前年の登山隊の成功率は九二パーセント、つまり、何かしら問題が生じたメンバーが少なくとも何人かはいたということだ。前回の登頂に関する医学報告によれば、一人は肺に水がたまり、心臓の鼓動が不規則になり始めたという。緊急事態にも対応しなければならなくなったとしたら、いつもどおりの呼吸法を続けられるだろうか。誰か一人がＡＭＳになったら、助けようとしてほかのメンバーも呼吸に意識を集中できなくなりはしないだろうか。

　たしかに、万一に備えてガイドも同行する。マイク・ネルソンという体格のいいタンザニア人が現地サポートチームのリーダーで、一九九九年にエヴェレストでイギリス人登山家ジョージ・マロリーの遺体を回収する歴史的プロジェクトに参加したことが、彼の自慢の種だった。マイクは少人数のチームを率いて山に登り、七五年前にマロリーが滑落した岩棚で遺体を発見した。エヴェレストの酸素は非常に薄く、最善を尽くしたが、力を振り絞っても遺体をベースキャンプに運ぶことはできなかった。代わりに、のちに博物館に展示されることになる懐中時計や服などの遺品を回収した。それから裸になった遺体の上に石を積み上げた。マイクのような男たちが十数人、何かトラブルが起きたときのために私たちに同行することになっていたが、だからといって絶対に安全だとは言い切れなかった。何かトラブルがあったときに彼らが近くにいるとは限らない。全員が同じペースで移動するわけではないからだ。

私自身は、そもそもなぜタンザニアに来たのか自問し始めていた。ホフのメソッドを実践するようになって四年近くが過ぎ、遠征に参加したくてたまらなかったのは惰性みたいなところもあった――婚約したカップルが、その後どんな気持ちの変化があったにせよ、押し流されるように挙式の日を迎えるようなものだ。山頂にたどり着くことは私の頭の中でどういうわけか避けて通れないことになっていた。自分自身を試すために何かすごいことをするのが私の目標だったが、山で何が起きるかわからないという不安は繰り返し脳裏をよぎった。私はせいぜいアマチュア登山家にすぎなかった。熱心に山登りはしていたが、週末のたびに山に向かうたぐいの人間ではなかった。

ヴィム・ホフ・メソッドの基本となるコンセプトはごくシンプルだ。定期的に体のストレス反応を刺激すれば、闘争・逃走反応をある程度コントロールできる、というものだ。冷水シャワーを一〇〇〇回浴びた結果、私は浴室で、さらに雪の中でも戦士と化していたとはいえ、標高五五〇〇メートルに適応するように進化した人間なんて存在しなかった。ホフのメソッドの目的は自然の力に負けなくなることではない。冬のシベリアで命を落とした無数の兵士たちが証明するように、自然との戦いでは勝つのは常に自然だ。ストレス反応を鍛えることで、周囲の環境が過酷になった場合のコントロール方法を確保できるにすぎない。

メンバー全員のことを知るには時間が十分あったとはいえないが、私はエミールという五十代の巻き毛の男性とペアを組んだ。体格が同じくらいなので、だいたい同じペースを保てそうだと、お互いに思ったのだ。エミールは体調がよさそうで、それ以上にいつも笑顔でいるように思えた。彼が登山の際の私の相棒で、お互いの健康状態を責任を持って確認しなければならない。それぞれがヘルト・バイジェの勧めた急性高山病の重症度の評価基準「レイクルイーズ・スコア（ＬＬＣ）」のコピーを持っていく。ＬＬＣは私の義理の母と同じ名前を持つカナダの高地湖付近で開発されたもので、実際は、起こり得る症状がリストアップされ、それぞれの症状の横に自己評価欄があるだけだ。エミールと私は、どちらかに高山病と診断される症状が出たら、一緒に下山しようと約束した。

国立公園の入口ゲートには地元のニュース番組のクルーがホフにインタビューしようと待っていた。新聞各社はアイスマンの離れ業に興味津津で、ホフはカメラの前で大げさにやってみせた。今回の登頂では集団最速記録を更新すると説明した。それからＢロール（メインのシーンとは別に撮影する編集用のシーン）用に続けざまに開脚と逆立ちを披露した。撮影終了後、ホフは私たちのところに来て、アジャンクールの戦いの前に感動的な演説を行ったヘンリー五世さながらに熱弁を振るった。

「今回の登山の目的は私たちの限界を試すことだけにとどまらない」。ホフはそう切り出した。「エゴを捨てて体のメカニズムの奥深くに入り込むんだ」。ホフはそこでしばし言葉を切り、にやりとした。おのれのインスピレーションの泉の中に浮かんできた駄洒落が気に入ったらしい。「この山にエゴはいらない。とにかく行くだけだ」。あまりの陳腐さに、私は思わず爆笑しそうになるのを抑えるために両手で顔を覆いたくなったが必死でこらえた。私たちの登高ペースを考えれば、本当の試練は寒さではなく、血液中の酸素濃度を維持することだとホフは言った。「したがって今回は終始シャツを着ないことにこだわらなくていい。寒さが影響しだしたら何か着て、酸素濃度を確認するのを忘れないように」

いざやってみれば血液中の酸素濃度はごく簡単にチェックできた。赤外線で血液中の酸素飽和度を測定する小型のデジタルモニターを各自が携帯していた。モニターを指先に装着すれば心拍数と酸素濃度が表示される。正常レベルなら酸素飽和度は約九七パーセントを超える。私は普段デンバーの自宅で激しい呼吸をして息を止めるトレーニングをしている最中、息を止めた状態でたいてい五〇パーセントまで下げることができた——一時的でなければ慢性の肺疾患が疑われる数値だ。だが標高が上がるにつれて血液中の酸素飽和度は下がるはずなので、三〇分おきに酸素飽和度をチェックして九〇パーセントを切ったらより速く深い呼吸を始める、というのが今回の計画だった。高度が上がれば人間の体は自然に呼吸を速める——これもダイアモックスの作用と同じで、ダイアモックスは受動的な呼吸を増やす——ので、私たちも山麓から山頂まで一定のペースで速い呼吸をして、高度上昇に伴うマイナス面に先手を打とうというわけだった。

私たちはホフの計画を心に留め、ゲートに背を向けて、ジャングルの林冠へと続く、舗装していない長い道を登り始めた。マラングゲートの大きな標識が、約三〇キロのルートに挑む者たちに、寒さと薄い空気の苦難が待ち受けていることを示す警鐘代わりとなり、念を押すように「身体的に健康でなければならない」と告げていた。私たちはその条件をだいたい満たしていた。シャツを着ない集団が看板を通り過ぎて曲がった。後ろからは六〇人近いポーターたちが登山中に必要になるかもしれないさまざまな一泊分の荷物、食料、衣料品を運んでくる。ポーターたちは荷物を頭の上に載せてバランスをとり、ときには登山用バックパックを二つか三つ肩に掛けて歩いていた。彼らのほとんどは二十代前半で、私たちのグループが登頂をめざしているというのに、本格的な登山の経験という点では誰一人、自分たちの荷物を運んでいるポーターたちの足元にも及ばないことに、私は愕然とした。ポーターたちのほとんどは数週間おきに登頂していて、すでに高度の変化に順化済みなのだ。それでもやはり、彼らの努力に感銘を受けることに変わりはなかった。

最初の登山行程は、マンダラと呼ばれる小屋までで、自宅で見ていたとしたら映画『インディ・ジョーンズ』のセットかと思うような、草木の生い茂る密林を通る険しい道を登った。小型の黒いサルたちが林冠から仲間同士で呼び合い、木の下生えや木からぶら下がっている苔類の間を縫うように、飛べない鳥たちが跳びはねていた。私たちは自分の呼吸に意識を集中していたので、登山中は黙っていることがほとんどだったが、それでもときおり小休止して、小さな野生生物に感嘆した。小さな点のような目をしたカメレオンが周囲に溶け込もうとしたり、真珠のような光沢を持つ白いナメクジが道を横切ったり。最初は先頭を行くホフと、肩を並べて歩く胸板の厚い七十六歳の登山家フランシスに、みんなぴったりついて行こうとした。ゆっくりしたペースで移動すること約一時間、ホフは次第に落ち着きがなくなっていくようだった。音が聞こえるほど激しく呼吸をし、並んで歩いていた年上のフランシスから離れて、一人先へ進んでいった。数分後にはグループから九〇メートルほど先を歩き、ほとんど藪の中に消えて、ときおり派手なオレンジ色のシューズがちらちら見えるだけになった。

しかしその状態は長くは続かず、私たちは数時間で熱帯雨林を抜け、並んでいる切妻屋根の小屋の一つで軽い昼食をとった。メニューにはチキンの半身を油で揚げたものもあったが、すっかり油を吸い込んでゾンビみたいになっていた。果物の盛り合わせ、ドライケーキ、ヨーグルトもあった。食事の量だけで、どちらかと言うと口に合わないことを考慮しても、登山の途中で飢える心配がないのは確かだった。ゴムみたいなチキンにかぶりついたとき、土砂降りの雨が降ってきた。熱帯雨林がその名のとおり、私たちが次の気候帯にたどり着く前に、その存在を知らしめようとしていたのだ。

キリマンジャロに登るほとんどの人はこうした小屋で一夜を過ごし、体を高度にゆっくり順化させる。ゲートからここまで登って標高二七〇〇メートル、推奨されたガイドラインに従えば登高ペースはひどくゆっくりしたものになる。ここで小休止する必要を感じる登山者はごく少ないんじゃないかとは思うが、ほとんどの登山者を苦しめる病気にまつわる話はたしかに戒めになる。自分たちはもっと果敢なペースで登るんだと思うと何だか元気が出た。午後は小屋にとどまるとしたら、気が変になってしまうだろう。だから私たちは土砂降りの雨が道を明るい泥の水たまりだらけにするのを眺め、先へ進むことにした。

もちろん、みんな寒い思いをすることや雨に濡れるのはごめんだった。誰が最初にバックパックのファスナーを開けて雨具を取り出したかはよくわからないが、一人がコートを着たのをきっかけに雨風をしのぎたいという衝動があっという間に伝染していった。私の場合は、寒さに慣れるトレーニングを四年間やってきたが、何よりつらいのは常に、寒さに身をさらす決心をする瞬間だ。これから極寒の湖に飛び込むにせよ、積もったばかりの雪に寝転ぶにせよ、あるいは熱いシャワーのお湯をオフにして冷たい水だけが出るようにするにせよ、決心する瞬間がいちばん意識が抵抗する。不快な目に遭うという予感のほうが、ほぼ決まって実際の不快さを上回る。その逆もまた真実だ。誰か一人が誘惑に負けて快適さに走れば、ほかの人びともそれに倣うのがはるかに楽になる。

そういうわけで、小屋にいるうちからみんなゴム製やゴアテックス製の上下を着込んでいた。ホフは例の機内持ち込み手荷物にしていたポリ袋をポンチョ代わりに着ており、私は明るい黄色の雨具を羽織った。まずいと思った。出発からたった数時間で早くも、守り抜くと自分に誓った裸の誓いを破ってしまったのだ。私たちの一隊は全員が息をそろえて丘を登った。まもなく私は汗をかき始めた。まるでゴム製のウェットスーツを着て熱帯でトレーニングしているかのようで、言うまでもないが、実際そのとおりだった。小屋から八〇〇メートルの地点ですでに雨具の中も外と変わらないくらいびしょ濡れになっていた。そこで雨具をバックパックにしまい、落ちてくる雨が体のほてりを冷ましてくれるのに任せた。ほかにも何人かが私のまねをし、何か着ようとする人たちと、何が何でもメソッドに忠実でいようとする人たちとの均衡はいつ崩れてもおかしくなかった。

やがて熱帯雨林は小さくなって遠ざかっていき、私たちはより乾燥した地帯に入った。今では雨雲は私たちより下になり、先ほどまで灰色だった空には太陽が輝いていた。巨大な岩、小さなサボテン、低木の茂みが姿を現した。火山の山裾にかつて流れ出た溶岩が小さな丘を形成しているあたりまで見渡せた。しかし私は広大な眺めよりも、目の前の男の履いている靴ばかり見つめていた。彼の名はステフ・ファン・ウィンクル、身長二メートル近いオランダ人で、たまたま今回のメンバーの中で最年少でもあった。

ファン・ウィンクルは激しく呼吸していた。隊列の中で誰よりも激しかった。一分おきくらいに三〇回速い呼吸をしては止め、頭をねじるようにして上げるので、顔が少し紅潮していた。高山病による頭痛が起きたときのためにと、ホフが私たちに伝授したテクニックを実践しているのだった。このテクニックは酸素を体の特定の部位に急速に送り込み、頭痛のほかに運動後の筋肉痛にも効果がある。ヴィム・ホフ・メソッドの多くと同様、言葉で説明するより実際にやってみるほうがわかりやすい。過呼吸は二酸化炭素（CO_2）を減少させ、血液中の酸素の総量を増加させる一方、血液を酸性からアルカリ性にする。肺いっぱいに空気を吸い込んだ状態で、血液を供給したいところまで四肢の筋肉を次々と収縮させていく。濡れた布切れを一方の端からもう一方の端へねじり、水を絞り出すのに少し似ている。ターゲットが頭痛の場合、脳内の何を物理的に動しているのか、特定するのは難しい。ひょっとすると維管束組織の平滑筋かもしれないし、あるいは単に特定の部位で考えているのかもしれない。私の経験では、この方法を使えば数分で軽い頭痛は消え、重い頭痛も軽くなる。

それでも私はファン・ウィンクルの呼吸のパターンが気になった。私たちは山頂までの距離の三分の一をかろうじて過ぎたばかりだった。呼吸法にどんなメリットがあるにしても、彼がもう酸素不足と闘っているというのは悪い兆しだった。調子はどうだと訊くと、彼はこちらに向かって親指を立ててうなずいた。それでも苦痛は隠せなかった。うつむいて、ゆっくりと登り続けた。私は彼を追い越し、先へ進んだ。

歩き始めて七時間後、登山隊は間隔が開き、アリの列がいくつかに分かれて間違いなく数キロにわたって散らばっているみたいになっていた。私のバディの姿はなく――安全確認はこれで打ち切りだ――私自身は前のほうにいるのだと思った。このあたりではカリフォルニア州のユッカを思わせる大型でとげのある植物が主流になっていた。私のほかには詰め込みすぎのバックパックを背負っているジョセフというタンザニア人ガイドがいるだけだった。私のペースが自分と合っていると気づいたか、あるいは私に目を光らせていたかだろう。太陽が灰色の雲の固まりの向こうに沈み、軽い霧雨が私の皮膚を覆ったが、気温が急降下したにもかかわらず、すばらしい気分だった。ジャンパーで着膨れたジョセフは、私がなぜいまだに何も着ていないのか、不思議そうに見つめていた。私たちは標高三三五〇メートルに近づいた。空気は出発したときよりはるかに薄くなったが、それだけ空気抵抗が少ないということでもあった。奇妙なことに、おかげで速い呼吸が楽にできた。私の酸素飽和度は九五パーセントを切ることはなさそうに思えた。好奇心から、ジョセフに指を出して彼の酸素飽和度も計らせてくれないかと言った。一、二秒後、表示は八二パーセントで落ち着いた――ひどく悪いわけではないが、山登りに慣れているはずの人間にしては想像していたよりはるかに低かった。一本のグラノーラバーを二人で分け合い、最初の夜を過ごすことになっているホロンボはそれほど遠くないとジョセフから聞かされた。

そこで私はこれまでの二倍頑張り、速いペースで前進した。しっかりしたベッドで暖かい寝袋に潜り込めると思うと、俄然勢いづいた。道は冷たそうな渓流の上をくねるように続き、ようやく切妻屋根の小屋の小集落が霧の向こうに見えた。ホロンボは、中継点としては比較的よくメンテナンスされている。コカ・コーラ・ルートでの登頂に挑む登山者は、ほとんどが二日目か三日目にここに到着する。標高三六八八メートルの標識が、ホロンボの外界との主要なコミュニケーション形態となっている薄型の無線送信機の前で私を出迎えた。

次はどうしたものかわからず、小屋の一つに入っていくと、食堂でスウェーデンの登山隊が食事を楽しんでいる最中だった。団欒の中に割り込んできた上半身裸の男に全員が顔を向けた。みんな笑顔で、後ろのほうで誰かが叫んだ。「きっとヴィム・ホフのつもりなんだ」。冗談で言ったらしかった。

「彼はどこかこの辺にいるよ。見かけたかい?」。私たちの登山隊のリーダーがどこに消えたのか本当に知りたくて、私は尋ねた。叫んだ男性は跳び上がり、私に駆け寄らんばかりになった。彼はカメラを手にしていた。興奮してささやき始めた。「まじか？ ヴィム・ホフと一緒に来たのか。ホフは僕の憧れの人なんだ。君がここにこんなふうにやってくるなんて信じられない」。私は異星からやってきた生物みたいに見えたに違いない。とはいえ、正直なところ、シャツを脱いだだけで称賛されるのは気分のいいものだ。スウェーデン人の彼は外で何枚か私の写真を撮影し、できたらホフに紹介してくれないかと言った。

それから二時間でほかのメンバーもやってきて、シャツを着ていない一人ひとりが英雄のように歓迎された。私たちは明らかにベースキャンプの話題になっていて、メンバーが一人また一人と到着するたびに全員が熱いお茶と熱い食事で乾杯した。行く手に何が待ち受けているか、わずかながらも感じたのは、シルヴィア——オランダのマリファアナショップのオーナー——が暗くなってずいぶん経ってから到着したときだった。シルヴィアはここまで登ってくる間に消耗しきっていて、目に涙を浮かべて小屋の敷居をまたいだ。頭がずきずきすると言って、両手で頭を抱えて壁にもたれた。

人だかりができた。ホフがどこからともなく現れて、父親のようにシルヴィアを抱擁し、彼女の耳元で何かささやいた。誰かが彼女の血液中の酸素飽和度を測定したところ、危険なほど低く、五〇パーセントを下回っていた。ホフは前屈みになってシルヴィアの目をのぞき込み、一緒に呼吸を始めた。彼女はホフに意識を集中し、三〇〇回呼吸した後、いくらか落ちついた。涙はすっかり乾いていたが、消耗しきっていた。その間に、ガイド数人は次にどうすべきかを話し合っていた。誰かが死んだら彼らは仕事を失いかねない。ガイドをしている間に死者が出たら、もうガイドとしては誰も雇いたがらない。三〇分ほどでシルヴィアの酸素飽和度は九〇パーセントを超えるまでに回復するだろうが、登山を続けたらどうなるかはわからない。下山すべきだと誰かが判断を下した。彼女が今回の登山の最初の脱落者となった。

夜、私たちは細長い小屋の端から端まで並ぶ長い寝棚にすし詰め状態で雑魚寝した。狭い場所で三〇人が呼吸する結果、CO_2が充満し、換気するために窓は開けたままだった。午前三時、アラームが鳴って、全員が酸素飽和度をチェックし、九〇パーセントまで回復させる。一度起きるとなかなか寝つけなかったが、午前四時三〇分、ホフは元気いっぱいで、登り続けなければ登頂するチャンスを逃してしまうと、ほとんど叫ぶみたいに大声で言った。徐々に空気が薄くなっていくなかで登頂には一一時間かかり、ホフ以外は誰も日の出までまだ相当あるこの時間に出発したい気分ではなかった。

朝食は味気ない粥と卵だった。美味とは程遠かったが、食べることは重要なので、私は五分間で詰め込めるだけ詰め込もうとした。そのとき、ファン・ウィンクル――調子が悪そうだった長身のオランダ人――が玄関ポーチで手すりから身を乗り出しているのに気づいた。大量の黄色っぽい液体らしいものを激しく吐いていた。ファン・ウィンクルの状態を聞きつけて、ホフは彼の背中を軽くたたき、先へ進むよう促した。「この旅は大人の男と子供との分かれ目になる」。ホフはやる気にさせようとして言ったのかもしれないが、実際にはやや失敗だった。エネルギッシュで、人びとを勇気づけるようなことを成し遂げてはきたが、ホフはときおり伝統的な社交術に欠けるところがある。

ファン・ウィンクルはホフを見て、頭を左右に振った。「私は下山するか、さもないと死ぬからしい」と、うめくように言った。彼の相棒もうなずいた。ホフはがっかりしたようだった。

「結構」ホフは言った。それから、ほかのメンバーに準備するよう声をかけた。そろそろ行くぞ、と。

ホフはほとんど分析しがたい人物だ。一方では特別なものを持ち合わせている――彼の身体的・精神的能力をもってすれば、言葉では言い表せない力の宝庫に通じる扉を開けることができそうに思える。拡散する動画や科学刊行物を通じて世界中にメッセージが広まっている預言者。人間にまつわるすべてに対する愛が限界を知らないように思える男。同時に、あまりにも自分の能力のことで頭がいっぱいで、他人の限界に気づく思いやりに欠ける、頭のおかしい男でもある。仲間を置き去りにして記録を追い求めたり、寒さと呼吸によって自分の肉体の奥深くに入り込む方法について四五分間根ほり葉ほり説明したりするとき、ホフは急にほかのことが入り込む余地がないほど自己中心的になりかねない。平地や温帯でなら、それは個人的な欠点として大目に見ることができる。しかし山の上で、三〇人近い人間の命がかかっている場合、そうした性質は危険になりかねない。そのため、その朝、登山隊が前日の朝より二人少ない状態で一列になって出発したとき、私はこう自問した。自分が追いかけているホフは預言者なのか、それとも頭のおかしい男なのか、と。

舗装されていない岩だらけの道を照らすヘッドランプだけを頼りに歩き出したとき、私が身に着けていたものはその問いに対する無意識の答えを物語っていた。メンバー二七人のうち、シャツを着ていないのは私一人だった。寒いのにシャツを着なかったのは、メソッドを信じる気持ちをまだ捨てたくなかったからだ。私は暖かそうなことを、自分の腹の中で燃えている炎を思い浮かべながら、むき出しの上半身に熱が伝わるよう念じながら歩を進めた。ホフでさえ、Tシャツを着て肩にゆったりと毛布を巻いていた。

私たちは手にしているアルミ製のポールと登山靴が砂利道に食い込む音を響かせながら、年間八人以上の登山者の命を奪う、岩でできた火山をさらに北上した(*)。みんな激しく、かつリズミカルな呼吸をしており、空気が抜かれていく部屋に閉じ込められているかのようだった。肺いっぱいに吸い込んだら、それが最後とでも言わんばかりだった。それでも全員が意識して足並みをそろえ、闇の中を重い足取りで進むうち、やがて地平線をオレンジ色の光がつかんで夜の帳(とばり)を剝ぎ取った。そのとき、ようやく山の暗い輪郭が浮き上がってきた。それは最初、星空の一画にある星のない、暗い、紫色の影にすぎなかった。天が夜の抱擁を振りほどくと、太陽の光が氷河を信号灯のように燃え立たせた。

キリマンジャロの頂。

アフリカ最高峰が太陽に照らし出されたサバンナから雲の上高くそびえていた。そこでは時速数百キロを超える風が、おそらくアフリカ大陸で唯一の固有の氷河を磨き上げている。これまでの二〇時間、峰は雲と山裾の小高い丘の陰に隠れていた。こうして姿を現すと、固有の岩の巨大な塊はもう私たちの脳裏に浮かぶイメージではなく、現実の壁だった。公園の入口ゲートから徐々に二五〇〇メートル高度が上昇した末に、突如として、円錐形の峰が不毛で吹きさらしの荒野に向かってそびえ立つ。周囲に人けはなく、月面のようなベースキャンプがあるだけの場所で、私たちは食料をほとんど持たず、ほとんど眠らず、私にとっては何より衝撃的なことに防寒具をいっさい持たずに登頂することをめざしていた。

モシで雇ったガイドの一人が防寒具で完全防備した状態で心配そうに私を見つめていた。「お願いですから何か着てください」。私が向こう見ずにも皮膚を露出していることに戸惑っている様子だった。そう言うのは賢明だった。太陽が空をその気にさせているとはいえ、気温は氷点をかなり下回っており、登っていくにつれて下がる一方だった。だが彼の懇願は、そもそも私がキリマンジャロにいる理由を損なうものでもあった。

そこで私はガイドの言葉を頭から振り払い、ほかのメンバーの服装についても考えまいとした。冷たい空気を吸い込み、目の前の燃えるようなオレンジ色の岩山を見据えた。吐いた息は低い耳障りな音を立て、百年の眠りから覚めようとしているドラゴンの咆哮を思わせた。体の中でエネルギーがみなぎるのを感じた。呼吸のリズムが速くなった。登山靴の中でつま先がじんじんしてきた。見渡す限り世界が明るくなり始め、まるで二つの夜明けがいっぺんに来たかのようだ——一つは昇る太陽と結びつき、もう一つは私自身の心の奥深くに結びついていた。耳の後ろで火のついた導火線のように熱が渦を巻き始めた。熱は両肩から背骨のカーブに沿って弧を描くように下りていく。気温を確認するのは無意味だった。寒さの中で、私は汗をかき始めていた。

かき始めたばかりだと自分では思っていた。さらに一・六キロ歩いてサドルに到着した——キリマンジャロの主峰の向かいにある小さな城のような峰を結ぶ、低くて傾斜のある砂礫地帯だ。その形状が一種の風のトンネルのようになって、突風が強風と化す。私のバックパックのぴんと張った肩紐が弦楽器のような音を奏でた。医療チームが高山病にかかった人間を避難させる際に使うヘリパッドの境界になっている、小さな円を描くように岩が並んだ場所を大股で通り過ぎた。止まって小さな木の小屋で休憩しようと誰かが呼びかけた。気温はマイナス二三度前後で推移していたが、突風による冷却効果が気温をマイナス三〇度台に急降下させる。カステラーニから渡された表によれば、ものの一五分で露出している部分が凍傷になりかねない温度だ。

（＊）キリマンジャロでの正確な死者数は意外に入手しにくい。情報源によって報告された死者数は三人から一〇人だが、公式な記録から漏れるケースも考えられるため、実際の数は最大三〇人にのぼる可能性がある。いずれにせよ、山頂からの救助件数は年間一〇〇〇回を超えていた。

ヴィム・ホフ・メソッドは人間を自然の力に動じなくするわけではない。こんな吹きさらしのところでごく短時間でも立ち止まれば、体が寒さと闘うために必要な熱を生み出すのがいっそう大変になる。ヘリパッドのあたりをうろついている間に、自分の体温が下がるのを感じた。また温まるのに、これまでよりはるかに多くのエネルギーが必要になるだろう。休憩はほんの五分かそこらだったが、ふたたび出発したときには自分が困ったことになったのがわかった。ホフは前方集団を押しのけて進んでいった。彼の性急さは一定のペースを維持しなければならないせいなのだろうか、と私は思った。彼自身の体温を維持するのに、意識的なコントロールだけでなく、筋肉をゆっくり着実に動かすことも必要なのだろうか。

サドルの底へ下りていきながら、私はホフの背中の毛布がさらに遠ざかっていくのを見守った。風がものすごい速さでうなるように吹き過ぎてゆき、私は山頂にたどり着けないリスクを冒すより、ここで少し何か着るほうがいいと思い始めた。そこで背負っていたバックパックを下ろし、メリノウールのシャツとウールのセーターを引っ張り出して、皮膚を風から多少守ることにした。猛烈な突風はたいして防げなくても、安心するには十分だった。エネルギーが一気によみがえって、私はペースを上げてホフに追いついた。ほかのメンバーとの距離はさらに開いていた。

一種の視覚のいたずらで、広大な景色のせいで距離は実際よりはるかに短く見える。前方の道はほとんどが平坦だが、進み具合は耐えがたかった。見たところ一五分で行けそうな距離なのに、実際は一時間もかかった。ホロンボを出発して五時間過ぎていたが、登山隊は間隔が広がって、最後尾は次の経由地に着くまであと四五分かかりそうだった。幻覚は精神的にメンバーのやる気を奪った。

次の経由地はキボと呼ばれるベースキャンプで、コカ・コーラ・ルートで登山する人間はみんなそこを通る。登頂に挑む前の最後の希望の象徴だ。そこから先は急勾配の上り坂に変わる。キボ自体が植物の生育限界とされる標高をはるかに上回っている。殺風景な拠点で、石造りの建物が一握り、台所が一つに、絶えず通過する登山者を監視するために救助隊が数週間滞在できる宿舎がいくつかあった。私たちは質素な木のベンチとテーブルがいくつか置いてある石造りの部屋を見つけ、最後の登攀前に暖を取ろうとした。普通、登山者は順化と休憩のためにここで一泊するが、私たちは山頂までと六時間登り続ける予定だった。午前一一時にはなっておらず、時間にはまだ余裕があった。クロスフィットとアイアンマン・レースの常連で、福音でも聞くかのようにホフの言葉に熱心に耳を傾けていたデニス・ベルナールトスは、部屋の隅で震えていた。私がセーターを取り出して着たのをきっかけに、体面を捨てる気になったらしい。登山中もっとも過酷な行程をベルナールトスは上半身裸で通した。今は激しい呼吸をして体を温めようとしている。顔は青ざめ、唇も紫色になっている。私はバックパックからグリーンのダウンジャケットを引っ張り出して、彼に着るように勧めた。

ホフはテーブルの一つに仰向けになって目を閉じた。眼窩の中で眼球がぐるりと回り、小刻みに動いた。体に赤みが差し、目を開けたときにはふたたび彼の体にエネルギーがみなぎっていた。超人的な力の持ち主について行くとき、問題の一つは、自分の体が相手と同じ休息と回復の法則に従っているわけではないことだ。山頂が近づいた今、ホフは記録を打ち立てることしか頭になかった。

ホフ以外のメンバーは全員、ここで体力を回復して、準備中だという温かい食事をとるつもりでいた。ホフは時刻を確認した。午前一一時四〇分。するとホフは叫んだ。「さあ、みんな。二〇分後に出発だ。私たちがこの山にいるのは食事がしたいからじゃない。ここにいるのは登頂するためだ」。反応はなく、部屋にいたみんなは混乱した顔をしていた。罵りの言葉をつぶやいたのは私だけではなかった。みんなの反発を感じ取って、ホフは三分後にこう言い直した。「休息については気にするな。さあ、出発して新記録を打ち立てよう！」。ホフは部屋を出て、キボのつつましい建物に挟まれた広い道を下り、山岳ガイドたちが集まっているところへ近づいていった。エヴェレストでマロリーの遺品回収作業に協力したマイク・ネルソンが、ホフを止めようとした。

「まだ行っては駄目です」ネルソンが命令するように言った。だが小びと（ノーム）みたいな格好をしたわれらが登山隊長は聞く耳を持たなかった。企業のリーダーとしてのスキルアップのために参加したベルギー人女性二人を連れて、山を登っていく。私は隊長について行くべきか、それとも当然の反乱と思えるものに加わるべきか、決めかねながら、ホフの蛍光オレンジの靴の動きを戸口から見守っていた。ホフの姿は山の上で次第に小さくなっていった。キャンプから五〇メートルほどの地点でホフはこちらを振り返り、何かわめき始めた。何と言っているのか聞き取れなかった。最後にもう一度、何とか士気を高めようとしたのかもしれない。あるいは単に罵っていただけかもしれなかった。

腹が立った。私が申し込んだのはこんな登山ではない。ホフを信じる気持ちはみるみる薄れていった。それでも心のどこかで、これからどうなるかを知りたい気持ちがあった。そこである妥協策が浮かんだ。自分のバックパックを引っかき回して持ってきた防寒具を全部出した。防風用のズボンと保温性のある上着を身に着けた。セーターを着て、緊急のときだけ着るつもりだったグリーンのダウンジャケットももう一度着た。仕上げに黄色の雨具を羽織った。これだけ着込むと、もちろん暖かかった。これだけ着込む必要があったからではなく、ホフの性急さに抗議するためだった。メソッドなんかくそくらえ。ホフなんかくそくらえ。こうして武装して、私はキボのキャンプを出発し、ホフに向かって叫んだ。ホフはベルギー人女性たちと何か言い争っているようだった。

「止まれ！」。私は叫んだ。その声が峡谷の岩壁に反響する。ガイドたちのそばを通り過ぎる際、彼らはスワヒリ語で言い争っていた。登山の際に何か問題が起きれば、自分たちも責任を問われてただでは済まないことを承知しているのだ。私の後に続いたのはベルナールトスだけだった。

ベルギー人女性たちはホフに背を向けていた。ホフは一人きりで、短パンに毛布という格好で私たちの数百メートル上に立っていた。「もう一時間もらえないか」。私は山の上に向かって叫んだ。「このままじゃガイドだってついてこないよ」。ひょっとしたら私の言葉は風にかき消されて山の下へ飛ばされてしまったのかもしれないが、ホフは侮辱されたと受け取ったらしかった。

「この私に盾突く気か、スコット！」。怒鳴り返す声に合わせるように風がうなった。

「君について行っても、ほかのみんなを置き去りにしたみたいに、僕を置き去りにしたりしないって信じられると思うかい？」。今度は彼の耳に届いたらしい。私を見下ろす岩棚の上で、ホフは一人、現実を認識し始めたようだった。たしかにホフは登頂に成功するかもしれないが、誰も後に続かなかったらその価値はあるのか。しばらく沈黙が流れた。一五秒くらいだっただろうか。一分だったかもしれない。それでもホフは、少し和らいだ声で叫び返してきた。

「置き去りになんかしない」。ふたたび沈黙。「約束する」

それだけだったが、当面はそれで十分だった。数分後、ベルナールトスと私はホフの後に続いた。私たちは振り返ってキボに目を凝らした。上から見ると、いっそう荒涼とした感じだった。ガイドたちは口論を続け、ベルギー人女性たちはこちらのほうに何か身振りをしていたが、何と言っているのかは知る由もなかった。

「たぶん来るだろう」。そう言いながらも、ホフの口調にはどこか苦いものがあった。実際にはその可能性は薄いことを、三人とも承知していた。

　そこでホフは向きを変えて小さく一歩踏み出した。そして、また一歩。私たちも後に続いた。ポレ、ポレ、だ。

　それからの三〇分、私はほとんど無言で、ホフの靴と色鮮やかな小鳥たちが描かれた水泳パンツを見つめ続けた。聞こえるのは私のアルミ製のポールと道を踏みしめる登山靴の音、それに一定した呼吸音だけだった。眠りを誘うようなリズムだったが、ある疑問が頭から離れなかった。自分はなぜ頭のおかしい男を追いかけて山を登っているのか。ホフはいろいろな面を持つ男だが、リーダーとしての資質には間違いなく欠けている。私は彼を信じ切れずにいた。彼は約束を守るだろうか。それとももう少し進んだら、私が体力を消耗していようと構わず先を急ぐだろうか。ホフの靴が砂利道でわずかに滑り、そのわずかなつまずきで彼自身の途方もない強さでさえ一瞬揺らいだ瞬間、ようやく気づいた。私が追いかけているのは頭のおかしい男ではなかった。預言者でもなかった。ヴィム・ホフでさえなかった。私は自分自身の体のメカニズムと何年も向き合った末に、この山を登ってきた。私が追いかけているのは自分自身のルールであり、自分とほかのメンバーとの関係であり、この山そのものでさえあった。記録を達成するかどうかなんて、どうでもいい。自分自身の限界が知りたかった。

　そう考えると、それからしばらくは旅を楽しむような気分になった。ホフへの怒りは消えていた。着込んだ服もそれらが象徴する抗議も、急に場違いに思えてきた。私はバックパックを下ろし、上半身裸になった。この斜面では風はいくらか和らぎ、ゆっくりとしたペースでも体が冷えない程度の運動量はあった。服を脱ぐのはささやかな勝利のような気がした。今度服を着込むとしたら、それはホフの言動とは関係ない。正気かどうかに関係なく、これは私自身の挑戦なのだ。自分自身が登頂に成功するか、それとも力尽きるかだ。

ホフは背中で両手を組んだまま、一歩一歩に集中して登り続けていた。円錐形の火山の火口までまだ七六〇メートルほど標高差があったが、一歩ごとにぐんと近づいていた。道は少し下り坂になり、キボが視界から消えたが、それでも振り返ると、汚れた赤い影が私たちを追いかけて山を登ってくるのが見えた。こちらが一歩踏み出すごとに向こうは二歩踏み出すという調子で、スピードを上げていた。私はほかの二人にも知らせた。みんなで目をすがめて見ると、それはサリム・ハミス・ンゴニェ、今回の登山隊で最年少のガイドの一人だった。下でどんなやりとりがあったにせよ、私たちに目を光らせるために送り出されたか、自分の意思で追いかけてきたかだろう。それでも私たちに追いついたのは、私たちが岩場で休憩するために立ち止まってから四五分後だった。

三人ともキボで補充しなかったため食料をあまり持っていなかったが、私はバックパックをあさってグラノーラバーを二本取り出した。ベルナールトスは何か薬っぽい味のするゼリー飲料を取り出し、分け合って食べた。ここまで高度が高いと、呼吸しながら同時に物をかむのは容易ではないことがわかった。一回かむたびに空気を吸うためのスペースの奪い合いになる。私たち三人の酸素飽和度は九〇パーセントを超えていたが、ハミス・ンゴニェは七〇パーセントを下回っていた。彼は呼吸法をやっておらず、彼らガイドは毎月山に登っているだけで慣れて酸素不足でも十分機能するのだろうかと、私は思った。

体が保温のためにさまざまな方法で熱を生み出すように、高地での酸素不足に対応するためのさまざまな戦略やテクニックが私たちの体には備わっているが、私の場合は呼吸法が有効だ。私たちはハミス・ンゴニェを先頭に四人一列になって登り続けた。ときおり、登るリズムにつられて意識的な呼吸が乱れる。気が散り始めて、脳が適量だと判断する量だけ空気を吸って、意識的にコントロールしそびれる。すると高度の影響が忍び寄ってくる。周囲の世界がぼやけ、一歩ごとに足が少しずつ重くなってくる。自分が失神しかけているのに気づいて、速い呼吸を三〇回繰り返しているうちに、サングラスを外したみたいに周囲がまた明るくなる。足取りが軽くなり、登り続けるエネルギーがわいてくる。この高度になると自分の体に敏感になる。さっき食べたグラノーラバーの糖分を細胞の中のミトコンドリアが貪り食ってものすごい筋肉のパワーを生み出し、エネルギーが全身を駆け巡っている気分さえした。

小さな洞窟を過ぎ、やがて長い九十九折り(つづら)の道が火山砂らしきものを横切っているところに出た。首を伸ばして見ると、火口の縁らしいところに白い雪が見えた。ギルマンズポイントはキリマンジャロの山頂ではないが、ここで山を越えて反対側に下山することもできる。本当の山頂であるウフルまでは火口の周囲を通ってさらに一時間半、標高差は数十メートルあった。ホフもベルナールトスも、自分たちの目標達成にはギルマンズポイントで十分だと判断した。自分自身に何かを証明するためにそれ以上先へ行く必要はなかった。さらに三時間歩き続けて本物の山頂まで行き、戻ってくるほどのメリットはなかった。それでも、雪と山頂に垂れ込め始めた暗い雲を交互に見ていると、ギルマンズポイントまでの距離でもめまいを感じた。私は下を向いて歩き続けることにした。

さらに三〇分後、砂利道に代わって巨大な岩が現れた。ジャマイカロックスと呼ばれる一帯で、ところどころロープを両手でたどって登らなければならない。ルートの最大の難所で、突然の雪と風が追い打ちをかけた。気温はマイナス一五度くらいだったが、後で風の影響を計算したところ、実際の体感温度はマイナス三五度という結果が出た。私はそれまで数時間上半身裸のままだったが、数分で凍傷になりかねない温度だ。ホフが岩につまずくのが見え、道に下りるのに手を貸した。全員、体力の限界に近づいているのは明らかだった。高速での登山と寒さと風の冷却効果で、次の一歩を踏み出すことにエネルギーを集中させなければならなかった。私はまたセーターを着込み、最後にもう一踏ん張りをするため、ぎこちない手つきでポールを岩肌に押し付けた。

世界には偉大な登山家が数多くいるが、私は違う。ホフとハミス・ンゴニェはどちらも登山の経験が豊富だが、私にとっては巨大な岩を登るだけでも試練だ。這って進まなければならない箇所ではポールが邪魔になり、かといってポールなしでは立ってバランスをとるのが難しかった。高さ一メートル八〇センチほどの岩棚をほかの三人が軽々と越えているのに、私は穴だらけの岩にしがみついて、つかまれるところがないかつま先で必死に探っていた。滑って体が前にぶつかり、両手を腰に当てたまま岩肌にへばりついた。ホフが私のぶざまな体勢を見て、ベルナールトスにかハミス・ンゴニェにか、あるいは誰にともなくか、言うのが聞こえた。「彼は今、自分自身と闘っている」

精も根も尽き果てていた私は、それを侮辱としか思わなかったが、たしかにホフの言うとおりでもあった。私は山でつまずきかけていた。自分の体がへばりついている巨岩と同様、自分自身の筋肉や意識とも闘っていた。それでも、命に代えても、この山の火口までたどり着いてやる。しかも今度は、見上げると、めざす山頂はほんの数十メートル先にあった。自分と闘うか、山と闘うか。もうどちらかを選ぶという次元ですらなくなっていた。

そしていつの間にか、私たちはそこにいた。アフリカ大陸のてっぺんで息をのんでいた。本物の山頂には少し足りないが、それでも時計を見て出発時刻を差し引くと、目標の三〇時間を切っているどころではなかった。はるかにいい記録だった。公園入口からの所要時間はわずか二八時間六分。前年、ホフが同じルートでギルマンズポイントまでの集団登頂を達成したときの所要時間は四二時間だった。私たちの知る限りでは、私たちの登頂はギルマンズポイントまでの集団登頂最速記録だ。下のほうで残りのメンバーがやってくる気配がした。彼らは約二時間後にギルマンズポイントに到着した。結局、二九人中二二人が高山病に倒れることなく登頂に成功した。ほとんどが失敗するというカステラーニとアメリカ陸軍の予測に反して、私たちの登山隊は七五パーセントという成功率を達成したのだ。

私はキリマンジャロのもっとも薄い空気を吸い込んで、その成功を味わった。標高を示す大きな木の標識に風が吹きつけ、私はまた体が温まるのを感じた。もう一度三〇回呼吸を繰り返し、体が熱くなった。シャツを脱ぎ、寒さを肌で味わった。風は凍傷になりそうな冷たさだったが、勝利の感触がした。私はもうキリマンジャロに登っているのではなかった。私自身がキリマンジャロと化していた。

エピローグ――寒さにやすらぐ

ボルダースポーツ医学センターでロブ・ピクルスと最後に会ってから六カ月、前回とはひどく変わった感じがした。一つには、医学センターがコロラド大学（CU）ボルダー校と協定を結び、大学のスポーツアリーナに併設された真新しい施設に引っ越していたからだ。最先端のオフィスには筋肉質のフットボール選手や痩身の耐久アスリートが溢れていた。アップグレードに伴い、名称も新たにCUスポーツ医学パフォーマンスセンターに変わった。だがそうした見かけの変化を除けば、ピクルスが私に対して実施するテストは、昨年夏に行ったテストと実質的には同じものだった。それでも自分の感じ方は違うはずだと、私は信じて疑わなかった。

数年間、環境を利用して体の内なる仕組みをのぞく方法を探した末に、私は世界における自分自身の限界について、いくつかのことを学んだ。人間は誰しも――たとえクラゲが守護動物という人たちでも――内なる強さの広大な泉を秘めているのだ。体内のメカニズムに入り込む秘訣は、快適ゾーンから離れ、自分を強化する適度な環境ストレスを探し出すことだ。寒さに身をさらすことは、心臓血管システムを設定し直して自己免疫の機能不全と闘う一助となる。単に体重を落とすのにも、すばらしく効果的だ。すべて私が身をもって体験し、自分の生理メカニズムの進化の奥深くに入り込む意志を持つ大勢の人びとに見いだしてきたことばかりだ。しかし、それ以上に重要なのは、人間は皮膚によって外界から守られた体だけの存在ではないと本質的に理解することである。私たちは周囲の環境の一部なのだ。

キリマンジャロを離れて一週間、生まれてこの方、こんなに体調がいいのは初めてだ。かつて膨らんでいたウエストはまた引き締まった。古いジーンズはウエスト九〇センチを超えていたが、買ったばかりのやつは八〇センチを切っている。以前はときどき口内炎に悩まされていた（自己免疫異常による一〇セント硬貨くらいの大きさの痛みを伴う病変で、一二歳のころからずっとだ）が、冷水シャワーを浴び始めて以来、口内炎は一度もできていない。

この一年間、私はいくつか大きな挑戦をしてきたが、毎週のエクササイズの流れはそれほど変わっていない。屋外を上半身裸で、天候に関係なく、週に二、三回走る。夏には日焼け止めのチューブを数え切れないほど空にし、冬は自宅近くの湖の周囲を五キロ近く走って汗を流す。ブライアン・マッケンジーと南カリフォルニアにある彼の施設で一緒にトレーニングをしてからは、ＨＩＩＴの短距離ダッシュをいくつか追加するようになった。朝の呼吸法も含め、所要時間は週に約三時間だ。

ピクルスが私を呼吸用の管につないで穿刺針を研ぎ始める前に、私は自分の定期的なトレーニングについて彼に話した。一日のほとんどをトップクラスのアスリートとともに過ごしているピクルスは、内心笑っているようだった。彼は結果にはたいして期待していなかった。だから、私をもう一度トレッドミルに載せて徐々に傾斜と各ステージのスピードを増し始めたのは、どちらかと言えば私に調子を合わせたのであって、環境適応の新たなパラダイムを公表するためではなかった。スタートから数分間はどうということはなかったが、ピクルスがマシンのスピードを上げていくにつれて、汗がにじんできて、かぶらされているゴムのフェイスマスクに横に引っ張られる格好になった。

「いい調子だ。ご褒美をあげよう」。ピクルスはそう言って私の指に小さな穿刺針を突き刺し、血液を採取した。採取した血液を分析器に入れ、それからさらにマシンのスピードと傾斜を増していき、しまいには私はまたキリマンジャロを駆け上がっている気分になった。

「夏よりステージが上がったぞ。その調子！」ピクルスが言った。私は呼吸装置を着けたままほくそ笑み、彼に向かって親指を立てて見せた。そのまま走り続けていたが、しまいに肺が焼け付き、脳が止まれと悲鳴を上げた。走るのをやめてマシンの片側に降りると、ベルトが回転しながら足元に落ちた。そんなふうに自分の限界を認めてあきらめた瞬間、もう少し余力があったのかもしれないという思いが脳裏をよぎった。たぶん、あと一ステージ行けたんじゃないだろうか。それをピクルスに話すと「みんな同じことを言うよ」と言われた。

分析すべき数値は多く、ピクルスから数日後に結果を聞きに来るように言われた。

それから一週間、やがて一カ月が過ぎ、その間、私はいつもどおり毎日のトレーニングを続けた。ようやく日程が決まり、二月の早朝、ピクルスに会うため車で出発した。ピクルスはセンターのロビーで私を出迎えて力のこもった握手をし、分析結果が彼の予想以上に興味深いものだったことをうかがわせた。

ピクルスと私は小さな会議室に腰を下ろした。壁掛け式のテレビがあり、四〇ページに及ぶ分析データと複雑な計算式を映し出せるようになっている。ピクルスが早口で重炭酸循環系、代謝作用について突っ込んだ説明をした後、いくつかの方程式について要点だけ話したあたりで、私は頭がくらくらしてきた。私には難しすぎて理解できなかったので、普通の言葉で説明してくれと頼んだ。

「大まかに言うと、夏にテストしたときよりエネルギーの使い方がはるかに効率的になっている。一週間のトレーニング時間を七時間増やしたくらいの向上だ」とピクルスは言った。ランニングマシンの時間が延びたのに加えて、脂肪の燃焼が増え、炭水化物の燃焼は減っていた——つまり、トレーニングによって体が糖よりも蓄積したエネルギーのほうを消費するようになったわけだ。

そのことを示すいくつかのグラフをピクルスは見せてくれた。脂肪と炭水化物の酸化量の推移を示すグラフには興味深い線が二本描かれていた。太い線が炭水化物、細い線が脂肪だ。昨年五月の時点では二本の線はランニングマシンの第三ステージに入る前に交差していた。当時は走り始めたのとほぼ同時に脂肪の燃焼が始まっていたが、運動量が増すにつれて脂肪の燃焼量は急速に減少していた。それを補うために体はより多くの炭水化物を燃やさなければならず、第六ステージを終えたところで力尽きた。二つめのグラフは今年一月以降のもので、二本の線は第五ステージで交差し、私は第七ステージまで完走した。つまり私は走っている間、ほとんどの時間、脂肪を燃やしていたわけだ。

「相当な量だ」とピクルスは言った。

だがそれ以外は何も変わっていなかった。どちらの研究でも私の体は平均的な成人の三倍の量の乳酸を生み出していた。乳酸は体を動かしたときの副産物で、往々にして、激しい運動の後で回復に時間がかかることと関連づけられる。酸性で、レース後の筋肉痛の原因になる物質だ。脂肪の燃焼量の変化からすれば、乳酸についても変化があっておかしくなかったのだが、ピクルスの期待は裏切られた。

「生理メカニズムは人それぞれだから」と、ピクルスは肩をすくめた。

◉脂肪と炭水化物の酸化量の推移

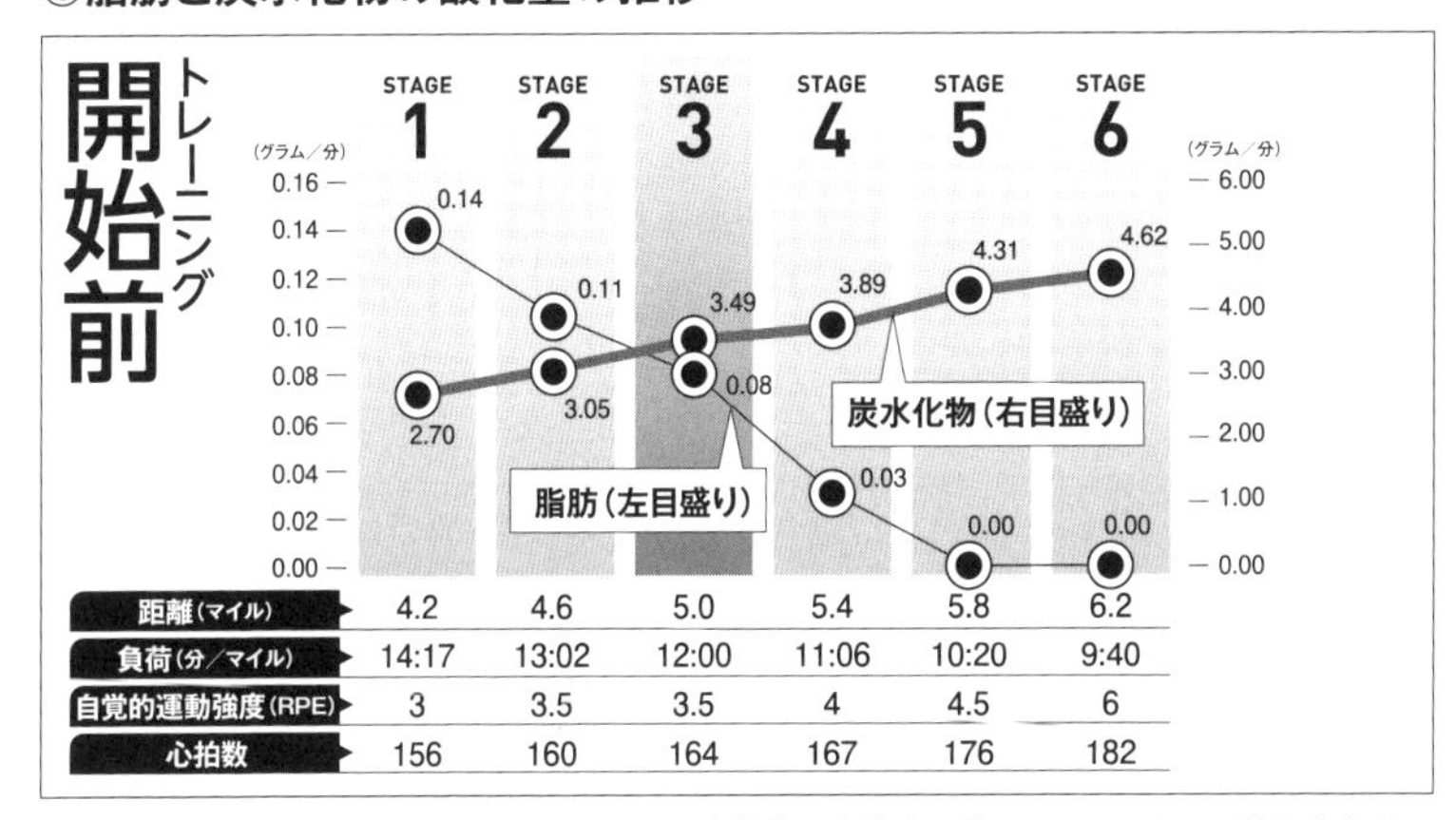

	STAGE 1	STAGE 2	STAGE 3	STAGE 4	STAGE 5	STAGE 6
距離(マイル)	4.2	4.6	5.0	5.4	5.8	6.2
負荷(分/マイル)	14:17	13:02	12:00	11:06	10:20	9:40
自覚的運動強度(RPE)	3	3.5	3.5	4	4.5	6
心拍数	156	160	164	167	176	182

2015年5月1日、ヴィム・ホフ・メソッドを定期的に実践する前、VO_2マックスに達したときの炭水化物（太い線）と脂肪燃焼（細い線）の基準値。第6ステージまで完走、2本の線が交差した点（炭水化物の燃焼量が増え、脂肪の燃焼量が減少した点）は第2ステージと第3ステージの間だった。

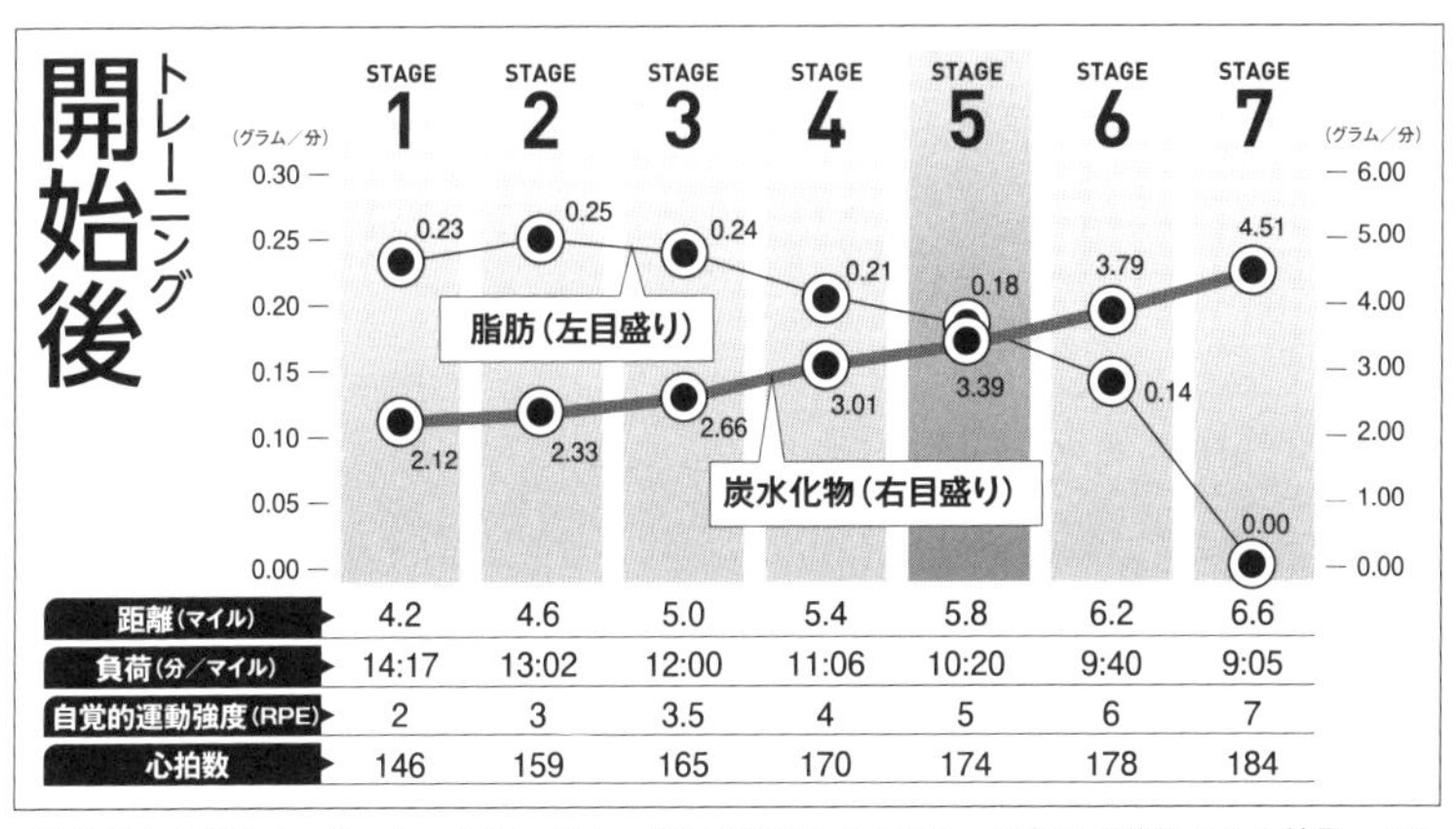

	STAGE 1	STAGE 2	STAGE 3	STAGE 4	STAGE 5	STAGE 6	STAGE 7
距離(マイル)	4.2	4.6	5.0	5.4	5.8	6.2	6.6
負荷(分/マイル)	14:17	13:02	12:00	11:06	10:20	9:40	9:05
自覚的運動強度(RPE)	2	3	3.5	4	5	6	7
心拍数	146	159	165	170	174	178	184

2016年1月27日、ヴィム・ホフ・メソッドを実践するようになって数カ月後のテスト結果。それ以外のトレーニング内容は変わっていないが、代謝は劇的に変化した。グラフを見ると、徐々に負荷を増しながら第7ステージまで完走、何より、第5ステージまで主に脂肪を燃焼している。ロブ・ピクルスの言葉を借りれば「大まかに言うと、夏にテストしたときよりエネルギーの使い方がはるかに効率的になっている。1週間のトレーニング時間を7時間増やしたくらいの向上だ」。

全体として、私の生理メカニズムの変化は大きすぎて、大きな山に一度登ったことくらいでは説明できなかった。たとえ、それがキリマンジャロのような手ごわい山であっても、だ。しかし代わりに、私の体のエネルギーの使い方に長期的な変化があったことを示していた。たぶん、トレーニングによって寒くても快適でいられるようになったことと関連があるのではないかというのが、ピクルスの意見だった。「寒さにさらされればより多くのエネルギーを使わざるを得ない。心臓血管システム全体にとっては、軽い受動的な運動をするようなものだ」と、彼は独り言のようにつぶやいた。寒さによる刺激が全身のミトコンドリアの生成を増やし、その結果、有酸素能力全体が向上する可能性を示す研究結果があるという。

肯定的な結果が余計に印象的だったのは、冷水シャワーと朝の呼吸トレーニングを追加した程度で、私の実際のトレーニング内容が大きく変わってはいなかったせいだ。四年近く前に初めてホフに会ったとき、私の体重は約九五キロあった。それが今では約八〇キロだ。それ以上に、私は高度と凍える寒さに多少なりとも対処できることを証明したのだ。そして、アフリカ大陸最高峰にも登った。あるレベルでは、テスト結果に私は自分でも信じられないくらい満足している。とはいえ、前回よりいい結果が出た原因は、寒さによる刺激と呼吸法だけにとどまらないと思う。私が周囲の世界と深くつながろうとしているからだろう。それは誰でも挑戦してみるくらいはできるはずだ。

皮膚と脳を結ぶ神経の末端の一つ一つが、周囲の世界を理解して、私たちが生き延びるにはどうするのがいちばんいいかを判断する手助けをしたがっている。それを知らせる信号のほとんどは、私たちの脳のもっとも旧式の構造を経由する意識的な理解のもとで発生する。これらの経路は、はるか昔の哺乳類の誕生にまでさかのぼって、人類の祖先たちが代々受け継いできたプログラミングだ。生物と周囲の環境との生物学的関係は、人間が経験し得る知識の伝達のなかでももっとも古くから存在する。私たちの存在そのものに深く組み込まれているため、進化をプログラミングするのは思考ではなく感覚、つまり、震えたり、血流が急に増えたり、五感が鋭くなったりすることだ。ほんの数百年前、人間のほとんどが震えが何を意味するかを理解していた。千年前、私たちの体は季節の変化に呼応していた。それよりさらに一万年以上昔、人類は海草で作った筏(いかだ)で海を渡り、毛皮をまとって革で足を保護しただけで山を越えて、大陸から大陸へ移り住んだ。そうした祖先たちはおそらく、自分自身を周囲の環境と切り離して考えてはいなかったのではないだろうか。現代人が学びつつあることを、彼らは承知していた。それは人間も周囲の環境もただ存在しているということ。生き延びているということ。一緒に、だ。

私たちの体の神経システムは進化を取り巻く世界とのつながりをしきりに求めるが、現代では人類だけが根本的に特殊だと考える傾向がある。現代人は自分の肉体、財産、血縁関係、ソーシャルメディア上のプロフィールに縛られていると言い張り、地球上の人類以外の存在と距離を置く。数十億人がそういう原子論的な考え方をするせいで、世界にゆがみが生じている。この本を書いている時点で、二〇一五年と翌一六年は観測史上有数の暑い年となった。今後、冬がさらに暖かく、夏が暑くなれば、実際に寒い環境を見つけるのはいっそう困難になるだろう。ボストンで氷の張った湖は見つからない時代がくるかもしれない。地球規模では、気候変動が、人類が周囲の環境と分かちがたく結びついていることを示している。人類は脳の独創性にものをいわせて、地球が蓄えたエネルギーを自分たちのために利用してきた。人類が寄ってたかって二酸化炭素を排出し、産業革命以降、汚染を蔓延させ、動物を大量絶滅に追いやってきたのは、環境を自分たちに都合よく操作した末に破滅的な結果を招いてきたことを示す象徴的な例にすぎない。そのプロセスは大部分が無意識なもので、誰も地球を破滅させようとしたわけではないが、その影響は、意図的ではないかと思えるほど大規模だった。いってみれば、人類そのものが世界の意識的な神経システムそのものと化しているのだ。そして、快適さにしがみつき、自分たちの発明品を使ってホメオスタシスを求める内なる衝動をなだめてきたせいで私たちの体が弱くなったように、人間が技術の力で地球を変えてきた結果、地球の基本的な均衡が損なわれている。

もちろん、現代のテクノロジーは人類に害だけでなく恩恵ももたらしてきた。人間の寿命はかつてないほど長くなっている。旧石器時代の祖先たちは現代人より歯が丈夫で、筋肉は強靭で、免疫システムも強力だったかもしれないが、その一方で命にかかわる試練に直面し、ほとんどが三十代半ばで一生を終えた。乳幼児と妊産婦の死亡率も嫌になるほど高かった。中世には伝染病が街を壊滅させることもたびたびあった。何だかんだ言っても、私は歴史上のどの時代よりも今この時代に生きていたい。テクノロジーは人類に強大な力を与える。スマホのGPSで道がわからない場合があるからって、それくらい何だ。私はほんの一世代前でさえ考えられなかった遠く離れた場所へ旅をするすばらしいチャンスに恵まれてきた。わずか数カ月の間に、コロラド州からタンザニアのモシへ、アムステルダムからロンドンへ旅をしてきた。最先端の実験室で、そして世界有数の刺激的なアスリートたちと、自分の限界に挑戦してきた。私は運がいい。いや、私たちはみんな運がいい。

地球を救うために立ち上がろうとか、人間の歴史の流れを変えようなどと呼びかけるつもりはない。ただ、私たち一人ひとりが今すぐ周囲の世界とつながるチャンスを手にしていることは言っておきたい。生まれてからずっと暖房器具に守られて快適に過ごしてきた人は、神経システムが刺激を求めてうずうずしているはずだ。ちょっとだけ快適ゾーンから出て、いつもと違うことをやってみるだけでいい。寒さの中にやすらぎを探すのだ。失うものは何もない。息をするだけでいい。

時系列について

本書はできる限り時系列に沿って書いたつもりだが、話の一貫性を優先して、あえて時間を前後させた箇所もある。引用やイメージについて、実際には数日間にわたっていたものを一つのシーンに詰め込んでいるところもいくつかある。何より、すでにお気づきかもしれないが、本書での順序とは逆に、二〇一六年一月初旬のキリマンジャロ登山は、実際はイギリスで行われたタフガイ・レースに参加した数週間後だったことをおことわりしておく。

謝辞

預言者にして頭のおかしい男、ヴィム・ホフの正体を暴こうとしていなかったら、この本で紹介したことは何一つ実現していなかっただろう。ホフの先駆者的な衝動のおかげで、自分自身の体について考え方がすっかり変わり、彼には言葉では言い表せないほど感謝し、敬意を抱いている。うれしいことに、私はホフのメソッドを誤解していたことがわかった。ホフ以外にも、レイアード・ハミルトンとガブリエル・リース夫妻からブライアン・マッケンジーまで、環境を利用して自分の体に秘められたメカニズムを操作してきた先駆者たちの取り組みを目の当たりにすることは、インスピレーションの連続だった。

私の編集チームの頑張りにも大いに助けられたのは言うまでもない。ロデールの担当編集者マーク・ワインスタインは、本書の進行に終始付き添い、慣れない出版社でこのプロジェクトを支持してくれた。著作権エージェントのローラ・ノーランは雑誌『プレイボーイ』の記事から生まれたアイディアをわかりやすいプロポーザルにまとめるのに手を貸してくれた。初めての著書『レッドマーケット――人体部品産業の真実』の著作権エージェントだったメアリー・アン・ネイプルズが、人類の寒さとのかかわり方を考え直そうとした教祖的なオランダ人についての本を売り込もうというときに、ロデールの発行人になっていたことも幸いした。ネイプルズはその後、転職してディズニー・パブリッシングの副社長になっているが、ロデールの新しい発行人であるゲイル・ゴンザレスが本書の強力に支持し続けてくれた。シュスター調査報道研究所からも絶えず支援を受け、とりわけ次の人びとに感謝したい。キアラ・トリンガリは長時間に及ぶ取材の録音を文字に起こすのに協力し、フローレンス・グレイヴスとリサ・バットンはプロジェクトのごく初期の段階からアドバイスをくれた。

大量の科学的研究を統合する機会を得たが、何十年もの歳月を費やして私たちの体の秘められた生理メカニズムを立証しようとしてきた研究者たちのたゆまぬ努力には常に頭が下がる。知識を快く貸し与えてくれた研究者たちには次の人びとがいる。レイ・クロニース、アーロン・サイペス、ピーター・ピッカーズ、マタイス・コックス、ジョン・カステラーニ、マーク・キッセル、マリア・コジェフニコフ、ダニエル・リーバーマン、トニー・グスタフソン、ショーン・モリソン、ケヴィン・フィリップス、リチャード・ランガム。

オランダで過ごした数週間はすばらしく楽しいひとときであり、ヴィム・ホフ・メソッドによって救われてきた多くの人たちに出会った。エナム・ホフ、ヘルト・バイジェ、ヘンク・ファン・デン・ベルフ、マンリー・エラモ、ヘンク・エミンク、カスパー・ファン・デル・メウレン、バート・プロンク、イザベラ・ホフ。その二年前にはポーランドで、ハンス・スパーンス、ウラジーミル・ストジャコヴィッチ、ヤニス・クジェ、アシュレー・ジョンソン、アンドリュー・ルセリアスに出会った。

ロサンジェルスでは水深約三・六メートルのプールで、とんでもない重さのダンベルを手に水面近くをダッシュする俳優のオーランド・ブルームとジョン・C・マッギンリーの肩をかすめる栄誉に浴した。ダリエン・オリエンとも出会い、人間の栄養に関する彼の研究について調査することができたのも幸運だった。ここまで美しい本にできたのは、プールと陸上でクリス・デロレンゾが撮影した写真があればこそだ。ロングビーチでヨガに詳しいサティ・アーと数日間過ごし、ヴェニスでサラ・スピヴァック・ラローザと夫君のデイヴィッドからサーファーの噂話を少しばかり教わることができたのもありがたかった。

イギリスではエド・ゲームスターとウィル・ゲームスターに、障害物レースを控えてマスクをかぶってべろんべろんに酔っぱらうのは必ずしも最悪ではないことを教わり、ミスター・マウスからは彼の「恵まれない人たちのための家」ですばらしい歓待を受けた。タフガイ・レースの写真は優勝経験者のジェイムズ・アップルトンだからこそ撮影できたもので、レース数週間前に彼が右手を骨折していなかったら存在しなかっただろう。イギリスにはニクラス・ハレンも同行し、バーレスクパブに設けられたリングでエドがマハディ・マリクに飛び蹴りを決める瞬間を見事にとらえた。

多くのジャーナリズム的な試みと同様、本書もほかの書き手による著作を土台にしている。スコット・キニーリーは私を障害物レースの世界に引き合わせ（彼が手がけた映画『ライズ・オブ・ザ・サファーフェスト』はお勧めだ）、『ワイアード』のスティーヴン・レッカートはBATと寒冷トレーニングについてのアイディアの一部を組み立てるのに力を貸してくれた。ボルダーのジェイミー・モイエはCUスポーツ医学パフォーマンスセンターを紹介し、私が自分のトレーニングの成果を追跡できるようにしてくれた。

サリム・ハミス・ンゴニェがせっかちな冒険野郎三人の後を追っていなかったら、キリマンジャロ登頂ははるかに困難なものになっていただろう。一方、ベテランガイドのマイク・ネルソンが注意を促したのもおそらく正しかったと思う。

ボストンでは旧友のシーリ・モーリー、ジェレミー・オガスキー、クレア・ベケットと連絡をとるチャンスに恵まれ、ボストンの寒く湿った冬を調べる間、寝る場所を快く提供してもらった。ボージャン・マンダリッチとノヴェンバー・プロジェクトの善良な人びとに会うことができ、ハーヴァード・スタジアムで数え切れないほどの階段を駆け上がるはめになったのも、彼らのお膳立てのおかげだ。

ケープコッドの冷たい海で伝説的サーフボードシェイパー、ショーン・ヴェッチオーネとサーフィンをしたことでも元気づけられた。ヴェッチオーネのおかげで今どきのウェットスーツの効果に感動し、冬のサーフィンについて一章を割こうと決めた。

デンバーでのノヴェンバー・プロジェクトの面々との早朝トレーニングも楽しく、そして言うまでもなく、執筆中はずっとジェフ・ヴァレンヴァルドの励ましとユーモアのセンスも楽しませてもらった。本書のすばらしい予告編を撮影したサントッシュ・MPにも感謝する。

幸いにも、生涯を通じて、家族は終始愛情深く協力的で、凍りつくほど冷たい水に一緒に飛び込んでくれた者もいるほどだ。

だが誰よりも、妻のローラ・クランツの変わらない支援とアドバイスがなかったら、本書は中身のないものになっていただろう。妻は冒険のいくつかに付き合ってくれただけでなく、私と一緒に起床して呼吸法と冷水シャワーを実践して、このメソッドをともに探究してくれた。一日ごとに前の日よりも少しよくなるのは、彼女のおかげだ。

訳者あとがき

　スコット・カーニー著 *What Doesn't Kill Us* の全訳をお届けします。原題は "What doesn't kill us only makes us stronger." という言葉に由来する。「死ぬほどつらい試練は人を強くする」というような意味合いで、猛者ぞろいで知られるアメリカ海軍特殊部隊SEALsのモットーでもある。*How Freezing Water, Extreme Altitude, and Environmental Conditioning Will Renew Our Lost Evolutionary Strength* とサブタイトルにあるように、氷水、極端な高地、環境によるコンディションづくりによって、人類が進化の過程で失った能力をいかにして取り戻すか、というのが本書の主要なテーマだ。

　著者スコット・カーニーは、公表される情報・資料だけに頼るのではなく、あるテーマを深く掘り下げ、長期間にわたり主体的な取材を続けて、こつこつと情報を積み上げてゆくことによって、真実を明らかにしていく「調査報道」を得意とするジャーナリストである。人類学の修士号を取得後、短期間だが大学で教えた経験も持つ。初の著書『レッドマーケット──人体部品産業の真実』では、当時教え子を亡くした経験から、地道な取材を重ね、人体をパーツとして売りさばくグローバルな臓器売買ビジネスの実態に鋭く迫った。

　そうした基本姿勢は本書でも変わらない。二〇一二年夏、中年に差しかかり、太り気味なのを自覚してはいても運動不足解消に積極的ではなかった著者は、ネットサーフィン中に、氷河の上に上半身裸で座っている年配の男の画像を目にする。男は「アイスマン」ことヴィム・ホフで、呼吸法と瞑想と寒冷刺激によって人間の眠っている身体能力を引き出すトレーニング法を編み出したという。こいつはどうも怪しい。そうにらんだ著者はさっそく、ホフの正体を暴いてやろうと、当時ポーランドでメソッドを伝授していたホフのもとに乗り込むのだが——。

著者は以来四年にわたって世界各地に足を運び、文字どおり体を張った取材を敢行。ヴィム・ホフ・メソッドに一定の効果があることを身をもって体験し、最終的にはキリマンジャロ登頂に挑むことになる。とはいえ、その間も持ち前の批判精神は忘れない。ホフに肩入れしすぎることなく、登山隊のメンバーよりも記録更新を優先する身勝手な部分もあることを冷静に観察し、彼の能力とメソッドを、「痩せる細胞」として近年にわかに注目を集めている褐色脂肪組織（BAT）との関係など科学的な観点からも検証している。その過程で肉体改造（ボディーハック）や「エクストリームスポーツ」が一大ビジネスになっている現状にも光を当てる。世界的アスリートやハリウッドのセレブに交じって過酷なトレーニングに挑戦し、危険を売りにする障害物レースに出場して、これらのトレーニングやイベントを考案した動機や経緯、それをビジネスにする側と大金を払ってまで参加する側の言い分、専門家の意見まで幅広く紹介。人類学の専門知識も生かし、ネアンデルタール人から現生人類まで、人類の進化の歴史もからめながら、現代社会のひずみをきわめて多角的に浮かび上がらせていく。

快適すぎる生活の反動からか、あえて過酷な条件を選んで自分の限界に挑むスポーツイベントは近年、世界各地で大盛況だ。苦痛や極限状態を売り物にしていることから「我慢大会（サファーフェスト）」「エクストリームスポーツ」などと呼ばれる。その一例が本書にも登場する障害物レースで、泥沼や氷水や高圧電流の流れる電線といった相当危険な障害物が出場者を待ち受ける。アメリカ生まれで「世界最高峰の障害物レース」と称する「スパルタンレース」は、これまでに日本も含め三九カ国で一六五回以上開催されているという。同じくアメリカで二〇一〇年に始まった「タフマダー」も着々と規模を拡大、これまでに三大陸で二〇〇万人が参加している。一方イギリスでは、「元祖」を自負する「タフガイ」レースが、昨年二月をもって惜しまれつつも三〇年の歴史に幕を下ろした。しかし、復活を望む声が根強く、二〇一九年にふたたび開催されることが決まったそうだ。

絶えず自然の猛威にさらされ、過酷な状況を生き延びなければならなかった祖先たちと違い、私たち現代人は一年を通して快適な温度に保たれた部屋で過ごし、カネさえ払えば、旬に関係なくいつでも好きなものを好きなだけ食べられる状況に慣れている。楽な生活のつけでぜい肉や生活習慣病が気になり出したら、メディアに溢れる健康情報に飛びついて極端なダイエットや健康法に走ったり、薬やサプリメントに頼ったり。快適すぎる毎日に退屈してちょっと刺激が欲しいときは、大金を払ってわざわざ過酷なトレーニングやスポーツイベントに参加し、自分自身を痛めつける。そんな暮らしは快適といえば快適なのかもしれないが、やはりどこかいびつではないだろうか。人間はウサギなどの動物と違って「本来のありようにテクノロジーを介入させる」というホフの糾弾は、あながち的外れではないかもしれない。

一説によれば、地質学的な時代区分では、最終氷期後の気候も環境も比較的穏やかな時代「完新世（ホロセン）」はすでに終わり、地球は「人新世（アントロポセン）」に突入しているという。人新世とは「人類の時代」という意味で、人類の活動が地球の生態系や環境に甚大な影響を及ぼす時代を指す。現に「異常」気象が常態化し、年を追うごとに極端さを増している昨今、人類も自然の一部ととらえ、環境とのかかわり方や自分の心と体を見つめ直し、本当のやすらぎとは何かを考えてみるべきだ、という著者の主張には大いにうなずけるものがある。

ただし、本書の冒頭でも警告し、本文中でも繰り返し指摘されているように、ヴィム・ホフ・メソッドが（著者による簡易バージョンなど派生的なトレーニング法も含めて）相当なリスクを伴うことにくれぐれも留意されたい。アメリカのプロサーファーで世界的にも有名なケリー・スレーターもヴィム・ホフ・メソッドを実践しているが、呼吸法の最中に一瞬気を失い、あざができるほど顔面を強打したという。

著者は二〇一七年秋から「wear one less layer（#onelesslayer）」キャンペーンをスタートし、寒い時期にこれまでより一枚だけ薄着することを提唱している。手始めとしては、このくらいから試してみるのが無難かもしれない（ちなみに、ツイッターにアップされている動画にはホフも登場しており、著者とともに薄着しようと呼びかける姿は「カリスマ」というよりむしろ、ちょっとハイテンションではあるが、どこにでもいそうな気のいいおじさんという雰囲気だ）。

テクノロジーに頼ったり、氾濫する情報に安易に飛びついたりするのではなく、たまにはいつもの「快適ゾーン」の外に出て、祖先たちのように周囲の環境の変化を肌身で感じ取り、寒さにやすらぎを見いだす方法を探ってみる。本書がそのきっかけになれば幸いである。

最後になりましたが、本書の刊行までには多くの方のお力添えをいただきました。このユニークな一冊を訳す機会を与え、遅れがちな訳出・推敲作業に我慢強く伴走して終始的確なご指摘をくださった白水社編集部の阿部唯史さん。装幀と本文レイアウトの労をおとりくださった谷中英之さん。原文の微妙なニュアンスについてわかりやすく解説しアドバイスしてくださったMike Loughranさん。お世話になった皆様に、この場を借りて心より御礼申し上げます。

二〇一八年八月

小林由香利

alopecia areata." *Journal of the American Academy of Dermatology* 3 Pt 2 (Mar 16, 1987): 730–736.

Richalet, Jean-Paul, et al. "Physiological risk factors for severe high-altitude sickness." *American Journal of Respiratory and Critical Care Medicine* 185 (January 15, 2012).

Solomon, Christopher. "G.I. Joe and The House of Pain." *Outside* (April 13, 2011).

Steegmann, A. T. Jr., F. J. Cerny, and T. W. Holliday. "Neandertal cold adaptation: Physiological and energetic factors." *American Journal of Human Biology* 14 (2002): 566–583.

Tuttle, Alexander, et al. "Increasing placebo responses over time in US clinical trials of neuropathic pain." *PAIN, Journal of the International Association for the Study of Pain* 156, no. 12 (December, 2015): 2616–2626.

Umschweif, Gail, et al. "Neuroprotection after traumatic brain injury in heat-acclimated mice involves induced neurogenesis and activation of angiotensin receptor type 2 signaling." *Journal of Cerebral Blood Flow & Metabolism* 34, no. 8 (2014): 1381–1390.

van Marken Lichtenbelt, Wouter, et al. "Cold activated brown adipose tissue in healthy men." *New England Journal of Medicine* 360 (2009): 1500–1508.

van Marken Lichtenbelt, Wouter, et al. "Cold exposure—An approach to increasing energy expenditure in humans." *Trends in Endocrinology and Metabolism* 25, no 4 (April 2014).

Vosselman, Maarten J., et al. "Frequent extreme cold exposure and brown fat cold-induced thermogenesis: A study in monozygotic twin." *PLOS ONE* 9, no. 7 (July 2014).

Young, Andrew. "Homeostatic responses to prolonged cold exposure: Human cold acclimatization." *Handbook of Physiology, Environmental Physiology* (1996): 419–439.

489–494.

Kox, Matthijs, et al. “Voluntary activation of the sympathetic nervous system and attenuation of the innate immune response in humans.” *Proceedings of the National Academy of Sciences* (May 2014).

Kozak, Leslie. “Brown fat and the myth of diet-induced thermogenesis.” *Cell Metabolism* (April 7, 2011).

Kozhevnikov, Maria. “Neurocognitive and somatic components of temperature increases during g-Tummo meditation: Legend and reality.” *PLOS ONE* 8, no. 3 (March 29, 2013).

Leckert, Steven. “Hot trend: Tapping the power of cold to lose weight.” *Wired* (February 13, 2013).

Leonard, William. “Physiological adaptations to environmental stressors.” *Basics in Human Evolution*. Compiled by Michael P. Muehlenbein Elsevier, 2015.

Leonard, William, et al. “Metabolic adaptation in indigenous Siberian populations.” *Annual Review of Anthropology* 34 (2005): 457–471.

Lieberman, Daniel. *The Story of the Human Body: Evolution, Health, and Disease*. New York: Vintage Books (2013).

Lin, Jean Z., et al. “Pharmacological activation of thyroid hormone receptors elicits a functional conversion of white to brown fat.” *Cell Reports* (November 24, 2015): 1528–1537.

Louveau, Antoine. “Structural and functional features of central nervous system lymphatic vessels.” *Nature* 523 (July 16, 2015): 337–341.

Maguire, E.A. “London taxi drivers and bus drivers: A structural MRI and neuropsychological analysis.” *Hippocampus* 16, no. 12 (2006): 1091–1101.

Mann, Charles. *1491: New Revelations of the Americas Before Columbus*. New York: Vintage Books (October 10, 2006).（チャールズ・C・マン『1491──先コロンブス期アメリカ大陸をめぐる新発見』布施由紀子訳、日本放送出版協会）

Moricheau-Beaupré, Pierre Jean, and John Clendinning (trans). “A treatise on the effects and properties of cold: With a sketch, historical and medical, of the Russian Campaign.” Edinburgh (1826).

Morrison Shaun, Christopher J. Madden, and Domenico Tupone. “Central neural regulation of brown adipose tissue thermogenesis and energy expenditure.” *Cell Metabolism* 19, no. 5 (May 6, 2014): 741–756.

Nestor, James. *Deep: Freediving, Renegade Science, and What the Ocean Tells Us about Ourselves*. New York: Houghton Mifflin Harcourt (2014).

Oelkrug, Rebecca, et al. “Brown fat in a protoendothermic mammal fuels eutherian evolution.” *Nature Communications* 4 (2013): 2140.

Prince, V. H. “Double-blind, placebo-controlled evaluation of topical minoxidil in extensive

参考文献

Benson, Herbert, et al. "Body temperature changes during the practice of g Tum-mo yoga." *Nature* 295 (January 21, 1982).

Berger, Robert. "Nazi science—The Dachau hypothermia experiments." *New England Journal of Medicine* 322 (May 17, 1990).

Buijze, Geert, and Maria Hopman. "Controlled hyperventilation after training may accelerate altitude acclimatization." *Wilderness & Environmental Medicine* 25 (2014): 484–494.

Cannon, Barbara, and Jan Nedergaard. "Nonshivering thermogenesis and its adequate measurement in metabolic studies." *Journal of Experimental Biology* 214 (2011): 242–253.

Chvetzoff, Gisele, and Ian Tannock. "Placebo effects in oncology." J*ournal of the National Cancer Institute* 95, no. 1 (2003): 19–29.

Cronise, Ray, et al. "The "metabolic winter" hypothesis: A cause of the current epidemics of obesity and cardiometabolic disease." *Metabolic Syndrome and Related Disorders* 12, no. 7 (2014).

Cypess, Aaron, et al. "Identification and importance of brown adipose tissue in adult humans." *New England Journal of Medicine* 360 (April 9, 2009): 1509–1517.

Darwin, Charles. *The Voyage of the Beagle*. Project Gutenberg (1839).（チャールズ・R・ダーウィン『新訳 ビーグル号航海記（上下）』荒俣宏訳、平凡社）

De Lorenzo, F., et al. "Cold adaptation and the seasonal distribution of acute myocardial infraction." *QJM* 92 (1999): 747–751.

Devlin, Maureen. "The 'skinny' on brown fat, obesity, and bone." *Yearbook of Physical Anthropology* 156 (2015): 98–115.

Gillen, Jenna, et al. "Twelve weeks of sprint interval training improves indices of cardiometabolic health similar to traditional endurance training despite a five-fold lower exercise volume and time commitment." *PLOS ONE* (April 26, 2016).

Hanssen, M. J., et al. "Short-term cold acclimation improves insulin sensitivity in patients with type 2 diabetes mellitus." *Nature Medicine* (July 6, 2015).

Hof, Isabelle. *The Wim Hof Method Explained*. Innerfire (2011).

Hof, Wim, and Justin Rosales. *Becoming the Iceman: Pushing Past Perceived Limits*. Mill City Press (2012).

Kaciuba-Uscilko, Hanna, and John Greenleaf. "Acclimatization to cold in humans." National Aeronautics and Space Administration, April 1989.

Kipnis, Jonathan, et al. "T cell deficiency leads to cognitive dysfunction: Implications for the therapeutic vaccination for schizophrenia and other psychiatric conditions." *Proceedings of the National Academy of Sciences* 102, no. 39 (September 2005).

Kox, Matthijs, et al. "The influence of concentration/meditation on autonomic nervous system activity and the innate immune response: A case study." *Psychosomatic Medicine* 74 (2012):

著者略歴 スコット・カーニー
Scott Carney

ジャーナリスト、人類学者。ウィスコンシン大学マディソン校で人類学を専攻し、修士号（M.A.）を取得。ブランダイス大学シュスター調査報道研究所シニアフェロー、コロラド大学ボルダー校環境ジャーナリズムセンター・フェローなどを務める。*Wired*、*Mother Jones*、*Foreign Policy*、*Playboy* などに寄稿。ストーリー仕立てのノンフィクションとエスノグラフィーを融合した記事を多く執筆している。著書に、『ニューヨーク・タイムズ』ベストセラーとなった本書のほか、『レッドマーケット——人体部品産業の真実』（講談社）、*The Enlightenment Trap* がある。妻ローラ、愛猫ランバートとともにコロラド州デンバー在住。

訳者略歴 小林由香利
こばやし・ゆかり

翻訳家。東京外国語大学英米語学科卒業。訳書にサイ・モンゴメリー『愛しのオクトパス』、トマス・レヴェンソン『幻の惑星ヴァルカン』、エドワード・O・ウィルソン『ヒトはどこまで進化するのか』（以上、亜紀書房）、P・W・シンガー『ロボット兵士の戦争』、ケヴィン・ダットン『サイコパス——秘められた能力』（以上、NHK出版）、アート・マークマン『スマート・チェンジ——悪い習慣を良い習慣に作り変える５つの戦略』（CCCメディアハウス）などがある。

サバイバルボディー
——人類の失われた身体能力を取り戻す

二〇一八年九月一日 印刷
二〇一八年九月二〇日 発行

著者 スコット・カーニー
訳者 © 小林由香利
装幀 谷中英之
組版 閏月社
発行者 及川直志
印刷・製本 図書印刷株式会社
発行所 株式会社白水社
東京都千代田区神田小川町三の二四
電話 営業部〇三(三二九一)七八一一
編集部〇三(三二九一)七八二一
振替 〇〇一九〇-五-三三二二八
郵便番号 一〇一-〇〇五二
www.hakusuisha.co.jp
乱丁・落丁本は、送料小社負担にてお取り替えいたします。

ISBN978-4-560-09653-6
Printed in Japan

ウェイド・デイヴィス 著／秋元由紀 訳

沈黙の山嶺（いただき）（上下） 第一次世界大戦とマロリーのエヴェレスト

世代、階級、そして植民地主義の終焉という形で国家（英国）をものみ込んでいった第一次大戦後の時代の空気を、英雄マロリーら、エヴェレスト初登頂に賭けた若者たちの姿を通して描いた大作。

金子民雄 著

ヤングハズバンド伝 激動の中央アジアを駆け抜けた探検家

19世紀末、英国の軍人・探検家として中央アジアとチベットに深くかかわったヤングハズバンド。残された日記と膨大な資料をもとに、彼の足跡と当時の国際情勢を丹念に描いた初の評伝。

ブルース・チャトウィン、ポール・セルー 著／池田栄一 訳

パタゴニアふたたび

マゼランによる発見以来、パタゴニアは人の住む最果ての地として西欧人の想像力をかき立ててきた。2人の作家がその魅力を語る。

エリザベス・ウィルソン 著／野中邦子 訳

ラブ・ゲーム テニスの歴史

テニスほど選手とプレーに対する愛の深いスポーツは他にない。近代テニスの発祥から現在までを歴史·社会·文化とともに紐解く好著。

石原豊一 著

もうひとつのプロ野球

若者を誘引する「プロスポーツ」という装置

華やかな世界とは対照的な、もうひとつのプロ野球があった。居場所を求め世界を漂う若者たち。彼らの終わりなき旅の果てとは。

アンドレ・リベイロ、ヴラジール・レモス 著／市之瀬敦 訳

背番号10 サッカーに「魔法」をかけた名選手たち

王様か神様か？　悪童か怪物か？　伝説の名手から21世紀の新星まで、「背番号10」を背負ってピッチを支配する55人の偉大な選手たちの素顔と、彼らが魅せる「魔術」の秘密に迫る！